MANUEL

DE

CHIRURGIE D'ARMÉE

PAR

LE DR E. AUDET

Médecin-major de 2° classe

ÉCOLE SPÉCIALE MILITAIRE DE SAINT-CYR

AVEC 43 FIGURES INTERCALÉES DANS LE TEXTE

PARIS

ADRIEN DELAHAYE et ÉMILE LECROSNIER, ÉDITEURS

PLACE DE L'ÉCOLE-DE-MÉDECINE

1886

MANUEL

DE

CHIRURGIE D'ARMÉE

BOURLOTON. — Imprimeries réunies, B.

MANUEL

DE

CHIRURGIE D'ARMÉE

PAR

Le Dr E. AUDET

Médecin-major de 2e classe

ÉCOLE SPÉCIALE MILITAIRE DE SAINT-CYR

AVEC 43 FIGURES INTERCALÉES DANS LE TEXTE

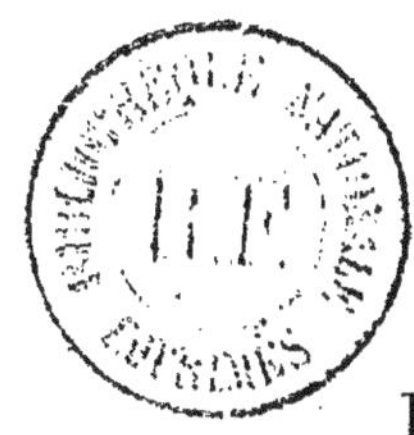

PARIS

ADRIEN DELAHAYE et ÉMILE LECROSNIER, ÉDITEURS

PLACE DE L'ÉCOLE-DE-MÉDECINE

1886

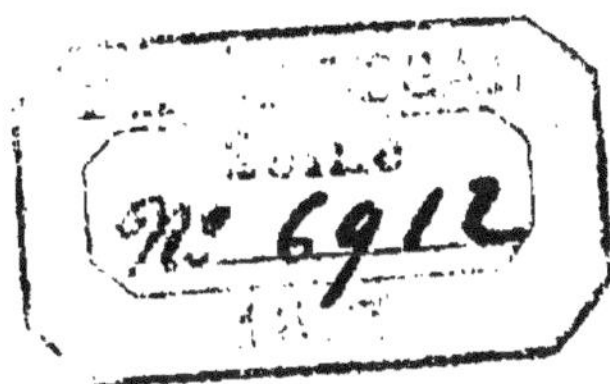

PRÉFACE

Le règlement du 25 août 1884, sur le service de santé en campagne, a divisé en deux parties le rôle des chirurgiens militaires, par suite de la division en deux classes des formations sanitaires.

A l'avant fonctionnent les ambulances et les hôpitaux de campagne ; à l'arrière sont les hôpitaux de campagne provisoirement immobilisés, les hôpitaux de la région occupée, enfin les hôpitaux du territoire, temporaires ou permanents.

Dans les formations de l'arrière, il n'est et il ne peut être question que du traitement des blessures et des plaies d'opérations, ou de l'intervention secondaire nécessitée par un intérêt vital ou fonctionnel. La chirurgie doit s'y exercer dans les conditions les plus exactes de l'antisepsie moderne, et le succès définitif vital ou fonctionnel y varie avec la science et l'exactitude du chirurgien.

Mais ce succès varie encore suivant que dans les formations de l'avant les indications opératoires ont été bien remplies, les opérations bien faites, les pansements antiseptiques occlusifs appliqués avec soin, les transports accomplis dans de bonnes conditions.

Tant vaut la chirurgie de première ligne, tant valent les résultats vitaux et fonctionnels de la chirurgie de toute une campagne.

Le chirurgien d'ambulance doit en effet connaître exactement toutes les indications, surtout celles de la chirurgie des membres. Or ces indications varient constamment à mesure que les conditions de la guerre deviennent meilleures; elles ont varié surtout depuis que la chirurgie antiseptique a permis d'étendre le traitement conservateur jusqu'à une limite qu'on peut encore à peine soupçonner; elles vont peut-être varier dans des proportions considérables, par suite de l'emploi des balles à chemise d'acier.

Où doit cesser l'intervention opérative dans le traitement des blessures? Jusqu'où peut aller la conservation?

Chaque guerre apporte un nouveau progrès : La guerre d'Amérique nous montre les résultats fournis par une organisation sanitaire parfaite; la guerre turco-russe nous fait entrevoir ce que l'on peut espérer du traitement antiseptique.

La chirurgie de guerre voit sans cesse les indications opératoires se modifier, et cependant le chirurgien d'ambulance doit décider dans un instant de l'avenir d'un membre et souvent de la vie d'un blessé.

Dans le doute on ampute et le membre est perdu. Par contre, une conservation trop large expose à la mort au prix du maintien d'un membre que souvent le blessé guéri regrette de n'avoir pas perdu.

Ni trop ni trop peu : telle est la devise.

Mais, pour se maintenir constamment dans ce juste milieu, pour distinguer l'avenir d'une blessure d'après un rapide examen des désordres qu'il constate, un chirurgien doit avoir beaucoup vu et beaucoup réfléchi sur la chirurgie d'armée, s'il veut agir d'après sa propre expérience. Des règles aussi précises que possible, basées sur l'expérience des autres, sont donc nécessaires au plus grand nombre.

Le chirurgien d'ambulance doit encore être fixé

sur les règles précises de l'opération qu'il doit pratiquer, parce que la crainte de mal opérer l'expose à conserver des membres qui devront être retranchés quelques jours après dans de mauvaises conditions.

Après l'opération, le traitement et le pansement de la plaie sont d'une importance capitale.

Le chirurgien d'ambulance ne doit jamais oublier que chaque négligence à cet égard compromet le succès de son intervention.

L'application de la méthode et du pansement antiseptiques sont d'une nécessité absolue.

Enfin le chirurgien ne doit rien négliger pour préparer à ses blessés des installations provisoires saines et confortables, des moyens de transport bien aménagés.

Dans ce livre, nous avons réuni, d'après les documents les plus récents, les connaissances nécessaires à la chirurgie de première ligne.

Un *Manuel de blessures de guerre* a pour but l'étude de la nature et de la marche des plaies et doit traiter en même temps et de la chirurgie primitive et de la chirurgie secondaire; un *Manuel de chirurgie d'armée* ne peut se composer que des trois parties dont nous avons fait les titres de nos trois chapitres. Ces chapitres traitent :

1° Des Indications chirurgicales;
2° De l'Intervention chirurgicale;
3° De l'Hygiène chirurgicale.

MANUEL

DE

CHIRURGIE D'ARMÉE

INTRODUCTION

Pour bien juger du rôle du chirurgien dans une armée en campagne, il faut d'abord bien se pénétrer des conditions où il est appelé à exercer la chirurgie. Ces conditions sont : activité fébrile pendant le combat, encombrement après la bataille, impossibilité fréquente des évacuations, installations défectueuses, transports souvent pénibles et très longs.

La base de toute chirurgie d'armée c'est l'organisation du Service de santé.

Tant vaut la direction sanitaire, tant valent les résultats. Les guerres de Crimée, d'Amérique, de 1870 en France et en Allemagne le prouvent. Partout où le rôle de la direction sanitaire a pu être effectif, les résultats ont été bons sans antisepsie locale, grâce à l'hygiène chirurgicale seule.

Actuellement la chirurgie antiseptique s'impose : les conditions générales subsistent entières, on ne doit pas l'oublier ; mais grâce à l'antisepsie, les conditions de détail peuvent être améliorées, et cette amélioration peut conduire à des résultats généraux, dont les statistiques de Bergmann et de Rehyer ne donnent peut-être qu'une petite idée.

Or le détail de l'action chirurgicale est triple. Le chirurgien doit savoir :

1° Quand il faut opérer ;

2° Comment il faut opérer ;

3° Comment il faut soigner après l'opération ou traiter une blessure par la conservation.

C'est là toute la chirurgie primitive et secondaire.

La chirurgie d'armée exige au plus haut degré les deux premières notions ; mais elle ne s'occupe de la thérapeutique chirurgicale que dans la limite nécessaire pour remettre en parfait état, à la chirurgie de deuxième ligne ou secondaire, ses plaies d'opérations et ses blessures traitées par la conservation.

Elle s'occupe surtout du pansement de campagne, de l'installation provisoire des blessés et de leur évacuation rapide et commode.

QUAND IL FAUT OPÉRER

En présence d'une blessure, deux problèmes se posent dans l'esprit du chirurgien. Doit-il ou ne doit-il pas intervenir? Si l'intervention est décidée, doit-il préférer l'opération primitive ou l'opération secondaire?

Choix du mode de traitement, choix du moment de l'opération, tel est le premier acte du devoir chirurgical en campagne, et la décision sur ce sujet est particulièrement importante et difficile, parce qu'elle doit être immédiate, parce qu'elle pèse sur toute la chirurgie secondaire, et que ses erreurs sont sans remède.

Du mode de traitement

De l'amputation. — Le premier âge de la chirurgie fut l'âge du couteau, de la médecine opératoire, de la chirurgie en plusieurs temps. On discutait sur la valeur comparative des procédés, et tout le devoir chirurgical paraissait rempli, lorsque l'opération avait été brillante.

Personne en effet ne doutait de la nécessité de l'amputation pour sauver la vie au blessé; tout au plus avec Faure admit-on la possibilité des opérations retardées.

Lentement d'abord l'influence du résultat vital se fit sentir sur l'appréciation des procédés.

A la suite de succès plus faciles, le résultat fonctionnel fut désiré meilleur : on voulut garnir le moignon et faire une cicatrice latérale pour diminuer la douleur et prévenir l'ulcération de la cicatrice.

Plus tard encore, grâce à des procédés de prothèse

plus délicats, on s'éleva contre les lieux dits d'élection dans quelques amputations.

Enfin, dans quelques cas, on tenta de conserver l'appui normal par le pied ou sur la peau du talon afin de changer le moins possible les conditions de la marche.

« Plus je vieillis, moins j'ampute, dit Velpeau en 1848 ». En vieillissant, la chirurgie des hôpitaux d'abord, la chirurgie de guerre ensuite, se sont détournées de l'amputation pour se livrer pendant quelques temps à l'étude de méthodes d'amputation conservatrice, et finalement pour en arriver à la conservation pure et simple appuyée sur une appropriation primitive ou secondaire des plaies esquilleuses, et sur des pansements antiseptiques occlusifs.

L'amputation paraît donc réservée en chirurgie d'armée aux seuls cas les plus graves et, grâce à l'organisation meilleure du Service de santé, grâce à l'application de la méthode et du pansement antiseptiques, on peut espérer des succès plus nombreux qu'autrefois.

Suivant Fischer, les indications de l'opération primaire varient avec les conditions du milieu où le chirurgien exerce; cependant ces indications peuvent se résumer pour les blessures de la diaphyse des membres sous cinq chefs :

1° Arrachement du membre par éclat d'obus ;

2° Dilacération étendue des parties molles ;

3° Broiement considérable des os;

4° Lésions concomitantes des vaisseaux dans les fractures du membre inférieur;

5° Membre supérieur inutilisable malgré un traitement conservateur attentif.

Pour les blessures articulaires, les indications de l'opération sont les mêmes que pour les blessures de la diaphyse des membres. Cependant la lésion concomitante des vaisseaux ne devient une indication absolue pour l'amputation primaire que dans les fractures du genou et de la hanche ; les circonstances extérieures, installations défectueuses, transports très difficiles peuvent faire dans beaucoup de cas de l'amputation primaire une nécessité.

Fischer ajoute que, dans l'état de délabrement de l'articulation blessée, on ne peut, moyennant l'emploi de la chirurgie antiseptique, trouver aucune indication pour l'amputation ou la désarticulation.

De la résection. — La résection fut créée par David, Vigaroux, White, et rendue usuelle par Moreau, Larrey et Roux, comme moyen d'amputation conservatrice dans les fractures articulaires. Sauf celle du coude, réservée par Larrey aux fractures par arme à feu, toutes les résections furent créées et utilisées avec succès pour le traitement des lésions articulaires chroniques ; elles ne furent que plus tard appliquées à la chirurgie d'armée.

Dans le traitement des affections chroniques, la résection a toujours sa place avec des indications plus ou moins étendues ou restreintes, et ses résultats paraissent excellents, surtout au membre inférieur où l'ankylose est une terminaison des plus heureuses.

En chirurgie de guerre cette forme d'intervention est tombée si bas qu'elle paraît réservée à des cas spéciaux de chirurgie tardive ou bien à des cas de chirurgie primitive dans lesquels on n'a pas à redouter une mobilité ballante, parce que l'on recherche plutôt l'apparence du mouvement normal à l'aide d'un appareil que la force et l'utilité réelles du membre.

En Allemagne, pendant les guerres de Danemark, la résection du coude était devenue le traitement théorique et préventif de toutes les fractures de cette articulation.

Hannover et Lœfler ont montré les résultats déplorables de cette pratique au coude comme à l'épaule, résultats que de Langenbeck a dû reconnaître. A la suite de la guerre d'Amérique, Otis, malgré sa prédilection pour la résection, n'a pas pu passer sous silence les résultats malheureux de cette opération dans les blessures de toutes les articulations ; après la guerre de 1870, Gurlt a pu dire, à la fin de l'étude la plus complète qui ait été faite sur ce sujet : « Ne vaut-il pas mieux renoncer purement et simplement aux résections, ou du moins les pratiquer sur une échelle beaucoup plus restreinte et recourir d'une manière générale pour le traitement des blessures articulaires à la méthode expectative conservatrice, sauf à amputer dans certains cas exceptionnels ?

La même conclusion est adoptée par Fischer.

De Langenbeck attribue les insuccès de la résection à la négligence du traitement consécutif. Ollier accuse les Allemands de n'avoir pas fait la résection sous-périostée et par suite de n'avoir pas eu de néo-formations osseuses : à ce titre, le même reproche devrait être fait aux chirurgiens américains pendant la guerre de la Sécession.

Sans doute les fragments doivent être maintenus en contact; mais il n'est pas facile de concilier cette exigence avec les fréquents déplacements des blessés. La résection ne serait donc admissible que dans quelques cas spéciaux de chirurgie hospitalière.

Sans doute il est préférable de faire une opération sous-périostée; mais, outre que cette pratique n'est pas facile au milieu des délabrements d'une fracture esquilleuse, il semble démontré que les ostéophytes ne sont que le résultat d'une inflammation vive du périoste. Or, la première action du pansement anti-septique sera de prévenir la régénération de l'os par suite de la diminution des accidents inflammatoires.

De la conservation. — La méthode conservatrice est née de l'hygiène chirurgicale, a grandi comme elle et paraît devoir retirer tout le profit de l'application de la méthode antiseptique, parce que cette méthode fait espérer non seulement une mortalité plus faible, mais encore un résultat fonctionnel bien meilleur.

A. Paré, Desport, Faure, Boucher, Bordenave, Larrey citent des cas remarquables de conservation, même avec retour des mouvements. L'idée de faire de ces succès de hasard une méthode de traitement n'était pas encore mûre.

La conservation fit un pas considérable avec Baudens et Hutin en Algérie; en 1848, elle fut défendue par Velpeau et Malgaigne devant l'Académie de médecine. En Crimée, dans des conditions hygiéniques déplorables, elle donna des résultats bien meilleurs que l'amputation, dans le traitement des fractures de la cuisse. En Italie, elle fut appliquée sur une grande échelle et les rapports des chirurgiens Maupin, Bertherand, Cuveilher, Gaujot sont unanimes pour constater ses résultats excellents. « Les tentatives de conservation, dit Gaujot, ont été rarement malheureuses et ont donné des résultats proportionnellement bien supérieurs à nos opérations. »

Pendant la guerre d'Amérique, les opérations furent très heureuses, grâce à l'installation parfaite des hôpitaux; cependant la conservation donna encore de meilleurs résultats, bien qu'Otis tende à élever très haut la résection, même au détriment de la conservation.

Au moment de la campagne de 1870, une certaine hésitation existait en France dans l'opinion des chirurgiens et le traitement s'en ressentit. Mais depuis lors les résultats constatés par la plupart d'entre eux ont été comparés, et la conservation a fait un pas décisif. Sédillot, Sarrazin, Gosselin, Boinet, Verneuil, Chipault, Cuignet, Champenois en France; de Langenbeck, Fischer, Billroth, Henzel en Allemagne, ont constaté dans les fractures des épiphyses et des diaphyses des résultats excellents à la suite de l'application de la méthode conservatrice expectative ou opérative par extraction d'esquilles. Toutes ces études ont démontré que le champ de la conservation devait être considérablement étendu au détriment de l'amputation et surtout de la résection (Gurlt, Fischer) et que cette méthode expectatrice devait reposer sur les principes suivants :

1° Extraction primitive ou secondaire des esquilles libres qui peuvent être extraites sans aggraver la blessure.

2° Immobilisation du membre supérieur, le coude fléchi à angle droit et fixé contre le tronc.

3° Immobilisation rectiligne du membre inférieur.

En 1875 la chirurgie antiseptique a fait son apparition ; deux ans plus tard elle a été appliquée pendant la guerre turco-russe, et, des résultats constatés à ce moment, surtout au genou, nous pouvons tirer quelques conclusions.

Pendant la guerre d'Amérique, Otis avait constaté à la suite du traitement expectatif dans les blessures de la synoviale du genou et les fractures de la rotule une mortalité de 26 p. 100.

Pendant la guerre de 1870 la mortalité en Allemagne, suivant Henzel, s'était élevée pour les fractures du genou traitées par la conservation et l'immobilisation au moyen du bandage plâtré à 27, 5 p. 100. Sokoloff, dans la guerre turco-russe, par l'immobilisation au plâtre seul, sans antisepsie, a obtenu sur cent quarante fractures du genou une mortalité de 28 p. 100. Bergmann et Rchyer, par l'immobilisation au silicate et l'occlusion antiseptique, ont obtenu, le premier sur quinze fractures, une mortalité de 6,6 p. 100 et deux guérisons par amputation secondaire ; le second, sur quatorze fractures, a eu onze guérisons dont deux cas traités par drainage secondaire (21, 4 p. 100 de mortalité).

Un premier fait ressort de ces chiffres : c'est que l'immobilisation et l'occlusion antiseptique doivent jouer un rôle considérable dans le traitement conservateur des fractures diaphysaires et épiphysaires. Mais pour démontrer jusqu'où l'antisepsie permet l'occlusion de Bergmann ou le drainage antiseptique. de Rehyer, les auteurs des statistiques auraient dû définir, au sujet des esquilles, la nature de la fracture traitée. En effet, une statistique de Bergmann nous montre sur cinquante-neuf cas de fractures graves du genou traitées par l'occlusion antiseptique, sans extraction d'esquilles, une mortalité de 45, 5 p. 100. Une autre statistique du même auteur constate que sur quinze cas de fractures moins graves traitées aussi par l'occlusion, quatorze blessés ont guéri, mais deux cas ont nécessité une amputation secondaire. De même, sur six cas de fractures traitées par Rehyer au moyen de l'occlusion antiseptique sans extraction p'esquilles, aucun décès n'est survenu, mais deux fois un drainage secondaire a été reconnu nécessaire.

Il semble donc que la présence des esquilles, même avec l'antisepsie primitive, ne soit pas inoffensive et que la limite de l'occlusion antiseptique soit une fracture simple primitivement ou facile à simplifier par une extraction mesurée des esquilles libres sans incision ou bien à l'aide d'une petite incision.

Quant au drainage antiseptique, une statistique de Reyher constate que sur six cas de fractures du genou traitées par le drainage primitif antiseptique, la mortalité s'est élevée à 50 p. 100, tandis que sur trois cas de drainage de l'épaule, du coude, du pied, la mortalité a été nulle. La limite du drainage serait donc la présence de nombreuses esquilles nécessitant une incision large et une perte de substance osseuse considérable et cette opération varierait de gravité suivant l'étendue de l'articulation ou la grosseur de l'os.

Les succès obtenus par Reyher ne sont certainement pas une preuve suffisante pour admettre couramment le drainage ; mais ces résultats placés à côté des succès obtenus dans les hôpitaux par Volkmann, Schede et d'autres chirurgiens, prennent une importance considérable, surtout pour le traitement des fractures des petites articulations et des fractures de toutes les diaphyses.

Le drainage antiseptique d'une articulation paraît être toujours une ressource précieuse contre des accidents secondaires développés dans le cours d'un traitement conservateur, et son application dans la chirurgie de première ligne est indiquée dans tous les cas où l'amputation est douteuse et où, après examen, la résection réduite, comme nous le verrons, à une extraction d'esquilles avec incision, paraît suffire.

Au point où l'occlusion antiseptique simple est impossible commence le *drainage;* au point où le drainage antiseptique nécessite une perte de substance osseuse considérable, la question d'*amputation* doit être posée.

De ce que nous venons de dire, il ressort que nous

ne repoussons pas les incisions afin d'extraire les esquilles, et que nous demandons l'extraction des esquilles libres.

Au sujet de l'extraction des esquilles, car depuis 1870 il est généralement admis que l'extraction des balles n'est pas immédiatement nécessaire, les opinions sont opposées, parce qu'elles correspondent à une manière générale de concevoir la chirurgie d'armée.

Pirogoff, Sokoloff ne veulent ni exploration, ni extraction de corps étrangers; pour eux l'utile c'est l'application d'un appareil immobilisant et l'évacuation sur l'arrière.

Bruns, Billroth réclament l'extraction immédiate de toutes les esquilles; Fischer se tient dans le juste milieu et demande l'extraction des esquilles qui, totalement libres, peuvent être extraites sans aggraver la blessure. Dans le traitement par l'occlusion antiseptique on ne s'occupe pas du tout des esquilles.

Nous venons de montrer, d'après les statistiques de Bergmann et de Rehyer, que, même sous un pansement antiseptique occlusif, la présence des esquilles libres, du moins, n'est pas inoffensive. Pour les fractures traitées sans antisepsie, malgré quelques affirmations contraires, la preuve est faite au sujet des esquilles libres; elles sont dangereuses, elles entretiennent la suppuration, elles tiennent la porte toujours ouverte aux phénomènes septiques; elles provoquent la nécrose des esquilles secondaires.

A la condition de pratiquer l'exploration et l'extraction avec toutes les précautions antiseptiques, les règles posées par Champenois et Legouest, en 1870, par Fischer en 1883, nous paraissent les meilleures.

Dans les cas où la palpation extérieure démontre l'absence de toute fracture communicative, l'exploration est inutile.

Dans les fractures peu esquilleuses, après une exploration antiseptique prudente au moyen d'une sonde ou du doigt, il est bon de pratiquer avec douceur l'extraction primitive de toutes les esquilles libres qui peuvent être extraites par l'orifice de la plaie normale ou légèrement incisée.

Dans les fractures comminutives graves, il faut, après exploration, recourir à l'extraction des esquilles libres au moyen d'une large incision, et pratiquer ensuite le drainage antiseptique, si toutefois le volume du membre, comme à la cuisse, la grandeur de l'articulation, comme au genou, l'étendue des désordres osseux, comme dans toutes les fractures, ne nécessitent pas une intervention plus radicale.

Grâce aux progrès de l'hygiène, la conservation a gagné chaque jour du terrain ; grâce à une immobilisation plus exacte, l'extraction des esquilles secondaires a été depuis 1870 jugée mauvaise par la plupart des chirurgiens ; depuis l'application de l'antisepsie, un certain nombre de chirurgiens croient inutile toute exploration et toute ablation d'esquilles, tandis que la plupart d'entre eux se contentent désormais avec Fischer d'une exploration prudente et de l'extraction des esquilles libres.

Grâce à l'immobilisation, dont nous ne saurions

trop redire l'utilité, et à l'antisepsie, la chirurgie conservatrice a donc fait un grand pas.

Dans quelques jours peut-être les conditions, non plus du traitement, mais de la nature des plaies, vont totalement modifier encore la chirurgie par suite de l'adoption de projectiles assez durs pour ne pas se déformer en se heurtant aux os, assez élastiques pour ne pas se briser totalement contre ces os.

Alors la conservation aura fait un pas décisif.

Beck, médecin inspecteur du 14ᵉ corps d'armée allemand, vient de faire à Carlsruhe, sur les balles Lorenz, à cuirasse d'acier, des expériences concluantes, dont nous citons les résultats d'après une étude critique de M. Demmler, médecin major de 1ʳᵉ classe.

D'abord, comme explication des désordres produits par la balle en plomb mou, Beck repousse la fusion et la pression hydrostatique et revient au principe mécanique de Dupuytren et de Legouest, suivant lequel les facteurs qui agissent dans l'action d'un projectile sont : la force de propulsion de la balle, la résistance des tissus, la dureté ou la mollesse du métal.

L'auteur démontre ensuite que :

1° Les *balles à chemise d'acier* ne subissent pas de déformation et par suite elles jouissent d'une force de propulsion considérable.

2° Dans les *blessures des parties molles* le *trajet* du projectile est à parois nettes, et les désordres ne dépassent pas une certaine limite.

3° Dans les *blessures des poumons*, du *foie*, de l'*in-*

testin, de la *vessie*, les ouvertures ont toujours la forme d'un trou rond sans déchirures.

4° Dans les *fractures des os plats, crâne, omoplate, os iliaque*, la blessure a toujours la forme d'un trou rond fait comme par un emporte-pièce, tandis que les fractures déterminées par des balles en plomb mou sont accompagnées d'éclatements concentriques considérables, analogues aux éclats produits dans la glace peu épaisse par le passage d'une pierre qu'on a laissé tomber dessus.

5° Dans les *fractures épiphysaires*, la lésion affecte la forme d'un trou, d'une gouttière sans esquilles libres.

6° Dans les *lésions diaphysaires*, la moelle paraît intacte en dehors du point touché, la fracture quelquefois incomplète est en forme d'orifice arrondi ; elle s'accompagne souvent de fissures étendues, mais les esquilles sont peu nombreuses et adhérentes aux parties molles.

Le jour où les plaies par armes à feu des parties molles seront réduites à l'état de plaies par instrument piquant, le jour où les os seront traversés sans production d'esquilles libres ou de fracture totale, ce jour-là la chirurgie conservatrice et l'occlusion antiseptique seront la seule méthode de traitement dans presque tous les cas.

Nous n'aurions pas envisagé cet avenir idéal comme possible, si l'humanité dans la guerre eût été seule en jeu ; mais heureusement la tactique et la balistique réclament autant que l'humanité la réalisation de ce progrès ; c'est pour cela que nous en examinons d'avance les résultats.

Du reste, un pas considérable a déjà été fait dans ce sens par suite de l'adoption des balles en plomb durci pour la confection en France et en Allemagne des cartouches de mobilisation.

Sans doute, suivant Beck, ces projectiles n'ont pas les qualités de propulsion et de dureté de la balle de Lorenz; cependant, de l'examen comparatif des fractures produites par des balles en plomb mou ou en plomb durci, de quelques expériences sur la dureté des balles en plomb durci que nous avons faites avec M. de Laval, capitaine de tir à l'École spéciale militaire, nous devons conclure que l'adoption des balles en plomb durci constitue un immense progrès en faveur de la conservation expectative avec occlusion.

Du moment de l'intervention

C'est sur le lieu de traitement, dit Fischer, qu'il faut décider de la grave question de savoir si l'on veut s'engager dans la voie pénible du traitement conservateur ou bien entreprendre une amputation pleine de dangers, mais très facile. Car « les morts vont vite », dit Demme, et l'amputation secondaire arrive trop tard, ou « son succès, dit Hueter, à côté de celui de l'amputation primaire, est comparable au sauvetage d'un noyé après une ou dix minutes d'immersion ».

Pour la chirurgie ancienne l'amputation devait toujours être primitive. Faure, Boucher, en 1745, soulevèrent la question des opérations retardées.

Larrey défendit, dans la chirurgie d'armée, la doctrine des opérations primitives, dont la guerre de Crimée, après de brillantes discussions, démontra définitivement les avantages à tous les chirurgiens militaires français. Pendant la guerre d'Amérique, les statistiques d'Otis montrèrent la supériorité incontestable de l'intervention primitive; de même en Allemagne, Gurlt et Fischer ont établi, l'un pour les résections, l'autre pour les opérations en général, les inconvénients de l'intervention secondaire.

Cependant, à la suite de la guerre turco-russe, Pirogoff, dont la méthode chirurgicale tendait déjà vers la non-intervention, s'est appuyé sur la pratique de l'occlusion antiseptique pour dire que désormais en chirurgie d'armée deux méthodes sont en présence.

La première, dit-il, tend à limiter l'intervention primaire aux opérations d'urgence absolue, et, grâce au pansement antiseptique, traite toutes les autres blessures par la conservation ou l'intervention secondaire.

L'autre méthode, encore théorique, ouvre hardiment, sur la place du pansement, un vaste horizon à l'activité la plus énergique.

Cependant, entre ces deux systèmes, il existe en France une opinion pratique, défendue également en Allemagne par Fischer, au nom de laquelle le chirurgien, tenant compte des progrès accomplis, au point de vue de la méthode et du pansement antiseptiques, donne la plus large part possible à la conservation appuyée sur une appropriation mesurée des plaies, une immobilisation attentive des membres, des pansements antiseptiques occlusifs exacts; mais, sous prétexte d'antisepsie, celui-ci ne recule pas devant l'intervention primaire aseptique, afin de ne pas être, par suite d'événements supérieurs à toute volonté humaine, souvent réduit à des opérations intermédiaires déplorables.

Une chirurgie basée tout entière sur une intervention secondaire suppose d'abord une victoire constante, afin de permettre aux hôpitaux de campagne d'opérer à leur aise, ou mieux des lignes d'évacuation toujours libres et des moyens de transports excellents sans cesse disponibles. En face d'un ennemi démoralisé, cette chirurgie est possible, quoique réellement plus grave que la chirurgie primitive; mais, en face d'un ennemi qui lutte, qui force le général à des mouvements imprévus, cette chirurgie sans évacuation ou bien suivie d'évacuations, avec des moyens de transport ramassés à la hâte, conduit au désastre.

L'intervention secondaire a été pratiquée pendant la guerre de 1870 par les chirurgiens allemands au nom, comme dit Fischer, « de la vieille et détestable routine, pour le malheur des blessés et à la honte des médecins agissant sur les lieux de traitement ». Cette routine nous paraît avoir une cause plus profonde que l'indécision des chirurgiens; elle se rattache, croyons-nous, à l'organisation militaire allemande elle-même.

En Allemagne, tous les services, même la chirurgie, sont subordonnés à la mobilité de l'armée, et les dé-

tachements sanitaires (ambulances), peu approvision-
nés, ne sont dans l'esprit du règlement qu'un lieu
d'enregistrement et d'application de pansements
provisoires : la chirurgie active est limitée aux opérations absolument indispensables. L'action chirurgicale réelle appartient aux hôpitaux de campagne
(lazarets), où se trouvent les chirurgiens consultants.
Ces hôpitaux s'installent pendant le combat à une
certaine distance du champ de bataille, et, seuls,
après le départ des ambulances et de l'armée, ils as-
surent le traitement chirurgical complet.

C'est ainsi que le service de santé allemande a
fonctionné en 1870; or Gurlt démontre que les
résultats vitaux ont été bien plus mauvais pour les
résections faites secondairement dans les lazarets de
campagne mal installés que pour les opérations
pratiquées dans les hôpitaux d'Allemagne après une
évacuation rapide.

Ainsi que nous l'avons dit, une chirurgie d'armée,
basée sur une intervention secondaire, ne peut être
justifiée que par des évacuations immédiates et commodes.

Cela est impossible à la suite de toutes les grandes
batailles, précisément le jour où la chirurgie doit
être la plus exacte.

Nous croyons donc avec Fischer, avec beaucoup de
chirurgiens français, que la chirurgie d'armée doit
être primitive chaque fois que la conservation expectative ou opérative ne peut pas donner des résultats
utiles, ou que la vie des blessés est mise en danger
par la non-intervention. Sans doute cette méthode

est plus difficile à pratiquer, et demande un personnel instruit; nous disons alors, il faut doublement la recommander, parce qu'elle élève la tâche du corps de santé français et pousse au développement de son éducation médico-chirurgicale.

COMMENT IL FAUT OPÉRER

Depuis la découverte de la chirurgie antiseptique, le détail d'une opération comprend l'hygiène de l'opération et l'opération elle-même.

L'hygiène de l'opération consiste dans le lavage des instruments et de la plaie avec une solution antiseptique et dans l'hémostase.

Fischer prescrit de laver la peau avec du savon, de l'eau chaude, de la térébenthine et une forte solution antiseptique. Il recommande de se servir de la compression digitale dans les opérations primitives à cause de l'écoulement sanguin intense qui survient après l'enlèvement de la bande d'Esmark. Au contraire, il recommande ce dernier mode d'hémostase dans les résections secondaires, parce qu'il permet de mieux fixer les limites de la résection.

L'opération pour être régulière doit réunir trois qualités; elle doit : 1° exiger un manuel opératoire très simple; 2° permettre un traitement curatif facile; 3° assurer après les amputations une bonne prothèse et favoriser après les résections le retour aussi complet que possible des fonctions du membre.

Dans les amputations, le manuel opératoire est

basé d'après Sédillot sur trois grandes méthodes :
1° la méthode circulaire ; 2° la méthode à lambeaux ;
3° la méthode ovalaire. Pour cet auteur la méthode
elliptique est une opération ovalaire à incision
antéro-supérieure arrondie.

La méthode circulaire de Celse, adoptée par Dupuytren et exécutée en deux temps, de manière à pratiquer un cône extérieur, pour aboutir à un cône intérieur, est applicable dans toutes les amputations de la
continuité des membres, soit classiquement, comme
au bras ou à la cuisse, soit au moyen de la confection
d'une manchette, comme à la jambe et à l'avant-bras.
Ce procédé est facile à exécuter et peut devenir l'o-
pération courante parmi les médecins militaires, dont
un certain nombre ont perdu, par suite de leurs
études plutôt médicales, l'habitude de la médecine
opératoire. De plus, il présente de grandes commodités
pour le traitement antiseptique, soit que l'on puisse
avoir recours à la suture, soit que l'on ne veuille
que rapprocher les bords de la plaie.

En Crimée, Valette, Salleron et Maupin ont re-
marqué que l'opération circulaire exposait le moins
à la gangrène et le même fait a été encore constaté
à Strasbourg et à Metz pendant la guerre de 1870.

Il résulte donc de ces expériences, que le procédé
circulaire réunit toutes les conditions principales pour
devenir le procédé ordinaire de la chirurgie d'armée.

Il est vrai que pour la prothèse la cicatrice se trouve
au centre du moignon.

Ce fait n'a plus actuellement aucune importance. Au
membre supérieur, l'inconvénient est nul, puisqu'il

n'y a pas de pression sur le moignon. A la jambe, dans les amputations au tiers inférieur ou au tiers moyen, le point d'appui se prend quelquefois sur les condyles du tibia, le plus souvent sur l'ischion. A la cuisse, le point d'appui doit nécessairement être pris sur l'ischion. Jamais donc le sommet du moignon ne peut être comprimé, et pour la prothèse la hauteur à laquelle on fait une amputation de la jambe a plus d'importance que le procédé lui-même.

La méthode à lambeaux, créée par Lowdam d'Oxford pour la jambe fut étendue par Verduin Garengeot, etc., aux opérations de tous les membres. Ce procédé est applicable à tous les cas, mais il présente un avantage réel dans les amputations de la cuisse au tiers supérieur et les désarticulations de la hanche. Dans ces régions, il existe une grande épaisseur de parties molles : l'opération circulaire est impossible, et le lambeau antérieur, en retombant par son propre poids sur la plaie, facilite le rapprochement des surfaces traumatiques, sans que l'on ait à craindre aucune tension. Le drainage et le pansement antiseptiques sont d'une application facile. Aussi, pour ces trois opérations, aucun autre procédé ne peut être avantageusement mis à leur place. Au coude, pour la désarticulation, au pied, dans l'opération de Lisfranc, au cou-de-pied dans le procédé de J. Roux, le lambeau est nécessaire à cause de la disposition des tissus ; mais partout ailleurs il peut être, sauf indications spéciales, remplacé par l'opération circulaire moins exposée à la gangrène que l'opération à lambeaux.

Nous avons vu que la condition de cicatrice latérale,

qui constitue l'avantage le plus réel de l'opération à un lambeau, est rendue illusoire grâce à la prothèse moderne.

La méthode ovalaire fut vulgarisée par Scoutetten en 1827, et appliquée surtout à quelques opérations spéciales. Son emploi est nécessaire dans les désarticulations métacarpo-phalangiennes et carpiennes, métatarso-tarsiennes et phalangiennes, dans la désarticulation sous-astragalienne. Il est utile dans les désarticulations scapulo-humérales et coxo-fémorales.

Ce procédé, qui se rapproche, par la forme de la cicatrice, de l'opération circulaire, en possède tous les avantages au point de vue du traitement.

Nous devrions écarter totalement les *résections* de la chirurgie d'armée. Nous avons vu que Gurlt les restreint à quelques cas spéciaux; nous allons voir que, comme chirurgie primitive, Fischer les transforme le plus souvent en une ablation d'esquilles avec incision et drainage. Dès lors, les résections réelles ne peuvent faire partie que de la chirurgie secondaire ou tardive, à titre de traitement pathologique d'une lésion articulaire non guérie ou mal guérie.

Cependant l'opinion chirurgicale n'est pas unanime pour repousser la résection de la chirurgie d'armée; nous devons donc en exposer les meilleures règles.

Dans les résections, les incisions sont angulaires ou linéaires, soit primitivement par suite du tracé d'une seule incision droite ou courbe, soit secondairement par le redressement, comme au coude et au genou, d'une incision à ligne brisée.

Ces deux méthodes ont chacune des avantages et des inconvénients.

La méthode linéaire ouvre surtout à l'épaule et à la hanche un chemin trop étroit pour la section osseuse et l'opération sous-périostée ; mais, grâce au drainage et au pansement antiseptique, elle permet d'espérer une guérison facile ; surtout, après la guérison, elle favorise le retour des mouvements du deltoïde ou des fessiers laissés intacts.

La méthode angulaire ouvre au coude et au genou une porte trop grande dans l'articulation, mais elle permet dans tous les cas un drainage plus facile et plus sûr.

Une incision suffisante est indispensable pour pratiquer une résection exacte ; nous préférerons donc, malgré quelques désavantages consécutifs, l'incision angulaire dans les résections de l'épaule et de la hanche, et nous appliquerons l'incision linéaire à toutes les autres articulations.

Le *résultat fonctionnel* varie suivant que l'opération est ou n'est pas sous-périostée, que la section osseuse est plus ou moins étendue, que la résection est totale ou partielle.

Sédillot et Legouest ne croient pas à l'utilité du périoste et ne s'attachent à le détacher qu'afin d'être plus sûrs de ménager les vaisseaux et les nerfs. Ollier, au contraire, affirme que, dans une résection, la conservation de la membrane ostéogène est toute l'opération. Fischer, après avoir montré que dans une résection primitive le décollement du périoste est difficile, attribue à ce fait les résultats plus mauvais fournis par la résection primitive comparativement à la résection secondaire, et conclut, comme Vogt, à la résection sous-périostée. Il r ecommande d'enlever à coups de ciseaux plats les lamelles extérieures de l'os, surtout au niveau des saillies osseuses.

Baudens, surtout dans son étude sur la résection de l'épaule, a fait ressortir le rôle de la section osseuse. En fait, bien que cet auteur, Otis et de Langenbeck citent des résultats favorables après une section osseuse étendue, on peut dire qu'en général plus les muscles sont conservés intacts autour de la tête de l'os, meilleurs sont les résultats fonctionnels.

Legouest a fixé d'une manière exacte pour les principales articulations les limites au delà desquelles le résultat est certainement compromis.

A l'épaule, la section osseuse ne doit pas dépasser les bords supérieurs du grand dorsal et du grand rond ; au coude, la section doit se maintenir en haut, au-dessous des insertions du long supinateur ; en bas, au-dessus des insertions du biceps et du brachial antérieur ; à la hanche la limite est le trochanter où s'attachent des faisceaux musculaires nombreux et puissants ; au genou, la scie doit ménager en bas au moins les insertions des tendons de la patte d'oie et, quand on peut, celles du demi-membraneux ; en haut, les attaches du jumeau interne.

Baudens conseilla le premier les résections partielles. En Allemagne, où la résection fut appliquée au coude pour prévenir l'arthrite, dans les autres articulations pour poursuivre un résultat idéal, l'opération fut d'abord totale.

Après les guerres du Danemark, Hannover et Lœfler montrèrent les mauvais résultats de cette pratique. Après les guerres d'Amérique et de 1870, Otis et Ollier firent ressortir au coude les avantages des résections semi-articulaires et Dominick attribua la cause des guérisons avec articulation ballante à la résection de l'humérus dans la résection totale.

« Dans le cas, dit Legouest, où plusieurs os concourent à former une surface articulaire et que l'un d'eux est intact, ils doivent être sciés à la même hauteur, si c'est l'os entrant pour la plus grande partie dans la composition de la surface articulaire qui est brisé. Dans le cas contraire, c'est-à-dire si l'os le plus petit seul a été brisé, c'est sur lui seul que l'on doit faire porter la résection. »

Pendant la guerre de 1870 la résection était encore, en Allemagne, considérée comme une opération préventive à l'égard de l'arthrite, et pratiquée d'une manière totale dans le but d'obtenir la mobilité active : mais les travaux de Billroth, de Gurlt ont prouvé depuis lors qu'en somme l'ankylose est dans toute résection articulaire le mode de guérison le plus utile. La résection totale devenait donc nuisible, hors le cas de nécessité, et la résection aussi partielle que possible, le meilleur moyen d'aboutir à l'ankylose. Fischer en effet recommande, au nom des résultats fonctionnels et du traitement antiseptique, « de respecter toutes les parties saines et de conserver toutes les parties atteintes qu'il sera possible de laisser : on n'enlèvera avec le ciseau et la scie, en ayant soin toutefois de ménager le périoste et les insertions des muscles, que ce que l'on ne peut conserver ».

La résection primitive n'existe donc plus, et se trouve réduite à une ablation d'esquilles avec résection de pointes dénudées et drainage antiseptique.

En chirurgie d'armée, par suite, trois méthodes sont désormais en présence pour le traitement des fractures articulaires :

1° La *conservation expectative* avec occlusion antiseptique, sans extraction d'esquilles pour les uns, avec extraction limitée pour les autres par l'orifice de la plaie, tout au plus agrandie à l'aide d'une petite incision ;

2° La *conservation opérative* avec incision, extraction des esquilles, résection des pointes et drainage antiseptique, c'est-à-dire *résection réduite;*

3° L'amputation.

Est-ce le dernier mot de la science chirurgicale? La résection doit-elle totalement disparaître de la chirurgie de première ligne?

En France, l'opinion ne s'est pas encore nettement prononcée contre les résections primaires, parce que nos chirurgiens ont toujours pratiqué cette opération avec réserve; en Allemagne, au contraire, les résections paraissent être tombées d'autant plus bas qu'elles avaient été appliquées avec plus d'enthousiasme : mais, comme nous le verrons pour les fractures du genou, cet enthousiasme paraît s'être déplacé vers la non-intervention et le drainage théoriques.

Nous montrerons que si dans les articulations petites et même moyennes l'occlusion et le drainage peuvent remplacer toujours la résection et même reculer les limites du traitement conservateurs au détriment de l'amputation, il ne saurait en être de même dans les fractures des grandes articulations. Au genou, à la hanche, à l'épaule, les limites de l'application du drainage diminuent en raison inverse de l'étendue de la synoviale et suivant la même proportion grandit le champ, non pas de la résection primitive, mais de l'amputation.

COMMENT IL FAUT SOIGNER

APRÈS L'OPÉRATION

Après toute opération, le chirurgien doit assurer le traitement de la plaie et son pansement.

A propos du *traitement*, nous ne ferons pas l'étude des opinions diverses émises avant la découverte de l'antisepsie au sujet de l'utilité de la réunion médiate ou immédiate; de même nous ne rechercherons pas comment naquit et pourquoi se développa le drainage, quel but visèrent au début les sutures superficielles et profondes.

Actuellement la méthode antiseptique, qu'elle porte le nom d'Azam ou celui de Lister, doit être la seule en usage. Elle se résume dans trois termes : *hémostase, affrontement* des lèvres de la plaie, *drainage*.

Lucas-Championnière n'attache pas une grande importance à l'*hémostase* exacte ; il parle, il est vrai, de la chirurgie des hôpitaux. En Allemagne, Bergmann et Fischer la déclarèrent indispensable et c'est afin de l'obtenir rapidement que Fischer repousse la bande d'Esmarck dans les opérations primitives.

L'affrontement des surfaces traumatiques est pratiqué au moyen des sutures profondes et superficielles.

Pour la *suture profonde* Lister prend « une aiguille enfilée de fil d'argent de gros calibre et, la plantant à une certaine distance des lèvres de la plaie, il la fait pénétrer profondément jusqu'au fond de la solution de continuité. Il la fait ensuite cheminer en sens inverse de l'autre côté de la plaie et ressortir à une certaine distance. Puis il applique aux extrémités de ce fil deux plaques de plomb qui le maintiennent en place, si on enroule ces extrémités autour de la plaque. Le placement de la première plaque est plus facile que celui de la seconde. Pour bien serrer celle-ci, il faut soutenir vigoureusement les lèvres de la plaie qui tendent à s'écarter » (Lucas-Championnière).

La suture profonde a pour but de maintenir les tissus rapprochés et de prévenir toute tension au niveau de la suture superficielle ; mais elle est dangereuse, parce qu'elle arrête l'écoulement des liquides et qu'elle réclame une surveillance de tous les instants. Dans les hôpitaux, Lister et Lucas-Championnière recommandent de ne l'employer qu'avec réserve et de la retirer le plus tôt possible. En chirurgie d'armée ses dangers nous paraissent tellement considérables, que son application paraît devoir être réservée à quelques cas absolument spéciaux.

Du reste elle n'est pas absolument indispensable, et la *suture superficielle* faite au moyen de fils métalliques selon la pratique de Lister, ou de fils ordinaires, suivant les règles de la suture enchevillée, peut suffire très souvent.

En chirurgie d'armée celle-ci est même dangereuse. Souvent les malades ne peuvent pas être surveillés, un étranglement survient en arrière des sutures, et le sphacèle des lambeaux est la conséquence immédiate de cet accident. Elle convient plutôt à la chirurgie secondaire.

Le mode le plus sage d'affrontement, dans les opérations primitives en rase campagne, nous paraît être celui qu'on obtient au moyen d'une bande roulée autour du moignon. Ainsi les tissus sont assez maintenus, sans traction, pour adhérer en certains points, et la plaie ne court aucun danger d'étranglement, si, comme c'est le cas le plus fréquent, elle ne peut être pansée qu'au bout de quelques jours.

Le *drainage* d'une plaie d'opération doit être aussi complet que possible. Les meilleurs drains en campagne sont les tubes en caoutchouc de Chassaignac, d'un certain volume, et assez résistants pour ne pas être aplatis. On pourrait dans certains cas se servir de faisceaux de crins de cheval décrassés dans l'eau bouillante et lavés avec une solution antiseptique. Les drains sont placés debout dans la plaie, de la superficie à la profondeur, et disposés soit à une certaine distance les uns des autres, soit comme les deux canons d'un fusil à deux coups. Ils ne doivent pas dépasser le bord de la plaie pour ne pas soulever le pansement.

Avant le placement des drains, la surface de la plaie est lavée avec une solution antiseptique, mais par les drains placés il faut éviter de faire des injections au fond de la plaie (Lister).

Le *pansement* d'une plaie d'opération doit être antiseptique. Or l'antisepsie peut exister de deux manières, soit au moyen d'un agent parasiticide, soit par l'occlusion de la plaie aseptique.

Dans un hôpital secondaire, le pansement antiseptique régulier, au moyen de la gaze phéniquée, qu'on enlève chaque jour ou tous les deux jours, peut facilement être appliqué. Mais dans une installation temporaire à proximité du champ de bataille, ou dans les ambulances, le pansement rationnel, après apposition sur la plaie d'un tampon imbibé d'une solution ou d'une poudre antiseptiques, doit être le pansement antiseptique occlusif. Ce pansement doit être fait au moyen d'un tissu filtrant, ouate, étoupe, etc., ou bien au moyen de poudres filtrantes, déjà utilisées avec succès par plusieurs chirurgiens, telles que la tourbe (Neuber), la sciure de bois, la poudre de charbon, la terre desséchée et tamisée (Hewson, Groves).

Quand nous parlerons de l'hygiène chirurgicale, nous donnerons à l'étude des pansements en campagne tout le développement que mérite leur importance.

COMMENT ON DOIT SOIGNER UNE BLESSURE

TRAITÉE PAR LA CONSERVATION

Par l'amputation, le chirurgien fixe à l'instant le résultat fonctionnel du membre après la guérison; en désignant une blessure pour le traitement conservateur, expectatif ou opératif, il fixe comme but à atteindre le résultat le plus rapproché possible de l'état normal.

Ce résultat sera bon s'il ne survient pas d'accidents, mais surtout, comme nous le verrons, si le traitement est attentif.

En choisissant la conservation, le chirurgien s'impose donc une obligation de chaque jour; d'abord de prévenir, par un traitement immédiat, les accidents possibles, et de parer à ces accidents s'ils surviennent; ensuite de disposer le membre blessé pour un transport facile, si celui-ci devient nécessaire; enfin de diriger la cicatrisation de la plaie et la guérison du membre de manière à favoriser le retour des fonctions normales.

La majeure partie de ce travail incombe à la chirurgie de l'arrière, qui dispose dans les hôpitaux de ressources de toute nature. Au chirurgien d'armée appartient le rôle important de connaître si la blessure est apte à subir le traitement conservateur, et, ce choix une fois fait, de remettre le blessé à la chirurgie secondaire dans des conditions telles qu'à son arrivée à destination, on n'ait, comme dit Fischer, « qu'à laisser le pansement en place jusqu'à ce qu'il soit gâté, ou jusqu'à ce que des perturbations dans la marche de la blessure obligent à le modifier ».

L'appropriation d'une blessure se compose de trois parties : le *traitement* de la plaie, son *pansement*, l'*immobilisation* du membre.

La blessure traitée par la conservation doit être comme une plaie d'opération lavée extérieurement avec une solution antiseptique.

L'exploration ne sera faite que dans les cas où la palpation démontrera l'existence d'une fracture comminutive, et cette exploration n'aura lieu qu'au moyen du doigt ou de la sonde exactement lavés avec une forte solution antiseptique.

Toute extraction d'esquilles libres avec ou sans incision sera pratiquée avec toutes les précautions antiseptiques; un drainage exact sera appliqué dans le cas de conservation opérative.

Un tampon imprégné d'une solution ou d'une poudre antiseptiques sera disposé sur les deux orifices de la plaie ou sur l'incision à bords réunis ou affrontés. Sur le tampon un pansement occlusif et contentif sera appliqué, et le membre immobilisé suivant le cas dans un appareil silicaté ou dans une gouttière.

En traitant de l'hygiène chirurgicale, nous parlerons des divers appareils de campagne.

CHAPITRE PREMIER

DES INDICATIONS CHIRURGICALES

Pour faire une étude complète des diverses indications chirurgicales, nous examinerons successivement, au point de vue de la chirurgie d'armée, les régions du tronc et des membres.

Ainsi nous étudierons :

1° Les blessures de la tête en y comprenant celles du cou.

2° Les blessures du thorax en y comprenant les blessures de la moelle épinière.

3° Les blessures de l'abdomen et de tous les organes contenus dans sa cavité.

4° Les blessures du bassin ainsi que les lésions des organes génito-urinaires et du rectum.

5° Les blessures du membre supérieur divisées suivant les diverses régions : épaule, bras, coude, avant-bras, poignet, main.

6° Les blessures du membre inférieur également divisées suivant les diverses régions : hanche, cuisse, genou, jambe, cou-de-pied, pied.

BLESSURES DE LA TÊTE

Nous diviserons les blessures de la tête en deux classes : 1° Blessures du crâne ; 2° blessures de la face ; à ces blessures nous rattacherons les blessures du cou.

1° Blessures du crâne

Les plaies des *téguments* du crâne sont le plus souvent des plaies contuses produites par des instruments mousses ; les balles déterminent des sillons superficiels ou des sétons peu étendus ; un coup de sabre peut décoller un grand lambeau cutané.

Le traitement de ces blessures consiste dans un lavage antiseptique de la plaie et le rapprochement des bords. Les bandelettes de diachylum fixées autour de la tête paraissent préférables aux sutures métalliques, entortillées ou autres (Poulet et Bousquet).

Le pansement antiseptique occlusif est celui qui se prête le mieux à la conformation des parties et aux exigences du transport.

Sur 282 plaies des téguments du crâne, notées dans la guerre d'Amérique, il y eut 6 morts dont 3 pour encéphalite : les autres blessés guérirent la plupart sans infirmité (93,6 p. 100).

Les coups de feu du cuir chevelu, au nombre de 7 739, furent suivis 162 fois d'accidents mortels (2,1 p. 100); et le plus souvent la mort fut causée par des accidents d'infection septique ou d'inflammation de voisinage.

Les plaies *des os du crâne* peuvent être produites par des instruments piquants, tranchants, par des armes à feu, balles ou éclats d'obus.

Les *piqûres*, rares, ne présentent une gravité réelle que si elles intéressent la lame vitrée: mais alors elles sont très graves. Pendant les guerres d'Amérique, sur 6 cas un seul blessé guérit avec des infirmités incurables.

Le traitement consiste dans l'extraction du corps étranger s'il se trouve dans les tissus et dans l'occlusion de la plaie.

Les plaies par *instrument tranchant* sont de simples sillons tracés dans l'os ou des décollements plus ou moins profonds de la table externe et du diploé.

Quand il existe un simple sillon, la plaie osseuse se confond avec la lésion des parties molles; mais dans le cas de décollement d'un lambeau d'os, doit-on enlever le fragment osseux du lambeau cutané ou réappliquer celui-ci sur la blessure ?

Depuis A. Paré les chirurgiens sont en désaccord sur ce point. De nos jours Terrier préfère l'ablation de l'os; Bergmann, Estlander, Poulet et Bousquet espèrent que, grâce à l'antisepsie, on pourra sans danger suturer les parties molles par-dessus les fragments osseux.

Pendant les guerres d'Amérique, sur 44 cas divers, la mortalité fut de 29,5 p. 100, et 10 des hommes guéris conservèrent des infirmités graves et permanentes. Des fragments osseux furent enlevés 11 fois ; un seul des malades succomba après l'opération.

Ces résultats tendraient à prouver que l'ablation du lambeau osseux est une mesure prudente.

Dans les fractures du crâne par *arme à feu*, la lésion varie suivant que le projectile est animé d'une grande vitesse ou se trouve à la fin de sa course.

Dans le premier cas, grâce aux phénomènes déterminés par la pression hydrostatique (Kocher), il peut se produire des éclatements considérables avec attrition du cerveau, parfois même des fractures à une certaine distance du point touché ; dans le second cas, la balle peut s'arrêter dans l'os, fracturer la table externe et déterminer un enfoncement variable de la lame vitrée ; quelquefois même la table interne peut être brisée sans qu'il existe aucune trace de fracture à la table externe.

Les grands éclatements des os et de l'encéphale ne donnent lieu à aucune indication chirurgicale : la mort est la conséquence de ces blessures.

Poulet et Bousquet divisent les autres fractures, au point de vue du traitement, en trois groupes : 1° les *fractures abritées* ; 2° les *fractures exposées* ; 3° les *fractures compliquées*.

Dans les *fractures abritées*, s'il n'y a pas d'accidents

primitifs, la plupart des chirurgiens sont d'accord pour ne pas intervenir.

Quand il existe un enfoncement limité du crâne, la guérison de ces traumatismes est rare sans accidents, et, après leur guérison, les complications aiguës ou chroniques sont fréquentes. En Amérique, sur 105 fractures, 57 blessés sont morts (55,8 p. 100) et 28 des 45 malades guéris ont été réformés par suite d'infirmités graves.

Dès qu'on aura reconnu la lésion, on incisera les téguments rasés et on relèvera les fragments avec un élévatoire, après avoir trépané si cela est nécessaire.

En Amérique, 220 cas de trépanation régulière fournirent une mortalité de 56,6 p. 100, et la gravité de cette opération fut plus faible dans les opérations secondaires (23,5 p. 100 de mortalité) que dans les opérations primitives (69,6 p. 100 de mortalité). Des résultats obtenus pendant la guerre de la Sécession, il semble ressortir que dans le traitement des fractures du crâne l'expectation ou la trépanation secondaire sont préférables à la trépanation primitive; nous devons faire remarquer que pendant cette campagne l'expectation ne fut pratiquée que pour des fractures légères, que la trépanation primitive ne fut appliquée qu'aux fractures les plus graves, que les trépanations secondaires ne se rapportent qu'à des blessés ayant survécu aux accidents primitifs.

S'il existe des accidents dus à la compression ou à l'irritation du cerveau par des esquilles, il faut : 1° mettre à nu le foyer de la fracture; 2° trépaner sur ce point, à moins qu'il soit possible, comme dans

certains enfoncements très limités, de relever ou
d'extraire les esquilles enfoncées. En Amérique l'intervention opératoire limitée à l'enlèvement des
fragments osseux a produit sur 454 cas 176 décès,
soit une mortalité de 39,0 p. 100.

Dans les *fractures exposées*, la conduite du chirurgien est la même à l'égard des accidents existants ou
probables.

Volkmann et Estlander recommandent dans tous
les cas de régulariser le foyer de la fracture par
l'ablation des esquilles mobiles. Volkmann conseille
en outre de réunir par-dessus la fracture les bords de
la plaie simplifiée, aseptique et drainée.

Quelle que soit la conduite du chirurgien à l'égard
de la suture un peu hardie des téguments, l'antisepsie occlusive est le seul pansement qui prévienne
les phénomènes septiques et modère les accidents
inflammatoires en facilitant le transport.

Pendant la guerre de la Sécession, 328 cas de *contusion des os du crâne* par coup de feu ont donné
55 décès, soit 17 p. 100, 98 réformés pour infirmités
permanentes, soit 30 p. 100. Dans le traitement de ces
blessures, l'intervention opératoire n'a pas donné de
résultats favorables, sauf pour l'extraction secondaire des fragments nécrosés. La trépanation 12 fois
appliquée fut 11 fois suivie de mort. Otis cite 20 observations de fractures de la table interne des os du
crâne sans fracture ou dépression de la table externe.
Un seul de ces blessés guérit; les autres moururent le
plus souvent de méningo-encéphalite. Sur 19 fractures
linéaires des deux tables on constata une mortalité

de 36,8 p. 100 ; sur 2911 fractures des deux tables sans enfoncement, la mortalité s'éleva à 64,6 p. 100. 364 cas de fractures avec enfoncement donnèrent 35,8 p. 100 de mortalité; mais parmi les blessés guéris un grand nombre conserva des infirmités graves et incurables. Les fractures pénétrantes et perforantes donnèrent une mortalité considérable (85 et 80 p. 100), et le plus souvent, à la suite de ces lésions, la mort survint rapidement.

Dans quelques cas la fracture du crâne est compliquée par la présence d'un corps étranger dans le cerveau ou par la production d'une hernie de l'encéphale : ce dernier accident survient le plus souvent après une trépanation ou une ablation d'esquilles. En Amérique, sur 51 cas de hernie on constata 44 décès.

Lorsque le corps étranger est perdu dans le cerveau, le chirurgien n'a aucune raison pour explorer ou intervenir ; dans tous les cas son exploration doit se limiter aux parties superficielles. Plus tard des accidents localisés peuvent autoriser une exploration et une extraction secondaires suivant l'exemple de Larrey et de Baudens. En Amérique, 175 extractions de projectiles donnèrent 48,3 p. 100 de mortalité.

Les chirurgiens sont d'accord pour ne pas intervenir dans le cas de hernie du cerveau. Bergmann recommande le pansement antiseptique combiné avec les applications froides, les purgatifs.

Quant à la compression, elle est plus nuisible qu'utile.

2° Blessures de la face

Ces blessures peuvent être produites par des instruments *piquants*, *tranchants*, par des *armes à feu*.

Les plaies par instrument *piquant* sont souvent mortelles lorsque l'instrument atteint la base du cerveau à travers la cavité orbitaire. Leur traitement chirurgical, en dehors de l'extraction du corps étranger et des opérations nécessitées par l'hémostase, se borne à l'expectation.

Dans les plaies par instrument *tranchant*, les parties molles seules sont le plus souvent atteintes ; quelquefois le nez est entièrement sectionné ou des lames osseuses sont comprises dans le lambeau cutané.

Dans tous ces cas peu graves, le traitement consiste dans un lavage antiseptique de la blessure ; l'affrontement des lèvres de la plaie au moyen de la suture entortillée ou d'agglutinatifs et l'application d'un pansement occlusif.

Les blessures par *projectile* s'accompagnent le plus souvent d'une perte de substance plus ou moins considérable et d'une lésion des os. Ces fractures sont peu graves et en Amérique, sur 3312 cas, la mortalité n'a été que de 11 p. 100. D.-J. Larrey, suivant le précepte de Desault, recommande de réunir après avoir ravivé les bords de la plaie, afin de prévenir la difformité des traits du visage. Legouest conseille dans quelques cas de faire la réunion par la suture après les premiers accidents : « Le plus souvent, dit-il, les

plaies simples des parties molles guérissent sans difformité et ne laissent après elles qu'une cicatrice peu
considérable. »

Actuellement, grâce à la méthode antiseptique, le
traitement de Larrey pourrait souvent conduire à
une guérison facile et rapide.

Les corps étrangers qui compliquent le plus souvent les blessures de la face sont les esquilles et les
projectiles (éclats de pierre, balles). Les balles ou
les pierres doivent être extraites de même que les
esquilles libres; mais dans aucun cas il n'est avanta-
geux de se livrer à une recherche trop minutieuse.

Dans les cas de fracture du maxillaire inférieur, il
faut avoir soin de maintenir les fragments au moyen
d'un bandage.

3° **Blessures du cou**

Les blessures du cou par instrument tranchant
sont le plus souvent le résultat de suicides. Ces plaies,
grâce à l'antisepsie, au drainage, peuvent être réunies immédiatement (Poulet et Bousquet).

Les blessures par armes à feu au *cou* sont fréquentes aux armées. Sur 408 720 plaies de guerre,
Otis compte 4895 cas de blessures du cou avec une
mortalité de 12 p. 100. La plupart des blessés suc-
combent sur le champ de bataille par le fait de la
lésion des gros vaisseaux ou des autres organes du
cou.

Les complications des plaies du cou sont :

L'hémorrhagie à l'extérieur ou dans le tissu cellulaire lâche de la région.

L'emphysème qui, rapide et étendu, indique l'ouverture du conduit laryngo-trachéal.

La *paralysie* consécutive à la lésion des nerfs.

L'entrée de l'air dans les veines.

Les corps étrangers que l'on trouve dans le cou sont plus souvent des débris de vêtement que des balles.

Le diagnostic des blessures du cou se fait d'après les symptômes fonctionnels, la direction du trajet du projectile.

L'exploration doit être très prudente à cause des vaisseaux importants de la région, et antiseptique.

En dehors de la trachéotomie ou des ligatures souvent difficiles qu'imposent les blessures du conduit laryngo-trachéal ou des vaisseaux, le traitement consiste dans le lavage de la plaie, l'application d'un pansement antiseptique occlusif et surtout le placement du malade dans la position la plus favorable au rapprochement des bords de la plaie (Poulet et Bousquet). Pendant la guerre d'Amérique, soixante-quinze ligatures de la carotide primitive pour coups de feu de la face et du cou comptent 78 p. 100 de mortalité. En présence de ce résultat, Chauvel recommande autant que possible, dans les blessures des branches vasculaires, la *ligature, dans la plaie, des deux bouts du vaisseau divisé* et non la ligature du tronc d'après la méthode d'Anel.

BLESSURES DU THORAX

Nous diviserons les blessures du thorax en deux classes : 1° les blessures de la cavité thoracique; 2° les blessures du rachis.

1° Blessures de la cavité thoracique

Nous laisserons de côté les contusions de la poitrine avec fracture des côtes ou rupture du poumon ou du cœur. Les fractures des côtes sont traitées par l'immobilisation au moyen de bandes de diachylum ou de bandages de corps; les ruptures des poumons et du cœur sont justiciables du traitement des maladies organiques du poumon et du cœur.

Nous nous occuperons des blessures par instrument *piquant*, *tranchant* et par *armes à feu*, qui sont réellement du domaine de la chirurgie du champ de bataille.

1° Les *plaies de la poitrine par instrument piquant ou tranchant* sont non pénétrantes, ou pénétrantes simples avec ouverture de la plèvre seule. Les premières, en général peu graves, et les secondes très rares et d'un diagnostic difficile réclament le même traitement : occlusion de la plaie, compression de la région et immobilisation du thorax.

Les plaies non pénétrantes sont quelquefois compliquées d'hémorrhagies des vaisseaux superficiels qui se distribuent dans les parois de la poitrine. Lorsque la quantité de sang peu considérable donne lieu de croire que le vaisseau ouvert est de peu d'importance, la compression suffit : dans le cas contraire, il faut élargir la blessure et lier les deux bouts du vaisseau sectionné.

A la région sous-claviculaire ou axillaire les lésions vasculaires sont graves lorsque le tronc de l'axillaire ou de la sous-clavière est atteint. Pendant la guerre d'Amérique, vingt-cinq cas de ligature de la sous-clavière donnèrent cinq guérisons toutes après ligature au dehors des scalènes. Sur treize cas de ligature de l'axillaire, on constata treize décès, et douze fois l'opération fut faite par la méthode d'Anel. L'abondance du sang, la diminution ou l'absence du pouls radical sont les seuls signes, assez incertains du reste, sur lesquels on puisse asseoir un diagnostic (Legouest). Quoiqu'il en soit, il faut suspendre le cours du sang par la compression ou la ligature, dans la plaie.

Le plus souvent les plaies pénétrantes de la poitrine sont accompagnées de lésion du poumon et du cœur.

Les symptômes de la lésion du poumon sont la

3.

dyspnée, l'*hémoptysie*, l'*écoulement* de sang et la *sortie* de l'air par la plaie extérieure.

Dans les premiers instants qui suivent l'accident, le blessé expectore une certaine quantité de sang; tantôt c'est un liquide spumeux rutilant, tantôt de la salive teintée en rose.

L'hémorragie interne ou externe varie beaucoup suivant l'origine du sang épanché, suivant la grandeur de la plaie des parois.

Quelquefois le poumon blessé reste en place, maintenu par des adhérences, et le sang passe directement du poumon à l'extérieur; quelquefois les artères mammaires internes ou intercostales sont lésées et suivant la grandeur de l'ouverture le sang peut s'épancher dans la plèvre ou sortir au dehors.

Le meilleur procédé contre l'hémorragie des artères intercostales ou mammaires est celui de Desault, que l'on peut rendre antiseptique. Il consiste à enfoncer dans la plaie la partie moyenne d'un linge carré, dont on remplit ensuite la cavité de ouate ou d'étoupes, de manière à former à l'intérieur une pelote qui s'applique sur le vaisseau ouvert.

Dans tous les cas d'hémorragie par une plaie de poitrine, D.-J. Larrey conseille de fermer l'ouverture extérieure et d'abandonner l'hémorragie aux soins de la nature. Dans le cas où un épanchement existe dans la plèvre, Legouest conseille de fermer la plaie extérieure, de recourir aux stimulants extérieurs, de promener des cataplasmes sinapisés sur les extrémités et d'appliquer localement les réfrigérants ou même la glace.

Si l'hémorragie continue et met immédiatement les jours du malade en danger, par la suffocation qu'elle entraîne, il faut rouvrir la plaie, si elle est large, ou l'agrandir, si elle est étroite, et chercher à débarrasser la poitrine. Dans quelques cas il faut alternativement ouvrir la plaie et la refermer, coucher le malade sur le côté affecté, modérer les mouvements de la respiration et surtout l'élévation des côtes au moyen d'un bandage de corps fortement serré : en somme on doit chercher à gagner du temps et éloigner ainsi le danger le plus pressant (Legouest).

Après que les premiers accidents sont calmés, il faut s'occuper de l'épanchement.

Dans les cas légers, des révulsifs extérieurs, un régime approprié peuvent en déterminer la résorption. Dans les cas graves, Legouest conseille de faire le plus tôt possible une incision à la base du thorax et de faire sortir les caillots par cette voie. Suivant la méthode antiseptique, des lavages doivent être faits avec précaution dans la plèvre, un tube à drainage est placé debout dans la contre-ouverture, comme cela se pratique à la suite de l'opération de l'empyème, et un pansement antiseptique occlusif est maintenu sur l'ouverture au moyen d'un bandage médiocrement serré.

Les blessures du cœur par instrument piquant ou tranchant sont plus nombreuses que les blessures par armes à feu (66 p. 100) Fischer.

Quand le cœur est blessé, ou bien la mort est immédiate, ou bien le blessé survit pendant un certain temps, ou bien il guérit et la guérison se fait au moyen d'un caillot obturateur qui s'organise et devient fibreux.

Les symptômes d'après Fischer sont les suivants :

1° Le siège et la direction de la plaie donnent une indication utile.

2° La quantité de sang épanché varie beaucoup avec les dimensions et la direction de la plaie.

3° La syncope, accident fréquent, survient à une époque variable.

4° La douleur est nulle dans la plaie du cœur.

5° Les troubles circulatoires sont constants. Les battements du cœur d'abord violents et tumultueux diminuent ensuite, et peuvent même disparaître complètement lorsqu'il se fait un épanchement dans le péricarde. Le pouls est habituellement petit, irrégulier, intermittent : l'auscultation permet d'entendre des bruits divers.

6° La dyspnée, qui quelquefois survient, est le résultat d'une complication.

Le traitement des plaies du cœur consiste dans l'occlusion de la plaie, l'application d'un bandage serré et le repos le plus absolu.

Block, d'après des expériences sur des lapins, affirme que dans le cas de plaies du cœur, la suture peut être faite en trois ou quatre minutes et donner d'excellents résultats (Poulet et Bousquet).

La plupart des chirurgiens conseillent de ne pas intervenir, lorsqu'il existe un corps étranger au cœur, dans la crainte que son extraction n'entraîne une hémorragie mortelle.

2° *Les blessures de la poitrine par armes à feu* sont dans la proportion de 1 p. 100 (de Santi) et ce chiffre est encore trop faible, la plupart des auteurs ne tenant pas compte des cadavres restés sur le champ de bataille.

D'ordinaire une balle pénètre dans la poitrine en fracturant le sternum, une ou deux côtes, la clavicule : de là proviennent des esquilles qui sont entraînées dans la plaie en même temps que les pièces du vêtement ou du harnachement. La présence de la balle dans le poumon vient encore souvent s'ajouter à ces complications.

La mortalité des plaies de poitrine, qui de 90 p. 100 pendant la guerre de Crimée, de 62 p. 100 pendant la guerre d'Amérique, est tombée à 60 p. 100 pendant la guerre de 1870, paraît être en rapport avec le calibre et avec la vitesse du projectile (de Santi).

Le traitement des plaies de poitrine par armes à feu consiste dans l'ablation aussi complète que possible des corps étrangers et des esquilles, dans le lavage de la région avec une solution antiseptique et dans l'occlusion antiseptique.

Le chirurgien basera ensuite sa conduite sur la nature des complications (Poulet et Bousquet), hémothorax, pneumo-thorax, ou pyo-pneumo-thorax.

Les corps étrangers sont le plus souvent cause de complications ultérieures graves ; leur extraction est donc très importante.

Doit-on explorer toutes les plaies pour aller à la recherche des esquilles et des balles ?

Legouest ne voit aucun inconvénient à l'exploration, et pour lui, si le corps étranger se trouve au voisinage de la plaie extérieure, par suite d'adhérence des feuillets pleuraux, il faut l'extraire directement en dilatant l'orifice ; s'il se trouve sur le diaphragme dans l'angle costo-diaphragmatique postérieur, il faut le retirer au moyen d'une contre-ouverture dans le onzième espace intercostal.

Dans les cas rares de hernie du poumon, si le tissu hernié est sain, il convient d'en opérer la réduction en pratiquant même un débridement sur la paroi thoracique (Legouest) ; s'il est sphacélé on peut appliquer une ligature à la racine de la tumeur et la retrancher avec le bistouri ou mieux la laisser se détacher elle-même ; un pansement occlusif antiseptique est le complément de cette opération.

Les *plaies du cœur par coup de feu* ne sont pas plus rares que celles des autres régions (0,9 p. 100).

Elles peuvent intéresser le péricarde seul, ou déchirer le cœur sans léser le péricarde, ou bien atteindre le cœur sans être pénétrantes, enfin pénétrer dans le cœur ou le traverser.

Les lésions cardiaques sont susceptibles de guérison (16 p. 100, Fischer), mais dans tous les cas de succès il s'agissait de projectiles de petit calibre.

La présence du projectile dans l'épaisseur des parois du cœur n'est nullement incompatible avec la vie (Poulet et Bousquet). L'exploration sera donc réservée et le traitement sera le même que pour les blessures du cœur par instrument piquant, c'est-à-dire occlusion de la plaie et repos de la région et du malade.

2° Blessures du rachis

Parmi les blessures du rachis, nous laisserons de côté les luxations et les fractures des vertèbres qui réclament l'immobilisation du tronc. Nous passerons rapidement sur les plaies par instrument piquant qui tirent toute leur gravité de l'importance des organes traversés.

En efft,l a moelle, protégée en avant par le corps des vertèbres, en arrière par les lames vertébrales, ne peut être atteinte qu'en arrière à travers les espaces inter-épineux.

Les balles atteignent souvent la colonne vertébrale, mais difficilement elles touchent la moelle. En avant le projectile doit traverser les cavités splanchniques, et c'est de la lésion du poumon, des vaisseaux prévertébraux, des organes abdominaux que provient toute la gravité de la blessure.

Dans le cas de lésion de la moelle, les symptômes varient avec la hauteur à laquelle la substance nerveuse est touchée.

La section au niveau de la onzième épi ne dorsale détermine la paralysie des membres inférieurs, de l'anus, de la vessie.

Au-dessus de la cinquième épine dorsale, la section médullaire entraîne la paralysie des muscles de l'abdomen.

Au-dessus de la deuxième épine dorsale, la lésion de la moelle paralyse en outre presque tous les muscles intercostaux; l'inspiration s'exerce alors par le diaphragme, le dentelé, le trapèze et l'expiration n'a lieu que par l'élasticité de la cage thoracique.

Une section de la moelle entre l'axis et la troisième vertèbre cervicale détermine la paralysie de tout le plexus brachial et même d'une partie du nerf phrénique. La respiration et la circulation sont troublées.

Enfin une section au-dessus de l'épine de l'axis entraîne la paralysie du nerf phrénique et l'asphyxie.

Les blessures de la moelle par projectile de guerre sont très souvent mortelles. Pendant la guerre d'Amérique, la mortalité des blessures de la colonne vertébrale, sur 642 cas, s'est élevée à 55,5 p. 100 et, celle des lésions traumatiques de la moelle, sur 54 cas, s'est élevée à 77,7 p. 100.

Le plus souvent les blessures de la colonne vertébrale, surtout de la moelle, laissent après la guérison des infirmités incurables, paralysies plus ou moins étendues, dyspnée, constipation, rétention ou incontinence d'urine.

Leur traitement consiste dans l'extraction des esquilles et des projectiles, surtout lorsqu'on suppose que ces corps étrangers compriment le tissu médullaire, dans un pansement antiseptique occlusif, le repos absolu du tronc et enfin un traitement révulsif énergique.

BLESSURES DE L'ABDOMEN

Dans l'étude des blessures de l'abdomen, nous examinerons successivement les plaies simples et les contusions simples ou compliquées des parois, puis les plaies pénétrantes simples ou compliquées de lésions du tube digestif, du foie, de la rate, du rein. Nous adopterons comme limite de l'abdomen la cavité péritonéale elle-même avec tous les organes contenus dans les replis du péritoine. Bien que les plaies de la vessie ou du rectum communiquent parfois avec la cavité abdominale, nous les étudierons avec les blessures du bassin.

Plaies des parois. — Les plaies des parois de l'abdomen par instrument tranchant ou piquant ou par armes à feu ne donnent lieu à aucune indication spéciale, hormis la suture profonde dans les sections un peu étendues des tissus. Ces plaies, ainsi que les sétons par armes à feu, réclament un pansement antiseptique occlusif et le repos de la région.

Contusions. — Les contusions par de gros projectiles donnent naissance à des accidents divers. Souvent le *shok* péritonéal attribué par Goltz et Richet à la contusion du plexus solaire ou sacré est la conséquence de la blessure.

Le plus ordinairement ce shok se réduit à une douleur très vive, localisée au point touché, une pâleur de la face et une dépression cardiaque et nerveuse passagère ; mais quelquefois la syncope, des accidents thermiques et circulatoires graves, la mort même sont le résultat de la lésion.

Parmi les contusions des parois abdominales nous devons rappeler celles que l'on a définies sous le nom de *vent du boulet*, et qui proviennent simplement d'un contact dans des conditions particulières.

Avec ou sans lésions apparentes de la paroi abdominale, les organes profonds peuvent être atteints. Sur 71 cas de contusions abdominales, Otis cite 17 ruptures internes. Sur 41 cas de lésion viscérale profonde sans plaies extérieures déterminées par des coups de feu, la mortalité fut de 49 p. 100 : sur 11 cas de lésions profondes occasionnées par d'autres violences la mortalité s'éleva à 91 p. 100.

Le foie, la rate, les intestins sont les organes prédisposés aux ruptures.

Le foie peut être rompu à la suite d'une chute d'un lieu élevé, à la suite du choc d'une voiture, d'un projectile. Sa déchirure se fait généralement d'avant en arrière le long du ligament supérieur.

Dans les ruptures du foie, de la rate, la capsule est le plus souvent déchirée et un épanchement sanguin se produit dans le péritoine. La mort est la

conséquence générale de ces épanchements, surtout
de l'épanchement de la bile; dans les hémorrhagies
cependant une péritonite localisée limite parfois les
accidents. Alors la réparation a le temps de se produire; elle se fait dans le foie au moyen d'un développement rapide de cellules ganglionnaires (Terrillon). Klebs croit que la cicatrisation dans les
blessures de la rate a lieu par le tissu splénique
lui-même et par les vaisseaux, mais il ne pense pas
qu'il y ait une reproduction du tissu détruit.

Le mécanisme des ruptures intestinales paraît être
le pincement de l'intestin entre le projectile et la
colonne vertébrale : pour les ruptures de l'estomac,
seul on peut admettre un éclatement par suite de la
compression des gaz ou des liquides intérieurs.

Les ruptures de l'intestin dans quelques cas n'intéressent que la tunique; parfois il existe une
eschare qui se détache au bout de quelques jours et,
si une adhérence ne s'est pas déjà produite, alors la
péritonite éclate consécutive à un épanchement
stercoral.

Le plus souvent la section de l'intestin est nette,
comprenant tout ou partie du calibre de l'organe.

Les symptômes de la contusion abdominale sont
surtout ceux du shok péritonéal; ils ne sont pas en
rapport avec les lésions intestinales; ils paraissent
plutôt augmenter avec l'étendue de la contusion
nerveuse. Le traitement par conséquent ne peut pas
être primitivement actif. Dans quelques cas cependant, où la lésion est placée en face de la colonne
vertébrale, où des vomissements sanglants survien-

nent, où du sang apparaît dans les selles, où l'hypo-
thermie (35°) et le collapsus persistent, on peut être
autorisé à intervenir au moyen de la laparotomie.
Mais alors il faut le faire avant que la péritonite ait
éclaté (Chauvel). Cependant Trêves de Londres a
démontré que l'incision abdominale, le lavage péritonéal et le drainage antiseptique peuvent être un
mode de traitement heureux de la péritonite diffuse.
Le repos, les réfrigérants, les opiacés, la diète
absolue sont les moyens usuels à employer dans les
cas peu graves. Velpeau s'est très bien trouvé de
l'application de larges vésicatoires.

Plaies pénétrantes. — Les plaies pénétrantes peuvent être simples, c'est-à-dire n'intéresser que le
péritoine, ou bien être compliquées par la lésion du
foie, de la rate, des intestins, ou par la présence d'un
corps étranger.

Les perforations et pénétrations simples sans
lésions viscérales sont très rares suivant Chauvel,
commentateur d'Otis. En effet, sur 3717 plaies
pénétrantes de l'abdomen, on ne constate que
32 blessures pénétrantes sans lésions viscérales
connues, et parmi les 2599 plaies pénétrantes avec
lésion viscérale indéterminée, la mortalité de 92,2
p. 100 permet d'assurer toujours l'existence d'une
lésion viscérale primitive. La mortalité des plaies pénétrantes simples a été de 33 p. 100, celle des plaies
pénétrantes compliquées s'est élevée à 87,2 p. 100.

Dans tous les cas, les blessures pénétrantes de
l'abdomen sont graves à cause de la péritonite. La
mort survient généralement au bout de vingt-quatre

à quarante-huit heures après la blessure ; la plupart des blessés meurent sur le champ de bataille pour peu qu'il y ait un léger retard dans leur enlèvement.

Grâce aux progrès de la méthode antiseptique, une intervention rapide pourrait parfois être d'une grande utilité.

En l'absence de tout symptôme de perforation, les plaies étroites par armes blanches doivent être fermées par un pansement occlusif antiseptique. Les plaies par instrument tranchant doivent être suturées et pansées de même. Legouest préfère la suture enchevillée et recommande de saisir avec soin toute l'épaisseur des parois.

Les plaies par armes à feu réclament, comme nous le verrons plus tard, un examen attentif, car elles atteignent presque toujours l'intestin ou un autre organe, quoique aucun épanchement ne soit apparent à l'extérieur.

Dans les plaies simples, l'épiploon et l'intestin peuvent faire hernie, et, par suite de la compression, l'épiploon peut être gangréné et l'intestin étranglé. La première indication, lorsque l'épiploon et l'intestin sont sains est de les repousser dans la cavité au moyen d'un taxis modéré, en ayant la précaution de laver ces organes avec une solution antiseptique.

Quand l'épiploon est étranglé et irréductible, Larrey et Legouest conseillent de le laisser à l'extérieur. Cependant cette manière de faire l'expose à rentrer dans l'abdomen par suite d'un effort, et à provoquer par sa présence, ainsi que nous l'avons constaté, une péritonite mortelle. Il serait au moins utile de le maintenir dans la plaie abdominale au moyen d'un fil.

On pourrait, grâce à la chirurgie antiseptique, le couper sur une ou plusieurs ligatures, suturer la plaie cutanée et comprendre le pédicule dans la suture; un pansement occlusif antiseptique compléterait le traitement.

Lorsque l'intestin hernié est étranglé et distendu par des gaz, on a conseillé de pratiquer des piqûres dans les anses distendues, ou mieux de faire l'aspiration au moyen d'un trocart capillaire. Legouest repousse ce traitement et préfère une incision des parois afin de faciliter la réduction et la suture des bouts de la plaie.

Si l'intestin paraît sphacélé en un point, quelques auteurs conseillent de sectionner la parcelle atteinte, de suturer l'intestin, et de réduire, soit en laissant l'intestin libre, soit en le maintenant au niveau de la plaie extérieure par un fil. Dans ce dernier cas, si la partie atteinte se détache, on a ainsi préparé la formation d'un anus artificiel.

Lésion du tube digestif. — La lésion du tube digestif par un instrument piquant est généralement peu grave à cause de l'obturation de la plaie qui suit le renversement de la muqueuse en cul de poule.

Les coupures en long de l'intestin sont plus graves que les coupures en travers, parce qu'elles donnent souvent lieu à la sortie des matières. Dans les sections complètes, la muqueuse se retourne à l'extrémité des deux bouts écartés et les matières sont rejetées alternativement et aspirées par les contractions péristaltiques.

Les blessures de l'intestin par armes à feu sont généralement multiples et par conséquent plus graves.

L'intestin blessé peut être sorti à l'extérieur ou bien être resté dans l'abdomen. Dans le premier cas l'indication est précise, il faut intervenir, faire, sans aviver les bords de la section, une suture pas adossement des séreuses et réduire l'intestin libre ou maintenu par un fil au niveau de la plaie extérieure.

Lorsque l'intestin est resté dans la cavité abdominale, le diagnostic de la lésion doit d'abord être fait. Si des matières ou des gaz sortent à l'extérieur, le doute n'existe plus; mais si rien ne fait supposer une lésion intestinale certaine, doit-on explorer même au prix d'une incision? Baudens, Legouest, Otis sont partisans d'une exploration constante, parce que les symptômes généraux ou locaux ne donnent pas une indication précise et que le doigt seul peut, par l'odeur dont il s'imprègne, ou par le contact, donner une certitude.

Il faut agir vite dans les plaies abdominales; d'un autre côté les balles actuelles rarement glissent sur les intestins comme les balles anciennes, et la mortalité des plaies intestinales, qui guérissent rarement par la formation d'un anus contre nature, est grande (87 p. 100); de plus, grâce aux précautions antiseptiques, l'exploration péritonéale est moins dangereuse. Il nous semble donc qu'on ne doit s'abstenir de toute recherche que lorsque aucun doute ne peut exister d'après le trajet lui-même sur la non perforation.

Dès qu'une blessure intestinale est reconnue, il faut agir, et cette action est facilitée par la position de l'intestin, qui généralement reste à proximité de la plaie extérieure. On doit ouvrir la paroi, retirer de l'abdomen l'anse intestinale lésée, suturer la plaie et réduire. Dans les cas où l'on soupçonnerait des lésions sur d'autres points, le plus sage serait, ainsi qu'un chirurgien américain l'a fait dernièrement avec succès, de plonger la main dans la cavité, de chercher les anses blessées, de suturer chacune d'elles et de réduire.

Un certain nombre de procédés de sutures intestinales ont été indiqués. Tous reposent sur le principe d'apposition de deux points de la surface séreuse. Les sutures peuvent être perdues ou fixes, c'est-à-dire libres ou maintenues au voisinage de la plaie.

Parmi les modes de sutures, nous n'étudierons que les procédés de Gely et de Vézieu, qui tous deux permettent la chute du fil dans l'intestin.

La suture en piqué de Gely s'exécute avec un fil ciré armé à chaque extrémité d'une aiguille. L'une des aiguilles est enfoncée parallèlement à la plaie en dehors et en arrière de l'un de ses angles; elle ressort, après un trajet de 4 à 5 millimètres dans l'intestin. L'autre aiguille exécute la même manœuvre sur la lèvre opposée de la plaie.

Les fils sont alors croisés; l'aiguille de gauche passe à droite et réciproquement. Chacune d'elles sert à faire un nouveau point en tout semblable au

premier avec la précaution de piquer précisément
dans le trou de sortie du fil qui vient d'être porté du
côté opposé. L'opération est répétée autant de fois
que cela est nécessaire pour garnir toute l'étendue
de la plaie. Cela fait, il reste, avant de nouer les fils,
à serrer chaque point, ce qui se fait en prenant successivement chacun des deux fils qui composent le
point de suture transversale avec une pince à dissé-

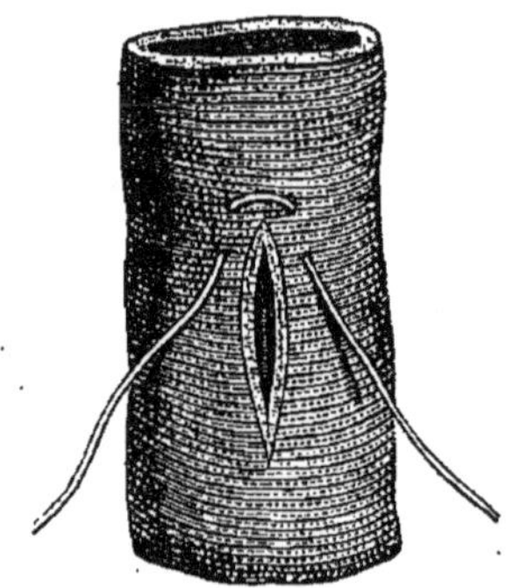

Fig. 1. — Suture de l'intestin, procédé de Góly.

quer, et en exerçant une traction convenable, tout en
déprimant les bords de la plaie. Les deux fils sont
noués après l'accolement définitif des surfaces
séreuses (Legouest).

La suture du Dr Vézieu est une suture entrecoupée,
dont les nœuds sont à l'intérieur de l'intestin. Un fil
armé à chaque extrémité d'une aiguille à coudre ordinaire est passé à 2 ou 3 millimètres de chaque
côté des bords de la plaie, de l'extérieur à l'intérieur
de l'intestin. On fait ressortir les deux bouts par la
plaie et on les passe deux fois l'un autour de l'autre,

pour former le nœud du chirurgien. Le nœud est

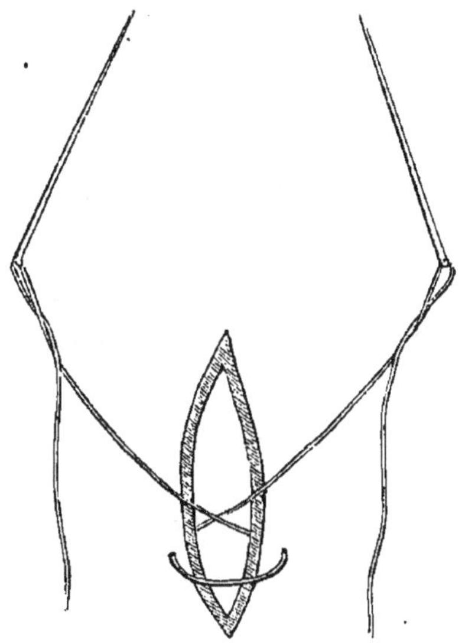

Premier temps.

laissé momentanément entre les lèvres de la plaie et
n'est serré que plus tard. Réintroduites successive-

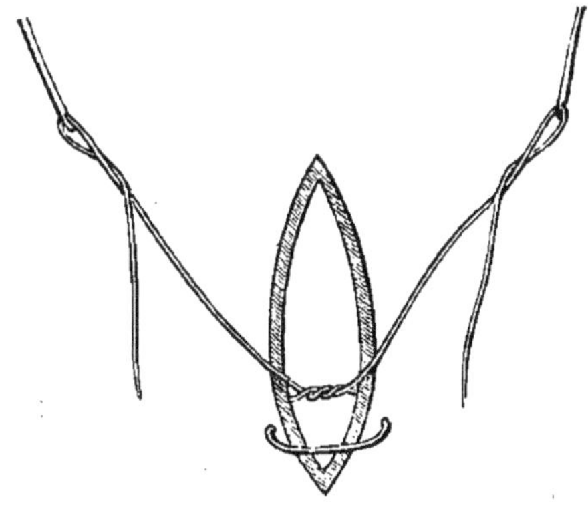

Deuxième temps.

ment dans la plaie, après que le nœud a été fait, les

aiguilles percent l'intestin de dedans vers l'extérieur, à 10 millimètres en dehors de leur piqûre première et ramènent les fils avec elles. On fait ainsi autant de point de suture qu'on le juge nécessaire et l'on serre les nœuds. A cet effet, après avoir fait rentrer chaque nœud dans l'intestin et renversé également en dedans les lèvres de la plaie pour accoler la membrane séreuse à elle-même, on tire sur les chefs opposés de

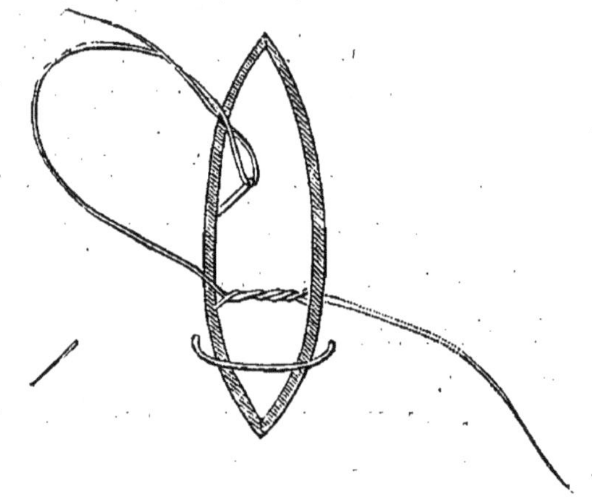

Troisième temps.
Fig. 2. — Suture de l'intestin, procédé de Vézieu.

chaque fil, de façon à serrer le nœud, et l'on coupe ces fils au niveau de leur point de sortie. Les points de suture ne doivent pas être distants de plus de 4 millimètres.

Lésion du foie. — Les blessures du foie sont assez communes. Autrefois elles étaient regardées comme mortelles; actuellement Legouest, Terrillon, Roustan ont montré qu'elles ne sont graves que par leurs complications. Pendant la guerre d'Amérique, leur mortalité sur 173 cas s'est élevée à 63,5 p. 100.

Les piqûres peuvent se fermer rapidement.

Les coupures et les plaies par armes à feu, ces dernières en éclat, quand le projectile a peu de force, donnent souvent lieu à une hémorrhagie. Le sang s'épanche dans le péritoine et une péritonite en est la conséquence, parfois localisée, mais le plus souvent généralisée et même suraiguë, lorsque la bile s'est répandue dans la cavité. Si la péritonite se localise, la cicatrisation peut se faire au moyen des cellules du péritoine et des vaisseaux (Térillon).

Le traitement des blessures du foie consiste surtout dans l'immobilisation absolue de la région au moyen d'un bandage de corps, dans l'application de compresses froides sur l'hypocondre droit pour prévenir l'hémorrhagie.

Dans le cas où l'exploration fait connaître la présence d'esquilles ou de la balle, il faut extraire ces corps étrangers avec le plus de soin possible et avec toutes les précautions antiseptiques.

Lésion de la rate. — La rate hypertrophiée est souvent atteinte. Les symptômes de cette lésion sont peu connus et le diagnostic se fera surtout d'après la direction qu'à suivie le projectile.

La mort a lieu d'ordinaire par hémorrhagie. Cependant la guérison peut survenir; Otis cite 29 cas dont la mortalité a été de 93, 1 p. 100.

Le traitement consiste le plus souvent dans le repos et l'occlusion de la plaie. Une rate trop désorganisée pourrait être enlevée.

Lésion du rein. — Les reins placés sous le péritoine sont quelquefois atteints, sans qu'il y ait pénétration. Même lorsque la séreuse est traversée, leur blessure peut ne pas donner naissance à un épanchement d'urine dans la cavité péritonéale.

Le diagnostic des plaies du rein repose sur la direction de la plaie, la présence du sang dans les urines, l'écoulement de l'urine par la plaie extérieure.

Le traitement consiste dans l'emploi des antiphlogistiques, dans l'occlusion antiseptique de la plaie, dans le repos. Il faut veiller sur les rétentions d'urine déterminées par la présence d'un caillot sanguin.

Les blessures des reins sont graves : pendant la guerre d'Amérique, leur mortalité s'est élevée à 66 p. 100.

Des corps étrangers. — Souvent les plaies abdominales sont compliquées par la présence d'un projectile, de morceaux de cuir, de drap ou de métal.

Lorsque la plaie n'a qu'une ouverture, on doit craindre que la balle ne se trouve dans la cavité ; elle peut cependant être restée dans les muscles de la paroi opposée, ou s'être encastrée dans les os qui composent la colonne vertébrale.

La plupart des chirurgiens, Ledran, Percy, n'admettent pas qu'on recherche les balles perdues dans l'abdomen ; pour eux, ces corps étrangers ne développent que rarement des accidents ou bien sont rendus par les selles. Legouest, après Baudens, conclut aux accidents fréquents par suite de la présence

4.

des projectiles dans la cavité péritonéale, et à la recherche des corps étrangers. De notre côté, nous avons trouvé dans les rapports de Chenu sur les guerres de Crimée, d'Italie, de 1870, un très grand nombre de blessures de l'abdomen guéries sans accidents malgré la non-extraction de la balle.

La première indication dans une plaie abdominale est le traitement de la blessure de l'intestin. Si pour faciliter le diagnostic ou pour le traitement de la lésion on est conduit à faire une incision de la paroi, on peut sans inconvénient faire l'exploration de la cavité au moyen de la sonde métallique aseptique ; mais il nous paraît excessif d'explorer l'abdomen, rien que pour connaître si le projectile est encore ou n'est plus dans la cavité péritonéale.

BLESSURES DU BASSIN

Les blessures du bassin n'intéressent que les parties molles, ou bien atteignent à la fois les os et le péritoine, ou blessent ensemble ou séparément les vaisseaux, les organes génito-urinaires, le rectum.

Les lésions des parties molles sont parfois assez graves quand le projectile a traversé la profondeur des tissus de la fesse. Les hémorrhagies de l'artère fessière surtout sont difficiles à arrêter. Contre elles on peut avoir recours à la compression, au tamponnement, à la ligature. Le traitement de ces plaies consiste dans l'apposition d'un pansement occlusif antiseptique et le repos.

Les os des îles sont formés dans la fosse iliaque de deux lames séparées par un diploë, dans les autres parties d'un tissu spongieux. Les fractures de la fosse iliaque sont, comme celles de l'omoplate, du crâne, disposées en éclats ; ces éclats sont souvent détachés du périoste ou entraînés au milieu du bassin : elles donnent ainsi lieu à des suppurations longues et même à des fistules interminables entretenues par des os nécrosés.

Pendant la guerre d'Amérique, ces fractures, dans 799 cas, ont donné une mortalité de 24, 4 p. 100.

Les fractures de la crête iliaque, de la région cotyloïdienne, résultent du passage de la balle dans un tissu peu résistant ; elles sont généralement nettes et guérissent plus facilement, mais souvent se compliquent de lésion du péritoine ou de la vessie. Par suite de ces complications, leur gravité devient plus considérable.

Le traitement des fractures simples du bassin consiste surtout dans l'extraction aussi exacte que possible des esquilles libres, dans l'immobilisation de la région après application d'un pansement antiseptique occlusif.

Blessures des organes génito-urinaires

Les organes génito-urinaires contenus dans le bassin sont le canal de l'urèthre et la vessie : à l'extérieur se trouve le scrotum et les testicules.

Les blessures du scrotum et des testicules par instrument tranchant ou par armes à feu sont seules intéressantes à étudier.

Dans les cas de plaies étendues du scrotum, il faut toujours chercher à recouvrir les testicules au moyen de sutures et le plus souvent la guérison se fait simplement (Chopart, Guillon).

Larrey conseille à la suite des sections du cordon

spermatique de détacher le testicule; Legouest, à cause de l'influence morale que cette mutilation peut avoir sur le blessé, préfère le laisser s'atrophier dans le scrotum.

Les blessures du testicule sont douloureuses et souvent se terminent par une atrophie de l'organe à la suite de la suppuration. Cependant il faut bien se garder d'enlever un testicule même très compromis. Actuellement, il est indiqué, dans tous les cas de plaie du testicule, de rapprocher les bords par une suture, de mettre un pansement occlusif antiseptique et de soutenir l'organe au moyen d'un suspensoir.

Nous étudierons successivement les lésions du canal de l'urèthre et de la vessie.

Urèthre. — Parmi les blessures du canal de l'urèthre, les ruptures à la suite de contusions sont les plus fréquentes et les plus intéressantes.

Ces ruptures siègent à la région pénienne, à la région périnéo-bulbaire, à la région membraneuse (Guyon).

Après les traumatismes de la région pénienne, il survient immédiatement un écoulement sanguin et une rétention d'urine. La rétention cesse le plus souvent au bout de quelques heures; cependant elle nécessite quelquefois l'introduction d'une sonde à demeure. Un rétrécissement fibreux se développe presque toujours rapidement après la guérison.

Les lésions traumatiques de la région périnéo-bulbaire sont graves par leurs conséquences et réclament une intervention rapide. Elles résultent le plus souvent d'une projection du périnée sur le pommeau de la selle ou d'une chute à califourchon.

Trois symptômes, dont l'intensité varie avec la gravité de la lésion, sont à retenir : ce sont les troubles de la miction, l'écoulement du sang par le méat, la tumeur périnéale immédiate.

La base du traitement de toute rupture de l'urèthre est le catéthérisme immédiat, qu'il faut avoir soin de faire avec une sonde fortement courbée, ou bien avec une sonde ordinaire, en ayant soin de suivre la paroi supérieure généralement intacte.

Dans les cas légers où le catéthérisme est facile, on peut simplement le répéter plusieurs fois par jour ; cependant on est souvent conduit à installer une sonde à demeure.

La sonde à demeure est le mode de traitement des ruptures de gravité moyenne.

Lorsque la lésion est très étendue et que le catéthérisme est impraticable, on doit avoir recours ou bien à la ponction hypogastrique, ou bien à l'incision périnéale simple, ou bien à l'incision périnéale avec recherche immédiate du bout postérieur et application de la sonde à demeure (Guyon).

Guyon passe en revue ces divers procédés et conclut à l'uréthrotomie externe avec recherche du bout postérieur dans tous les cas graves et dans les cas de gravité moyenne traités par la sonde à demeure, dès que la fièvre fait soupçonner une infiltration urineuse. Pour lui c'est le seul moyen de remplir les indications immédiates et de prévenir les rétrécissements ultérieurs.

Dans les ruptures de la région membraneuse, qui résultent d'une fracture, les indications immédiates sont les mêmes que dans les ruptures de la région périno-bulbaire. Il faut essayer de pratiquer le catéthérisme à demeure; si ce catéthérisme est impossible, Guyon conseille, à cause de la profondeur de la blessure, de ne pas recourir à l'uréthrotomie, mais à la ponction hypogastrique avec canule à demeure.

Les plaies par armes à feu du canal de l'urèthre acceptent les mêmes divisions anatomiques que les ruptures et, par suite le traitement recommandé par Guyon pour les ruptures graves, c'est-à-dire, le plus souvent, l'incision périnéale avec recherche du bout postérieur, ou bien la ponction hypogastrique avec canule à demeure.

Vessie. — Les blessures de la vessie sont des ruptures par contusion ou des plaies le plus souvent par armes à feu.

Ruptures. — Les ruptures sont extra-péritonéales ou intra-péritonéales suivant qu'elles siègent à la partie antéro-inférieure ou postéro-supérieure, suivant (Houël) qu'elles sont complètes ou incomplètes.

Bartels a constaté que 109 fois sur 169 cas les ruptures intra-péritonéales résultaient d'une fracture du bassin; pour Le Dentu ces déchirures résultent toujours d'une fracture.

Les ruptures intra-péritonéales s'accompagnent d'un épanchement d'urine, qui peut s'enkyster, comme Harrisson l'a constaté une fois (Bartels), mais toujours détermine une péritonite purulente et la mort. On cite un seul cas de guérison, celui de Walter de

Pittsburg, dans lequel une intervention directe a permis une suture de la plaie vésicale.

Les déchirures extra-péritonéales sont moins fréquentes que les premières (49 cas sur 169, Bartels) et donnent lieu à une mortalité de 72 p. 100.

Les ruptures de la vessie s'accompagnent généralement d'une sensation de déchirement au niveau de l'organe, d'une envie d'uriner sans résultat, d'un écoulement d'une petite quantité d'urine sanguinolente. Le point le plus important du diagnostic consiste, à cause de la gravité du traitement, à distinguer immédiatement si la blessure est intra ou extra-péritonéale. Dans les deux cas la sonde ne détermine aucun écoulement d'urine; mais dans la rupture intra-péritonéale, il survient des phénomènes généraux, coma, convulsions, qui indiquent une terminaison funeste; de plus on peut sentir quelquefois la sonde pénétrer dans la cavité abdominale.

Le traitement des ruptures intra-péritonéales est l'intervention directe et la suture vésicale (Bartels, Vincent, Walter). Celui des ruptures extra-péritonéales est d'abord l'application d'une sonde à demeure uréthrale ou hypogastrique ; plus tard, s'il se développe un abcès urineux, l'incision périnéale (Syme, Guyon) ou le lavage de la cavité au moyen de la sonde.

Plaies. — Depuis Hippocrate, les plaies de la vessie étaient considérées comme mortelles : Desport en 1749 soutint le premier, en se basant sur la présence dans la vessie de projectiles venus du dehors et transformés en calculs, qu'à leur suite la mort n'était pas constante. Depuis lors J.-D. Larrey, Demarquay, Houel en France, Beck, Neudorfer, Pirogoff en Allemagne ont complété l'étude de ces plaies dont Max Bartels en 1878 a pu faire un tableau complet.

Du travail de Bartels il résulte que :

1° Les plaies ayant un orifice d'entrée postérieur ou en cul-de-sac sont plus graves mais moins fréquentes que les blessures à entrée antérieure ;

2° Lorsqu'il existe deux orifices l'un antérieur, l'autre postérieur, l'orifice postérieur se ferme toujours le premier ;

3° La lésion de la ceinture osseuse est très fréquente, mais n'ajoute pas de gravité à la blessure vésicale ;

4° La gravité des plaies de la vessie diminue avec le calibre du projectile ;

5° Les symptômes de ces plaies sont : chute avec perte de connaissance et prostration, douleurs violentes dans la plaie, tenesme vésical et rectal, expulsion du sang par l'urèthre ; quand le rectum est atteint, il se produit une issue de matières stercorales et de gaz par la plaie ;

6° L'urine ne s'écoule pas par les voies naturelles, mais par les plaies. La fièvre tombe au moment de la chute des escharres ; si elle continue, il faut craindre une infiltration d'urine et une septicémie ;

7° Les causes de la mort sont au début la péritonite, au bout d'une semaine l'infiltration urineuse, la septicémie ; plus tard la péricystite, la fonte purulente du tissu cellulaire ;

8° Souvent des fistules persistent ; de même qu'Otis,

Bartels a constaté sur 38 cas, 18 guérisons de la fistule avant un an, 11 guérisons de un an à six ans, et 7 guérisons de six à dix ans ;

9° Les corps étrangers peuvent rester longtemps dans la vessie sans produire de troubles (Otis, Bartels), ils se recouvrent de dépôts de phosphate ammoniaco-magnésien (Klein, Bartels).

Le traitement des plaies de la vessie consiste à prévenir la péritonite, lorsque la plaie est extra-péritonéale ; à faciliter l'écoulement de l'urine afin de prévenir l'infiltration ; enfin à traiter cette complication dès qu'elle apparaît.

Lorsque la plaie est intra-péritonéale, Legouest est partisan de l'intervention directe par la suture au moyen d'une incision ; Beck et Neudorfer préfèrent, dans le but de maintenir constamment la vessie vide, l'incision périnéale.

Dans les plaies extra-péritonéales, le but à atteindre est de faciliter l'écoulement de l'urine par les voies naturelles, afin de prévenir l'infiltration urineuse et la septicémie. Larrey s'est servi de la sonde à demeure au début et depuis lors ce moyen a été constamment appliqué en France ; mais à l'étranger, Beck, Neudorfer, Pirogoff ont accusé la sonde de provoquer la cystite et de favoriser l'infiltration. Ils préfèrent s'abstenir au moment de la blessure et, dès l'apparition des premiers symptômes d'infiltration, vider la vessie, Beck à l'aide de la position déclive, Neudorfer au moyen d'un tube à drainage introduit dans la plaie, Pirogoff en pratiquant la taille périnéale. On pourrait encore employer la ponction hypogastrique avec canule à demeure, ainsi que Guyon le conseille pour le traitement des ruptures profondes de l'urèthre.

Parmi toutes ces opinions, quelle est la règle à suivre?

Larrey le premier a reconnu l'existence de trois périodes dans la marche d'une plaie de la vessie. A la première période, l'urine passe par la plaie et l'infiltration à ce moment est fréquente ; à la deuxième période, un gonflement survient dans la plaie, l'urine ne passe plus et l'infiltration est rare ; à la troisième période, les escharres se détachent, l'urine recommence à couler par la plaie et l'infiltration est d'autant plus fréquente que le trajet est plus étroit.

Le passage et la stagnation de l'urine paraissent donc être en rapport direct avec l'infiltration.

De ces faits rapprochons les travaux de Gosselin et de Guyon, qui constatent que l'urine normale n'est pas nuisible aux granulations, mais que le danger commence dès qu'il se produit dans l'urine une décomposition ammoniacale. Dès lors, sans nous égarer dans les théories qui cherchent à expliquer cette transformation, nous pouvons admettre que les deux seuls moyens de prévenir l'infiltration et la septicémie sont, ou d'arrêter totalement le passage de l'urine à travers la plaie, ou de rendre ce passage tellement facile que l'urine n'ait pas le temps de se décomposer.

Neudorfer Pirogof, Bartels réclament l'abstention jusqu'à la chute des escharres : à ce moyen nous préférons certainement l'usage de la sonde, mais à la condition de maintenir l'urine aseptique, au moyen de lavages avec une solution d'acide borique.

Deux modes d'intervention paraissent suffisants par eux-mêmes pendant tout le traitement : ce sont la ponction hypogastrique avec sonde à demeure (Guyon) qui supprime totalement l'écoulement d'urine par la plaie, et l'incision périnéale immédiate qui donne un libre passage à l'urine, permet des injections antiseptiques faciles et prévient l'infiltration. Cependant, comme l'incision périnéale est une opération grave par elle-même, nous nous arrêtons à l'emploi de la sonde à demeure avec lavages à l'acide borique, ou de la canule hypogastrique, et nous réserverons l'incision périnéale pour le traitement de l'infiltration.

Corps étrangers. — Des corps étrangers, balles, esquilles osseuses, compliquent parfois les plaies de la vessie, soit que le corps arrive d'emblée dans l'intérieur de l'organe, soit qu'arrêté dans la paroi il ne tombe dans le réservoir qu'avec l'escharre qu'il a développée.

Au moment de la blessure ou bien après la guérison, tout projectile doit être retiré par la taille, dès que l'exploration en démontre la présence.

Dans 22 lithotomies pratiquées pendant les guerres de la Sécession pour l'extraction de corps étrangers de la vessie, l'opération eut pour résultat, dans 13 cas, l'enlèvement de projectiles, dont 6 paraissaient avoir directement pénétré dans le réservoir urinaire, et dont 7 n'y étaient tombés que par ulcération des parois. Dans 6 cas des esquilles furent rendues directement par l'urèthre (Chauvel).

Rectum. — Les blessures du rectum sont le résultat d'une chute sur un objet pointu ou d'une plaie par armes à feu ayant ordinairement déjà lésé la vessie.

Les signes des lésions produites par un instrument piquant ou tranchant sont apparentes ; il suffit de se rendre compte par le toucher de leur profondeur. Les plaies profondes provenant du passage d'un projectile sont certaines, quand l'urine sort par l'anus, ou quand des matières fécales s'écoulent par le canal de l'urèthre. Le toucher et le spéculum rendent aussi dans ce cas de grands services, mais ne permettent pas toujours de connaître toute l'étendue de la blessure.

Les plaies du rectum sont graves à cause des hémorragies qui les compliquent souvent, à cause de la péritonite qui résulte d'une atteinte de la séreuse, à cause du phlegmon périrectal qui facilement complique le traitement. Pendant les guerres d'Amérique, ces blessures ont présenté dans 103 cas une mortalité de 42,7 p. 100.

Le traitement doit remplir trois indications :

1° Arrêter l'hémorragie, soit au moyen de lavements glacés ou styptiques, soit par une intervention directe, quand elle est possible, ligature, torsion, soit par un tamponnement au moyen de charpie, ou d'une éponge ;

2° Prévenir dans quelques cas la péritonite par des frictions mercurielles, des opiacés ;

3° Prévenir ou traiter l'infiltration rectale soit par

un débridement préventif du sphincter (Dupuytren, Begin), soit par des lavements d'eau tiède.

Dès que la présence d'un abcès est démontrée, il faut ouvrir et drainer.

BLESSURES DE L'ÉPAULE

Les blessures de l'épaule se divisent en :

Blessures des *parties molles* simples ou compliquées de lésions vasculaires, nerveuses, osseuses;

Blessures de l'*articulation scapulo-humérale* simples ou compliquées de fracture.

1° **Blessures simples des parties molles** •

Les parties molles de l'épaule sont constituées par le muscle deltoïde au-dessous duquel se trouvent le tissu cellulaire péricapsulaire et la bourse muqueuse sous-acromiale.

Les divers organes sont atteints, ensemble ou séparément, par un instrument piquant ou tranchant, ou bien par un projectile d'arme à feu.

Les accidents primitifs proviennent dans ces blessures des parties molles, de la lésion de l'artère et du nerf circonflexes, de la section de la veine céphalique.

Les accidents secondaires sont, pendant le traitement, l'arthrite scapulo-humérale, les fusées purulentes; après la guérison, les cicatrices profondes, l'ankylose articulaire et l'atrophie seule ou liée à la paralysie.

L'arthrite articulaire est rare tant que la capsule n'est pas touchée : les rapports de Chenu, à la suite des guerres de Crimée, d'Italie et de 1870, ne la mentionnent presque jamais.

Les fusées purulentes sont au contraire assez fréquentes; les rapports de Chenu signalent souvent des complications inflammatoires étendues, et c'est à ces accidents qu'on doit attribuer les cicatrices profondes et les gênes de mouvement constatées après la Crimée et l'Italie, 38 fois sur 178 cas soit 21 p. 100.

L'ankylose consécutive aux blessures des parties molles de l'épaule est assez fréquemment indiquée : nous la constatons dans les rapports :

		Complète.	Incomplète.		
De Crimée sur.	78 cas	15 fois	12 fois	= 34.6 p. 100.	
D'Italie sur...	100 —	12 —	11 —	= 23	—

Dans la moitié des cas, une note indique que le projectile a frôlé la capsule ou qu'un éclat d'obus a contusionné les parties molles et l'articulation.

Il semble donc qu'il faille attribuer le plus souvent la production de l'ankylose à des contusions directes de la capsule ou de la tête, quelquefois même à des plaies de l'articulation elle-même non reconnues et signalées sous le terme général de coup de feu à l'épaule.

L'immobilisation seule, que Lucas Championnière reconnaît comme unique cause de l'ankylose, ne suffit donc pas pour la produire, même dans le cas d'une lésion du voisinage. Nous verrons dans le cours de ce travail que les fractures elles-mêmes ont besoin des conditions particulières d'une ostéite pour déterminer sa production.

L'atrophie du membre est signalée par Chenu dans les blessures des parties molles très souvent seule, assez souvent liée à la paralysie.

Nous trouvons la paralysie avec atrophie :

En Crimée sur....................	78 cas	17 fois
En Italie........................	100 —	15 —

En Italie 9 fois sur 15 la lésion musculaire et nerveuse coïncide avec une lésion reconnue du plexus brachial ; dans les autres cas la blessure siège le plus souvent dans la région axillaire.

Il existe donc une atrophie simple et passagère due à l'immobilisation, qui jamais ne s'accompagne de paralysie, et une atrophie avec paralysie tenant à une lésion primitive du nerf ou bien à sa compression dans la cicatrice. Dans cette dernière affection, l'atrophie est consécutive à la suppression de l'influx nerveux, et de même sa guérison difficile est liée à la diminution de la paralysie. Armieux a constaté, aux eaux d'Amélie-les-Bains, sur 60 paralysies atrophiques, 4 guérisons, 37 améliorations et 18 insuccès.

Le traitement des blessures des parties molles de

l'épaule doit avoir pour but de prévenir les accidents inflammatoires ; il doit consister dans un lavage anti-septique et dans l'immobilisation du membre après l'application d'un pansement antiseptique occlusif.

2° Blessures compliquées des parties molles

Lorsque des vaisseaux sont coupés, la ligature en est faite dans la plaie s'il se peut, ou bien au lieu d'élection, et la lésion est traitée comme une plaie simple.

Lorsque la lésion des troncs nerveux du plexus bra-chial porte sur une des trois branches, le radial, le médian ou le cubital, le membre peut encore être utile et doit être conservé après suture, si l'on peut, des extrémités coupées.

La désarticulation primitive [1] au contraire s'impose quand tous les nerfs moteurs sont détruits, mais seulement si l'exploration permet de constater direc-tement leur destruction ; en effet, la paralysie et l'anesthésie primitives peuvent coïncider avec une simple contusion et disparaître pendant le traitement.

Sur 178 cas en Crimée et en Italie, nous constatons 8 fois les paralysies signalées comme le résultat d'une section primitive des nerfs du bras.

---

1. Les études de Nicaise et Tripier (*Revue de chirurgie*, 10 juillet 1885) et les résultats obtenus par Tillaux, Surmay et Thomas-Markoë autorisent, dans le cas de section de tous les troncs nerveux, la con-servation du membre, après suture immédiate des extrémités des nerfs.

Les fractures de l'omoplate ou de la clavicule compliquent souvent les blessures des parties molles de l'épaule et souvent provoquent l'ankylose, ainsi que Otis l'a fait remarquer dans beaucoup de cas.

Sur 58 fractures de l'épaule observées à la suite de la campagne de Crimée, dont 38 fractures de l'omoplate, 20 fractures de la clavicule ; nous trouvons :

Ankylose	complète..............	16 fois	}	43 p. 100.
	incomplète............	9 —		
Gêne des mouvements.............		12 —		

Presque toujours l'ankylose a coïncidé avec la fracture de l'omoplate et des suppurations prolongées.

A la suite de la campagne d'Italie, nous constatons sur 50 fractures dont 34 de l'omoplate, 16 de la clavicule, le résultat suivant :

Ankylose	complète..............	12 fois	}	26 p. 100.
	incomplète............	4 —		
Gêne des mouvements.............		12 —		

Presque toujours l'ankylose a également coïncidé avec la fracture de l'omoplate et des accidents inflammatoires.

De ces chiffres il résulte : 1° que dans les blessures des parties molles compliquées de fractures de l'épaule, l'ankylose scapulo-humérale coïncide presque toujours avec les fractures de l'omoplate, l'un des os composant l'articulation, et très souvent avec des accidents inflammatoires violents ou prolongés ;

2° qu'en Italie, ou la marche générale des plaies a été meilleure, l'ankylose a été moins fréquente.

L'ankylose d'une articulation paraît être le résultat, non de l'immobilisation, mais d'une ostéite développée, à la suite d'accidents inflammatoires, dans l'extrémité articulaire du fragment d'un os fracturé ; elle varie avec le degré d'exactitude du traitement employé.

Le traitement rationnel dans les blessures des parties molles de l'épaule compliquées de fractures de la clavicule, surtout de l'omoplate, consiste dans l'extraction antiseptique des esquilles libres, le lavage et l'occlusion antiseptiques de la plaie, l'immobilisation du membre au moins jusqu'à la fin de la période inflammatoire.

3° Blessures de l'articulation sans fracture

Les blessures de l'articulation scapulo-humérale sont le plus souvent produites par une balle ; les éclats d'obus intéressent presque toujours en même temps l'humérus.

Le diagnostic des lésions articulaires simples résulte surtout de l'examen extérieur du trajet du projectile. Parfois un épanchement extérieur de synovie permet d'affirmer la nature, probable seulement, de la lésion ; car l'ouverture de la bourse sous-acromiale peut donner naissance au même écoulement. Le plus souvent le diagnostic reste incertain.

Ces blessures ont été confondues presque toujours dans les statistiques avec les coups de feu des parties molles et traitées comme telles.

Chenu, dans un rapport sur les guerres de 1854, 1859, 1870 signale seulement 65 observations sans aucune indication de la mortalité. Otis en rapporte 79 cas à la suite desquels il y a eu 6 décès, soit une mortalité de 8,3 p. 100.

Les accidents spéciaux aux blessures articulaires sont, pendant le traitement, l'arthrite; après la guérison, l'ankylose.

Sur 65 observations consignées dans Chenu, une arthrite violente est signalée une seule fois; dans les autres cas l'arthrite a dû être nulle ou subaiguë, à en juger d'après les ankyloses et les résultats utiles qui ont été constatés après la guérison.

Sur 65 cas nous trouvons :

$$\text{Ankylose} \begin{cases} \text{non signalée} \dots\dots\dots & 8 \text{ fois} \\ \text{incomplète} \dots\dots\dots\dots & 18 \;— \\ \text{complète} \dots\dots\dots\dots\dots & 29 \text{ fois} = 60 \;— \end{cases} \Big\} \; 40\,\text{p. 100.}$$

Les résultats utiles ont été les suivants :

Très bons. 25	Ankylose nulle	
	ou incomplète.	Favorables.. 61 = 93,8 p. 100
Bons 36	Ankylose simple	
Médiocres. 1	Paralysie et atro-	
Mauvais.. 3	phie	Défavorables. 4 = 6,2 p. 100

Nous ferons remarquer une fois pour toutes que les observations consignées dans Chenu se rapportent à des blessés examinés de un an à trois ans après leur blessure et réformés avec une pension de retraite ou bien une gratification renouvelable. Nos statistiques au sujet des résultats fonctionnels doivent donc être considérées dans la plupart des cas comme beaucoup trop mauvaises. Les résultats les plus heureux n'y figurent pas, soit que les hommes ne se soient pas présentés devant la commission de réforme, soit que celle-ci n'ait pas admis leur demande de pension. A ce sujet, il serait utile de faire concourir les commissions de réforme à l'établissement d'une statistique beaucoup plus exacte des résultats fonctionnels.

Dans les blessures articulaires simples de l'épaule, l'exploration est dangereuse; la conservation est la règle; le traitement repose sur le lavage et l'occlusion antiseptiques de la plaie, sur l'immobilisation du membre dans une gouttière et sa fixation contre le tronc pour permettre au blessé de se promener.

4° Blessures de l'articulation avec fracture

Baudens, Otis, Billroth, de Langenbeck concluent à la résection dans toutes les fractures de la tête et du col huméral, de la tête et de la diaphyse humérale. Cependant Otis, de Langenbeck, Chenu, Sédillot et Legouest font une certaine part à la conservation dans les coups de feu légers, même avec fracture.

Sédillot et Legouest réservent la résection pour les fractures de la tête et du col et concluent à la désarticulation dès que la diaphyse est fracturée.

Otis ne croit pas qu'une fracture de l'omoplate soit

un obstacle à la résection ; Legouest au contraire pense que dans ce cas le membre peut rarement être sauvé.

Champenois, d'après son expérience de la guerre de 1870, croit la conservation utile dans toutes les fractures de l'articulation scapulo-humérale ; cet auteur cite en effet des guérisons très heureuses et surtout des succès remarquables à la suite du traitement conservateur des fractures de la tête et de la diaphyse.

En Allemagne, Mossakowski, Beck, Berthold sont partisans de la conservation, parce que, à leurs yeux, elle donne de meilleurs résultats fonctionnels que la résection ; Fischer conclut également à la conservation expectative dans la plupart des cas de lésion osseuse, à la conservation opérative avec incision et drainage dans tous les cas de lésions du col et de la diaphyse, à la désarticulation dans les fractures compliquées de lésions vasculaires et nerveuses ou de lésions étendues des parties molles. Il rejette le plus souvent la résection à la période secondaire ou bien à la période pathologique, comme traitement correctif d'une conservation expectative ou opérative manquée.

Les fractures de l'articulation scapulo-humérale se divisent en quatre classes : 1° les fractures de la tête et de la tête et du col ; 2° les fractures de la tête et de la diaphyse humérale ; 3° les fractures compliquées de fractures de l'omoplate ou de la clavicule ; 4° les fractures compliquées de lésions vasculaires, nerveuses, ou de lésions étendues des parties molles.

Pour les fractures de la dernière classe le doute n'existe plus et la désarticulation primitive du membre s'impose. Pour les fractures compliquées de fractures de l'omoplate, on admet généralement que les indications chirurgicales ne doivent pas être modifiées à cause de la complication. Ma l'hésitation commence à propos des fractures de la tête seule ou de la tête et du col. Si la fracture est simple, la conservation expectative est la règle ; mais en présence d'une fracture comminutive, quelle conduite doit-on tenir ? Faut-il pratiquer de suite le drainage antiseptique ? Vaut-il mieux réséquer ? De même, dans les fractures de la tête et de la diaphyse, faut-il drainer ou même désarticuler parce que dans ce cas la résection serait trop étendue ?

L'étude de ces diverses questions doit être faite au point de vue des résultats vitaux et des résultats fonctionnels.

Les résultats vitaux sont les suivants :

NATURE DU TRAITEMENT.	NOMS DES AUTEURS.	NOMBRE DES CAS.	DÉCÈS.	MORTALITÉ POUR 100.
Désarticulation.				
Affections chroniques.	Heyfelder, Paul, Malgaigne, Trélat....	322	117	53
Blessures de guerre : Opérations primitives...............	Anglais (1854). Otis, Lœfler, Beck, Chenu (1859)............	458	135	29.5
Opérations secondaires...............	Anglais (1854). Otis, Stromayer, Lœfler, Beck, Maas. Billroth, Chenu (1859), Otis, Gurlt.........	149	45	30
Résection.				
Affections chroniques.	Joeger, Paul, Baudens, Esmark, Ritter, F. Heyfelder, Bon, Blakmann, Meyer, O. Heyfelder, Gunther, Billroth.....	279	51	18
Blessures de guerre : Opérations en général...............	Gurlt................	1634	567	34.7
Opérations primitives.	Gurlt................	556	177	31.8
Opérations primitives et antiseptiques....	Reyher............	5	0	0
Opérations intermédiaires............	Gurlt................	128	68	53.1
Opérations secondaires...............	Gurlt................	614	241	39.2
Opération secondaire après drainage secondaire antiseptique manqué........	Reyher............	6	3	50
Opération tardive.....	Gurlt................	26	1	3.7
Parties de la tête.....	Otis................	14		7.1
Tête entière..........	Otis................	273		39.3
Tête et diaphyse......	Otis................	517		27.8
Tête, omoplate ou clavicule............	Otis................	42		24.4
Conservation.				
Fractures diverses...	Billroth, Otis, Chenu, (1854, 1859), Sédillot (1870), Fischer.	803	200	24.8
Drainage { primitif....	Reyher............	1	0	0
antisepsie. { secondaire.	Reyher............	1	0	0

Plusieurs faits ressortent de cette statistique :

1° La désarticulation secondaire de l'épaule à peine un peu plus grave que la désarticulation primitive est préférable en général à la résection primitive, surtout à la résection secondaire ;

2° La résection tardive réduite souvent à une ablation de séquestres est aussi bénigne que la résection partielle de la tête humérale, qui n'est en réalité qu'un drainage primitif. Les résections paraissent d'autant moins graves qu'elles nécessitent une ouverture cutanée plus considérable ;

3° La conservation est plus favorable que la désarticulation et que les résections ;

4° Le drainage antiseptique de l'articulation paraît devoir être un complément heureux des extractions d'esquilles avec incision dans la conservation opérative.

RÉSULTATS FONCTIONNELS

Les résultats fonctionnels à la suite de la résection et de la conservation sont les suivants.

Résections. — Gurlt, Chenu ... 257 cas.	mobilité ...	229 fois	= 89,1 p. 100.
	ankylose ...	28 fois	= 10,9 —
Conservation. — Chenu (1854, 1859, 1870), 250 cas. Ankylose.........	complète... 145 = incomplète. 72 =	} 217 = 86,8 —	
	non signalée 33 =	13,2 —	
Conservation. — Ernesti. 119 cas. Ankylose..........	complète..........	38 = 52,9 —	
	incomplète.........	72 = 36,5 —	
	nulle.............	11 = 10,5 —	

L'ankylose est l'exception à la suite de la résection, elle est la règle après le traitement conservateur; cependant les résultats obtenus par Champenois au moyen d'une immobilisation exacte, par Reyher dans les hôpitaux grâce à l'antisepsie, font espérer que dans l'avenir les ankyloses seront moins fréquentes après le traitement conservateur expectatif et même opératif.

Les résultats utiles sont les suivants :

POUR LA RÉSECTION

Chenu, 1859, 1870, Didiot, Sédillot, Gurlt, 267 cas.
- favorables... $117 = 43,8$ p. 100.
- défavorables. $150 = 56,2$ —

Opérations (Gurlt).
- primitives..... 64,7
- intermédiaires . 66,6
- secondaires.... 55,1
- tardives....... 45,4

p. 100 de résultats défavorables.

Sur 22 cas de mobilité ballante constatés, après 1870, dans les rapports de Chenu, 14 fois ce résultat est lié à la résection de la tête ou de la diaphyse.

POUR LA CONSERVATION

Fractures de la tête et du col, 141 cas. Faure, Boucher, Chenu, 1854, 1859, 1870 Sédillot, Champenois.

Ankylose
- nulle............... 20
- incomplète.......... 48
- complète........... 37

$68 = 48$ p. 100.
$= 52$ —

Arthrite $\left\{\begin{array}{l}\text{violente} \dots\dots\dots\dots\dots\dots \text{ 1 fois.}\\ \text{purulente} \dots\dots\dots\dots\dots\dots \text{ 1 —}\end{array}\right.$

Sur 86 cas à la suite de la guerre de 1870, nous constatons des esquilles signalées pendant le traitement 11 fois.

RÉSULTATS UTILES

Très bon..   Ankylose nulle ou incomplète.   51 $\left.\right\}$ favorables... $122 = 86$ p. 100.

Bon ....   Ankylose simple.   71

Médiocre.. $\left\{\begin{array}{l}\text{Paralysies,}\\ \text{rétractions}\\ \text{tendineuses.} \quad 13\end{array}\right\}$ défavorables. $19 = 16$ p. 100.

Mauvais   6

Fractures de la tête et d'os voisins, 44 cas. Chenu, 1854, 1859, 1870 Champenois.

Ankylose $\left\{\begin{array}{l}\text{nulle} \dots\dots\dots\dots \quad 6\\ \text{incomplète} \dots\dots \quad 5\\ \text{complète} \dots\dots\dots \quad 33\end{array}\right.$ $\left.\begin{array}{c} \\ \end{array}\right\}$ $11 = 25$ p. 100.   75 —

Sur 27 cas de la guerre de 1870 (Chenu), nous trouvons : arthrite, néant.

Esquilles signalées pendant le traitement 8 fois.

RÉSULTATS UTILES

Très bons.   Ankylose nulle ou incomplète.   5 $\left.\right\}$ favorables. $39 = 89$ p. 100

Bons .....   Ankylose simple.   43

Médiocres. { Paralysies, rétractions tendineuses. 4 } défavorables. 5 = 11 p. 100.

Mauvais.................... 1

Des statistiques il résulte que :

1° La résection donne des résultats d'autant plus favorables qu'elle se rapproche davantage des opérations pathologiques, et d'autant moins favorables qu'elle est plus étendue;

2° La conservation en général donne des résultats fonctionnels bien supérieurs à ceux de la résection ;

3° Les ankyloses et la plupart des résultats défavorables à la suite de la conservation doivent être attribués à des accidents inflammatoires provoqués surtout par la présence d'esquilles. Champenois par une immobilisation exacte du membre et une extraction attentive des esquilles est parvenu à prévenir ces accidents.

TRAITEMENT

1° Dans les fractures de l'articulation scapulo-humérale par coup de feu, si la palpation extérieure ne laisse percevoir aucune crépitation, la fracture est simple et l'exploration inutile. L'occlusion immédiate après lavage antiseptique s'impose.

2° Dans les fractures comminutives, il est nécessaire de se rendre compte par l'exploration aseptique de l'étendue des désordres.

3° Si les esquilles sortent facilement par la plaie,

normale ou légèrement agrandie par une incision, comme cela arrive souvent pour les fractures de la tête ou du col, il faut retirer ces esquilles avec douceur et traiter la plaie comme celle d'une fracture simple.

4° Si les esquilles libres sont nombreuses et trop étendues, ainsi que cela arrive dans les fractures intéressant la tête et la diaphyse, une longue incision verticale à la face externe de l'épaule est nécessaire pour que le chirurgien puisse choisir entre le drainage, la résection et la désarticulation.

5° Le drainage antiseptique primitif peut être appliqué à tous les cas de fractures de la tête et du col, de la tête et de la diaphyse jusqu'à la limite où la désarticulation paraît nécessaire. Cette limite ne peut pas actuellement être déterminée.

6° Lorsque le traitement antiseptique n'est pas possible, il vaut mieux dans les fractures comminutives choisir entre la résection *limitée* et la désarticulation.

7° La présence d'une fracture concomitante des os voisins ne modifie aucune des indications conservatrices expectatives ou opératives qui découlent de la fracture articulaire elle-même.

8° Les résections primitives antiseptiques doivent être rejetées à cause de leurs résultats fonctionnels désastreux et remplacées par les drainages antiseptiques, dont les résultats vitaux et fonctionnels sont les uns aussi bons, les autres incomparablement meilleurs que ceux de la résection antiseptique.

9° Les résections secondaires ou tardives sont une

opération excellente, afin de rectifier les insuccès du drainage primitif.

10° La désarticulation primitive s'impose dans les fractures compliquées de lésions vasculaires ou nerveuses graves, de lésions étendues des parties molles, de broiements étendus de la tête et de la diaphyse humérales.

11° Après extraction simple et antiseptique des esquilles libres dans la conservation expectative; après incision, extraction des esquilles libres et placement des drains dans la conservation opérative; après la résection primitive dans les cas où l'on croit utile de la pratiquer, la plaie est lavée avec une solution antiseptique, et un tampon imprégné d'une solution ou d'une poudre antiseptiques est disposé sur la blessure. Après application d'un pansement occlusif antiseptique le membre est immobilisé dans une gouttière et fixé au tronc afin que le blessé puisse se promener.

Dans les désarticulations primitives de l'épaule, après une *hémostase exacte*, après *raclage* de la séreuse articulaire, après *lavage* de la surface traumatique au moyen d'une solution antiseptique, après *placement* des drains et fixation des ligatures à l'angle inférieur de l'incision, un tampon imprégné d'une solution ou d'une poudre antiseptiques est disposé sur la plaie. Sur ce tampon, un pansement antiseptique occlusif est appliqué et maintenu d'une manière solide.

Les blessures du bras se divisent en :

Blessures des *parties molles* simples ou compliquées de lésions vasculaires ou nerveuses ;

Blessures compliquées de *fracture*.

1° Blessures des parties molles

Les blessures des *parties molles* simples ou compliquées de lésions vasculaires ou nerveuses donnent lieu à une amputation lorsque les désordres cutanés et musculaires sont irréparables ou bien lorsque les nerfs du membre sont totalement sectionnés, sans qu'il soit possible d'espérer leur réunion.

Les accidents de ces plaies sont, au moment de la blessure, l'hémorragie ; pendant le traitement les phénomènes septiques ; après la guérison les ankyloses articulaires, l'atrophie simple ou liée à la paralysie, les rétractions tendineuses.

Sur 144 observations consignées par Chenu après la guerre de 1859 nous constatons :

Ankylose de l'épaule..................... » »
—   du coude. { complète.... 22 } 28 = 19 p. 100.
                { incomplète.. 6 }
Atrophie simple...................... 34
—   et paralysie................... 23
Paralysie. { sans indication........... 4 } 10
           { avec lésion des nerfs.. 6 }
Main..... { en rétraction............. » »
          { en extension............. 15

Dans la plupart des cas, les ankyloses du coude ont coïncidé avec la paralysie atrophique et les rétractions tendineuses. Nous devons donc attribuer tous les accidents consécutifs des blessures des parties molles du bras à des phénomènes septiques, survenus pendant le traitement.

De même qu'à l'épaule, les faits démontrent qu'au bras l'ankylose dérive moins de l'immobilisation que des accidents inflammatoires violents.

Au bras, la localisation de l'ankylose dans l'articulation placée en position déclive établit complètement l'exactitude de la relation qui existe entre les phénomènes septiques et articulaires.

Au bras comme à l'épaule nous trouvons l'atrophie seule ou liée à la paralysie, dans le premier cas simple, dans le second consécutive à des cicatrices profondes comprimant les filets nerveux.

Dans quelques cas les accidents inflammatoires se sont étendus jusqu'aux gaines du poignet, et, la pa-

lette palmaire aidant, la main est restée dans l'extension.

Le traitement des blessures des parties molles du
bras est le suivant :

Après le lavage et occlusion antiseptiques de la
plaie, le membre doit être maintenu contre le tronc.

Blessures compliquées de fracures

Le mode d'intervention dans les fractures du bras
fut primitivement l'amputation seule, plus tard l'amputation, la résection et la conservation ; actuellement une seule méthode de traitement, la conservation expectative ou opérative, est acceptée. Quelques
cas spéciaux sont réservés à l'amputation, quelques
cas à la résection secondaire, sous la forme d'une
extraction de séquestres.

Trois ordres de lésions peuvent nécessiter l'amputation primitive : 1° la lésion des parties molles ;
2° celle des vaisseaux ; 3° l'étendue de la fracture
osseuse.

Pour Legouest, Fischer, et la plupart des auteurs,
une lésion étendue des parties molles compliquant
une fracture impose l'amputation primitive.

Pour Legouest, l'amputation est indiquée lorsque
l'artère brachiale est coupée au-dessus des tendons
du grand rond et du coraco brachial, points d'origine
de la grande collatérale externe et de l'artère nourri-
cière de l'humérus. Fischer, au contraire, pense que

les lésions vasculaires n'ont pas au membre supérieur une valeur absolue à l'égard de l'amputation.

Otis et Legouest prescrivent l'amputation, lorsque les fragments osseux sont si considérables que leur extraction peut faire craindre pour la consolidation du membre. Volkmann et Fischer, au contraire, affirment que le nombre et l'étendue des esquilles devraient ne donner aucune indication en faveur de l'amputation. Volkmann base son opinion sur ce fait que, dans les hôpitaux, en temps de paix, les fractures de la jambe sont plus graves que les fractures par armes à feu, en campagne. Puisque, en temps de paix, dit-il, la présence des esquilles dans des fractures plus graves ne nécessite pas l'amputation, à plus forte raison il doit en être de même en campagne. Billroth également n'avait en temps de paix jamais pratiqué aucune amputation à cause des esquilles, et cependant, dès la première campagne, il en est arrivé à l'extraction totale et jusqu'à la résection des pointes.

En temps de paix, les fractures de la jambe avec plaies, qui résultent d'une chute et d'une perforation de la peau par le fragment supérieur, sont généralement bénignes (Gosselin). Les fractures graves sont le résultat d'un écrasement, par une roue de voiture ou par une machine, des tissus mous et de l'os. Dans ce cas la gravité de la lésion résulte de l'attrition elle-même. Dans les fractures par armes à feu la contusion de l'os est considérable et, sous ce rapport, la fracture est plus grave peut-être que celle du temps de paix; mais cette gravité diminue parce que les tissus mous sont sains et que la communication avec l'air extérieur est très petite.

La question des esquilles reste donc entière et doit être discutée avec d'autres arguments.

Bilgen, Baudens ont recommandé la résection primaire ; Billroth admet la résection des pointes contuses ; Legouest, celle des saillies dénudées et irréductibles. Fischer et la plupart des chirurgiens s'élèvent contre la résection primitive, parce qu'elle favorise les ostéomyélites et les pseudarthroses, parce que les extrémités irrégulières des fragments facilitent la consolidation, parce que la nécrose des bouts fracturés est le plus souvent en relation (Lossen) avec un état septique de la plaie.

Les résections ultérieures sont admises par Legouest et Sédillot à titre d'extraction de séquestres.

La conservation est donc le mode de traitement usuel des fractures du bras. Elle guérit plus et mieux que l'amputation. Mais guérit-elle comme elle devrait le faire ?

Nous verrons en étudiant les guérisons obtenues pendant la guerre de 1870, qu'il s'y rencontre beaucoup de résultats mauvais, et que ces résultats peuvent être attribués aux esquilles soit restées primitivement libres dans la plaie, soit détachées secondairement à la suite d'une nécrose septique.

Pirogoff, Sokoloff n'admettent ni exploration ni extraction ; dans le traitement par l'occlusion antiseptique, on ne s'occupe nullement des esquilles ; Legouest et Fischer restent à cet égard dans un juste milieu.

Si l'antisepsie n'existait pas ou si son application n'était pas possible, on pourrait répéter ce que Gaujot disait en Italie : « On n'a pas été assez hardi à l'égard des extractions d'esquilles à l'aide d'une incision. » Avec le traitement antiseptique les esquilles fixées par le plus petit pédicule peuvent reprendre, mais les esquilles libres, suivant Klebs, ne se recollent jamais. Elles peuvent parfois être inoffensives ; le plus souvent elles provoquent l'irritation (Lister).

La conduite à tenir ne saurait donc être l'extraction ou l'abstention absolues.

Les résultats vitaux des traitements divers dans les fractures du bras sont les suivants :

	NATURE DU TRAITEMENT.	NOM DES AUTEURS.	NOMBRE DES CAS.	DÉCÈS.	MORTALITÉ POUR 100.
Amputation.	Opérations en général.........	Chenu (1854, 1859, 1870), Otis, Pirogoff.............	14099	4422	31.4
	Opérations primitives........	Chenu, Otis.......	9108	1975	21.6
	Opérations intermédiaires	Otis..............	902	302	33.4
	Opérations secondaires......	Otis, Anglais (1854), Læfler, Beck, Mass, Billroth	415	133	29.4
	Au 1/3 supérieur.	Otis..............	...	...	30 »
	Au 1/3 moyen ...	Otis..............	...	...	21.4
	Au 1/3 inférieur.	Otis..............	...	...	22.9
Résection.	Opérations primitives........	Otis..	487	145	30.7
	Opérations intermédiaires	Otis..............	93	29	31 »
	Opérations secondaires......	Otis..............	44	5	12.1
	Conservation....	Chenu, Otis........	3553	596	16.7

De ces chiffres il résulte que :

1° L'amputation primitive du bras est préférable à la désarticulation primitive (29,5 p. 100) et l'amputation secondaire aussi grave que la désarticulation secondaire ;

2° J.-D. Larrey et Chenu repoussent les amputations du col ; Otis les préfère à la désarticulation ; cependant les amputations au tiers supérieur sont déjà aussi graves que l'opération dans l'article ;

3° Les amputations au tiers moyen du bras sont les plus bénignes ;

4° Les résections secondaires sont une opération favorable ;

5° La mortalité à la suite du traitement conservateur est très faible.

RÉSULTATS FONCTIONNELS

Les résultats fonctionnels fournis par la *résection* sont les suivants :

Otis sur 621 résections diaphysaires a noté :

Pseudarthrose, 164 soit 10 p. 100.

Sur 1848 observations de fractures guéries par la *conservation* le même auteur signale :

Pseudarthrose, 38 soit 2 p. 100.

Après 1870, Chenu rapporte 11 cas de *résections* où la pseudarthrose est notée sept fois, soit 63,3 p. 100.

Après la guerre de Crimée nous constatons sur 311 guérisons par la *conservation* :

Pseudarthrose, 15 fois, soit 4,5 p. 100.

Après la guerre d'Italie, sur 237 fractures guéries par la *conservation* nous relevons :

Pseudarthrose, 1 fois.

Après 1870, sur 900 cas de même nature nous trouvons :

Pseudarthrose, 22 fois, soit 2,4 p. 100.

Les résultats fonctionnnels donnés par la *conservation* sont les suivants :

Chenu dans son rapport sur la guerre d'Italie a consigné les observations de 178 blessés pensionnés.

Nous constatons :

Ankylose de l'épaule............................	17 fois.
Coïncidence signalée de l'ankylose avec une fracture au tiers supérieur........................	11 —
Ankylose du coude. { complète............ 17 / incomplète......... 17 }	34 —
Ankylose avec fracture au tiers inférieur.........	18 —
Pseudarthrose...................................	1 —
Esquilles.......................................	21 —
Main rétractée ou étendue......................	4 —
Paralysie......................................	12 —
Atrophie.......................................	25 —

Dans le rapport de Chenu après la guerre de 1870, sur 655 observations de blessés pensionnés nous constatons les résultats suivants :

	AU ⅓ SUPÉRIEUR 122 cas.	AU ⅓ MOYEN 4 cas.	AU ⅓ INFÉRIEUR 120 cas.	SANS INDICATION de hauteur : 339 cas.
Ankylose de l'épaule { complète... 38 / incomplète. 19	57 = 46 p. 100	1 (Complications signalées).		Complète.. 22 / Incomplète. 18 } 41
Ankylose du coude { complète..... 8 / incomplète... 2	10 = 8 p. 100	11 / 4 } 15 = 34 p. 100	68 / 27 } 95 = 79 p. 100	60 / 36 } 105 = 28.4
Ankylôse de l'épaule et du coude..	11 fois.	....	....	....
Pseudarthroses....................	1	7	6	8
Perte de substance osseuse........	....	7	....	6
Ankylose du poignet..............	....	....	....	1

Lésions communes à toutes les fractures...		655		cas.
Cal vicieux............................		167		—
Esquilles............................		109		—
Mains ou doigts.	rétractés..............	11	20	—
	étendus	9		
Paralysies.......	lésions nerveuses......	5		—
	sans indication........	26		—
	avec atrophie..........	30		—

Des chiffres contenus dans ce tableau il résulte que :

1° L'ankylose articulaire dans les fractures du bras se produit d'abord dans l'articulation la plus rapprochée de la fracture; l'ankylose du coude survient plus facilement que celle de l'épaule et quelquefois existe dans les fractures du tiers supérieur. Les ankyloses sont plutôt liées à la production d'une ostéite qu'à l'immobilisation;

2° Les pseudarthroses et les pertes de substance osseuse, rares dans les fractures du tiers supérieur, sont au contraire assez communes dans celles du tiers moyen;

3° Les accidents de paralysie atrophique, de rétractions tendineuses, coïncidant avec des esquilles fréquemment signalées et de nombreux cals vicieux, démontrent que ces accidents doivent être attribués à des phénomènes septiques provoqués ou entretenus par des esquilles et favorisés par une immobilisation inexacte.

Le traitement conservateur dans les fractures du bras doit donc être antiphlogistique par l'extraction des esquilles libres, par l'antisepsie, par l'immobilisation.

TRAITEMENT

1º La conservation dans les fractures du bras est toujours applicable, sauf dans les cas où la fracture est compliquée d'une lésion étendue des parties molles, de délabrements étendus de la diaphyse humérale ou d'une lésion de l'artère brachiale au-dessus des tendons du coraco brachial ou du grand rond.

2º Lorsque la palpation extérieure ne démontre pas l'existence d'une fracture comminutive, l'exploration est inutile et l'immobilisation immédiate, après lavage antiseptique, nécessaire.

3º Dans les fractures comminutives on doit retirer avec douceur toutes les esquilles libres qui peuvent être extraites facilement par l'orifice de la plaie normale ou bien agrandie à l'aide d'une légère incision.

4º Dans quelques cas de fractures comminutives étendues, où l'exploration démontre la présence d'un foyer rempli d'esquilles libres, une incision d'une certaine étendue à la face externe du bras est nécessaire pour faciliter leur extraction. Dans ces cas, si le traitement antiseptique exact n'est pas possible, l'amputation primitive est préférable à la conservation.

5º Après extraction antiseptique des esquilles libres par l'orifice de la plaie normale ou agrandie à l'aide d'une petite incision dans la conservation expectative ; après incision, extraction antiseptique des esquilles libres et drainage dans la conservation opérative, la plaie est lavée au moyen d'une solution antiseptique et un tampon imprégné d'une solution ou d'une poudre antiseptiques est disposé sur la blessure. Après application d'un pansement occlusif antiseptique le membre est immobilisé dans une gouttière et fixé au tronc.

6° Dans les amputations du bras, après une *hémostase* exacte, après *lavage* de la surface traumatique au moyen d'une solution antiseptique, après *placement des drains* et *fixation des ligatures* à l'angle inférieur de l'incision, un tampon imprégné d'une solution ou d'une poudre antiseptique est disposé sur les lambeaux rapprochés au moyen d'une bande mbibée d'une solution antiseptique. Sur ce tampon le pansement occlusif antiseptique est appliqué et imaintenu d'une manière solide.

BLESSURES DU COUDE

Les blessures des parties molles du coude par coup de feu sont rares; le plus souvent le projectile intéresse en même temps le périoste ou la capsule articulaire. De là proviennent des accidents fonctionnels variés. Ainsi dans Chenu (1859) nous trouvons sur 34 observations consignées comme blessures des parties molles :

Ankylose.	complète	20	29
	incomplète	9	
Paralysie			7
Atrophie			1
Extension des doigts			2

Toutes les fractures du coude par armes à feu, considérées par J.-D. Larrey et Guthrie comme plus graves que celles de l'épaule, furent traitées par ces chirurgiens au moyen de l'amputation. Baudens admit pour elles l'amputation ou la résection. Boucher, Bordenave avaient, vers 1760, montré inutilement que ces fractures pouvaient guérir par la conservation, même sans ankylose. Les insuccès fonctionnels de la résection ramenèrent les chirurgiens vers la conservation : dès lors trois méthodes : l'amputation, la résection, et la conservation se partagèrent le traitement des diverses fractures.

Aux fractures graves fut réservée l'amputation. Pour Legouest la gravité réside dans la lésion des tissus et de l'artère brachiale ; pour Billroth, dans le broiement étendu des parties molles ; pour Sédillot, dans le degré d'utilité fonctionnelle compatible avec la conservation ; pour Otis, dans l'étendue des désordres cutanés et osseux, qui rendent les résections impossibles ; pour Fischer, dans l'étendue de la lésion des parties molles.

En Amérique, pendant la guerre de la Sécession, la résection fut réservée aux fractures de gravité moyenne et pratiquée totale ou partielle suivant le cas. Après cette guerre, Otis, se basant sur la mortalité plus considérable et les ankyloses plus fréquentes fournies par les résections partielles, a préféré les résections totales dans les fractures complètes de la surface articulaire, les résections semi-articulaires dans les fractures partielles et par suite a fait de la résection presque le seul mode de traitement des fractures du coude.

En France, pendant la guerre d'Italie, Chenu, Gaujot avaient constaté que les blessures graves de la région huméro-cubitale avaient retiré de grands avantages de l'expectation. Aussi pendant la guerre de 1870 les résections et la conservation furent-elles appliquées sans règle précise, tantôt pour les cas graves, tantôt pour les cas légers, tantôt partielles, tantôt totales.

Après la guerre, Sédillot rejeta totalement la résection pour s'en tenir à la conservation dans quelques cas, à l'amputation le plus souvent. Ollier, se basant sur quelques cas heureux, se fit le partisan de la résection semi-articulaire. Legouest admit la résection partielle dans les fractures du radius seul et la résection semi-articulaire ou totale dans tous les autres cas; enfin Champenois, d'après son expérience, déclara que la conservation expectative ou opérative pouvait être le seul mode de traitement de toutes les fractures du coude et démontra que, dans beaucoup de cas, les mouvements de l'articulation pouvaient être conservés en totalité ou en partie, sans que les mouvements de la main fussent compromis.

En Allemagne, la résection totale du coude, considérée comme traitement préventif de l'arthrite, fut appliquée d'une manière uniforme à toutes les fractures, depuis la guerre du Danemark jusqu'après la guerre de 1870, grâce à l'appui de Langenbeck et malgré les efforts de Hannover, de Læfler, de Mossadonewski, de Berthold, de Seggel pour démontrer que les résultats de la résection étaient déplorables. Il est vrai que les résultats vitaux de la conservation avaient été très mauvais pendant la guerre du Sleswig. En 1870, cette résection fut appliquée le plus souvent, secondaire pour éviter les mauvais résultats de la résection primitive partielle ou totale.

Après 1870, Billroth conseilla pour les fractures du coude de ne se décider que plus tard soit pour l'expectation soit pour la résection.

Gurlt, à la fin d'une étude complète des résultats

vitaux et fonctionnels, enferma l'usage des résections primitives ou secondaires dans une limite très étroite et conclut à la conservation dans la plupart des cas. Après lui, Dominick essaya de relever les résections semi-articulaires et partielles du discrédit où le travail de Gurlt les avait fait tomber ; cet auteur démontra en effet que, dans les résections totales, la mobilité ballante devait être attribuée à la section de l'humérus, que dans les résections semi-articulaires du radius et du cubitus les résultats fonctionnels avaient été excellents, enfin que dans les résections partielles, l'ankylose avait été très fréquente et les résultats fonctionnels assez bons. Actuellement Fischer a réduit, en se basant sur la statistique de Gurlt et les expériences de Reyher, les résections primitives à une simple extraction d'esquilles avec drainage antiseptique et a réservé la résection proprement dite pour quelques cas spéciaux de chirurgie secondaire.

La résection primitive n'existe donc plus ni en France ni en Allemagne, et le traitement des fractures du coude paraît être dans quelques cas l'amputation, dans tous les autres cas la conservation expectative ou opérative.

Nous allons comparer ces opinions diverses avec les faits, surtout pour connaître si la conservation peut donner les résultats fonctionnels que l'on promet en son nom.

RÉSULTATS VITAUX

Les résultats vitaux fournis par les divers traitement des fractures du coude sont les suivants :

NATURE DU TRAITEMENT	NOM DES AUTEURS	NOMBRE DES CAS	DÉCÈS.	MORTALITÉ POUR 100.
Amputation au bras. Opération primitive............	....	9108	1975	21.6
Opération intermédiaire........	....	902	302	33.4
Opération secondaire..........	....	445	133	29.4
Résection. Opération en général..........	Gurlt.........	1438	349	24.8
Opération primitive............	Gurlt.........	389	84	21.5
Opération primitive antiseptique............	Reyher........	9	1	11.1
Opération intermédiaire.......	Gurlt.........	113	33	29.2
Opération secondaire..........	Gurlt.........	698	194	28.4
Opération tardive.	Gurlt.........	14	...	25.1
Résection totale.	Dominick.....	..	...	20.7
Résection partielle..........	Dominick.....	..	...	...
Affections chroniques.........	Thore, Blasius, Hodge, Heyfelder, Trelat, Painctvin, Gant..	849	...	14
Conservation..........	Baudens, Anglais (Crimée) Chenu (1859), Billroth, Otis, Dominick, (1870), Allemands.......	1060	112	10.5
		..	..	9.8
Occlusion antiseptique.............	Rehyer.......	1	...	...
Drainage antiseptique..	Rehyer.......	1	...	...

Au point de vue de la mortalité, les amputations du bras et les résections du coude présentent un résultat à peu près égal. La conservation en général c'est-à-dire expectative ou opérative, a donné des résultats excellents.

L'antisepsie appliquée à la résection et à la conservation paraît devoir exercer une influence des plus heureuses sur les résultats vitaux.

RÉSULTATS FONCTIONNELS

Les résultats fonctionnels obtenus à la suite des *résections* sont les suivants :

A la suite des résections pathologiques nous constatons :

Sur 28 résections partielles (Blasius) 6 ankyloses 21,5 — p. 100.
— 53   —   totales........... 2   —   4   .—

A la suite des blessures par armes à feu, Otis constate que l'ankylose a été un résultat fréquent des résections partielles.

Dans les statistiques de Ollier, Chenu 1870, Gurlt, Dominick nous trouvons :

Sur 688 cas......... { Ankylose.... 197 = 28.6 p. 100.
{ Mobilité..... 406 — 71.4   —

Une statistique de Dominick nous montre le rapport des résultats favorables avec l'ankylose et la résection partielle.

	Résections partielles.	Résections totales.
Résultats avantageux.	58.0 p. 100.	50.4 p. 100.
Ankylose............	55.1 —	46.0 —
Articulation mobile...	17.5 —	38.0 —

La statistique de Gurlt montre au contraire des résultats fonctionnels également mauvais pour les résections partielles et totales.

	Résections partielles.	Résections totales.
Résultats favorables...	27.8 p. 100.	30.0 p. 100.
Résultats défavorables.	73.1 —	69.8 —

Quant aux résultats fournis par les diverses résections suivant le moment de l'opération, ils sont d'après Gurlt :

	Résultats défavorables.
Opération primaire...................	70.5 p. 100.
— intermédiaire...............	72.9 —
— secondaire..................	69.4 —
— tardive....................	42.8 —

Dans Chenu sur 48 observations consignées à la suite de la guerre de 1870 nous constatons :

	Résection totale 27 cas.	Résection semi-articulaire. Av. B. = 4 } 9 cas. H. = 5 }	Résection partielle 9 cas.
Ankylose. complète.. 14 } 16 incomplète. 2 }		2	8 } 9 1 }
Mobilité ballante......	6 = 22 p. 100.	6 = 66 p. 100.	»
Fausse articulation....	5 = 18 —	1 = 11 —	»
Paralysie.............	3	2	1
Extension des doigts..	4	4	»

De ces chiffres il résulte que :

Les résections primitives fournissent les plus mauvais résultats à cause de la mobilité ballante à laquelle elles exposent, et les résections partielles de meilleurs résultats à cause de l'ankylose qu'elles favorisent.

Dans les résections semi-articulaires la section de

l'humérus, ainsi que l'affirme déjà Dominick, paraît favoriser la mobilité ballante.

RÉSULTATS FONCTIONNELS

Les résultats fonctionnels fournis par la *conservation* sont les suivants :

Sur 1165 cas rapportés par Boucher, Bordenave, Baudens, Otis, Chenu 1854, 1859, 1870, Champenois 1870, nous constatons :

Ankylose	1135
Mobilité	30

Sur 387 observations, Chenu 1870, dans 14 cas, où la lésion a été déterminée, la mobilité a coïncidé avec des lésions.

De la synoviale seule	3 fois	
De l'épicondyle	6 —	14 fois.
De l'epitrochlée	5 —	

Dominick, sur 163 cas observés en Allemagne, à la suite de la guerre de 1870, constate :

Ankylose	nulle	6,1	p. 100
	incomplète.	11	—
	complète	81,6	—

Ewers, sur 28 cas, a obtenu :

Mobilité passive	2	
— active	3	
Ankylose	23	dont 8 avec la main et les doigts.
		en extension.

Sur 462 observations rapportées par Chenu à la suite des guerres de 1854, 1859, 1870, nous constatons les résultats suivants :

Articulation ballante..................	1	
Ankylose du poignet..................	10 =	2 p. 100.
Pronation et supination détruites........	90 =	19 —
Paralysie. { lésions cubitales nerveuses........... 13 ; sans indication....... 25 ; avec atrophie......... 9 }	47 =	10 p. 100.
Arthrite... { simple.............. 4 ; suppurée........... 2 }	6 =	6 p. 100.
Doigts.... { en extension........ 31 ; en rétraction........ 15 }	46 =	10 p. 100.
Esquilles............................	33	

Les résultats utiles sur ces 462 blessés pensionnés sont approximativement :

Très bons.	Ankyloses incomplètes..	45	Favorables 342 = 74,1 p. 100.
Bons......	Ankyloses simples........	297	
Médiocres..	{ Accidents divers......	54	Défavorables 120 = 25,9 p. 100.
Mauvais....	{	66	

Les résultats fonctionnels et utiles fournis par la conservation sont supérieurs à ceux des résections : dans quelques lésions limitées, l'ankylose peut être nulle ou incomplète, mais dans la plupart des fractures l'ankylose existe. Le but du chirurgien doit donc être, par un traitement exact, de prévenir d'abord les accidents dus à des phénomènes inflammatoires, plus tard de faciliter la mobilité de l'articulation.

TRAITEMENT

1° La conservation est le mode de traitement des fractures du coude : lorsqu'il existe des lésions étendues des parties molles ou des délabrements trop considérables des os, l'amputation primitive est nécessaire.

2° Lorsque la palpation extérieure ne laisse percevoir aucune crépitation, la fracture est simple et l'exploration inutile. L'occlusion antiseptique après lavage des orifices doit être immédiate.

3° Lorsque les esquilles libres sortent facilement par la plaie normale on agrandie à l'aide d'une légère incision, on doit les retirer avec douceur et traiter la plaie comme une fracture simple.

4° Dans les fractures complètes des deux surfaces articulaires, lorsque les esquilles libres sont nombreuses et étendues, une incision suffisante doit être pratiquée à la partie postérieure du membre pour faciliter leur extraction.

5° Dans les cas où l'on croit devoir pratiquer la résection primitive il est nécessaire de limiter autant que possible l'étendue de la section osseuse. Cette section sera sous-périostée.

6° Après extraction simple et antiseptique des esquilles libres dans la conservation expectative; après incision, extraction des esquilles libres et drainage dans la conservation opérative ; après la résection primitive et drainage, la plaie est lavée

avec une solution antiseptique et un tampon imprégné d'une solution ou d'une poudre antiseptiques
disposé sur la blessure. Après application d'un pansement occlusif antiseptique, le membre est immobilisé dans une gouttière et fixé au tronc afin que le
blessé puisse se promener.

BLESSURES DE L'AVANT-BRAS

Les blessures de l'avant-bras se divisent en :
1° Blessures des parties molles ;
2° Blessures compliquées de fractures.

1° Blessures des parties molles

Ces blessures n'offrent au chirurgien aucune indication spéciale, à cause du nombre des vaisseaux qui alimentent la main et de la situation des filets nerveux placés en divers points de la périphérie du membre. Cependant leur traitement exige de sa part une attention très grande, afin de prévenir l'ankylose du coude ou du poignet, les rétractions tendineuses, la paralysie par compression cicatricielle, résultats, qui tous diminuent les fonctions du membre et proviennent surtout d'accidents inflammatoires provoqués souvent par une lésion superficielle du périoste ou des os.

Nous trouvons dans le rapprt de Chenu (1859) sur 55 observations les accidents suivants :

Ankylose du coude { complète................. 4
                  { incomplète................ 5

Ankylose du poignet { complète................ 6
                     { incomplète............... 2

Pronation et supination détruites................ 1
Paralysie par lésions nerveuses................. 7
Atrophie....................................... 5
Lésions tendineuses de la main................. 25

Le traitement des blessures des parties molles de
l'avant-bras repose sur le lavage et l'occlusion antiseptiques de la plaie, et l'immobilisation du membre.

2° Blessures compliquées de fractures

Pour Sédillot, l'amputation de l'avant-bras doit être
faite dans tous les cas de fracture des deux os; pour
Legouest, l'amputation n'est indiquée dans les fractures doubles que lorsque les délabrements osseux ou
cutanés sont très étendus; pour Fischer, l'étendue
de là fracture osseuse ne peut pas être une indication
en faveur de l'amputation.

Ces trois opinions expriment le désaccord qui existe
entre les partisans de l'amputation et ceux de la conservation.

Faut-il amputer toujours dans les fractures doubles
de l'avant-bras, ou conserver jusqu'à la limite imposée
par l'étendue des lésions des parties molles? A ces
termes paraît se réduire la question actuelle des indications, sa solution dépend en grande partie de
l'étude des résultats fonctionnels.

Primitivement ce fut sur le siège de l'amputation
que roula toute la discussion : les uns tenaient pour

l'amputation au tiers supérieur de D.-J. Larrey; d'autres pour l'amputation au tiers inférieur; d'autres enfin pour la désarticulation du coude.

Actuellement il est démontré que les amputations au tiers inférieur sont moins graves et aussi commodes pour la prothèse que les amputations au tiers supérieur. Au sujet de la désarticulation du coude à préférer à l'amputation de l'avant-bras ou du bras, la discussion dure encore. Pendant la guerre de Crimée, Salleron obtint à Dolma-Bagathé de magnifiques résultats de désarticulation secondaire (13 guérisons sur 17 opérations) tandis que les amputations consécutives fournirent dans le même milieu des résultats déplorables. Pendant la guerre d'Italie, J. Roux obtint 22 succès sur 22 cas de désarticulation du coude, de l'épaule, du genou, consécutives à des phénomènes septiques. En Amérique, les succès des désarticulations secondaires du coude furent de 19 guérisons sur 19 opérations.

Après 1870, Sédillot, reconnaissant que la plupart des amputations secondaires étaient nécessitées par des accidents septiques, conseilla d'amputer toujours au delà des limites de l'os atteint.

Il semble donc que la désarticulation secondaire du coude soit une opération excellente, peut-être parce que les surfaces cartilagineuses se laissent moins facilement traverser que la surface de section d'un os enflammé par le microscoporon septicum (Klebs).

Quant à la désarticulation primitive, les résultats constatés ne permettent pas de porter un jugement motivé; Chauvel et Farabeuf la préfèrent à l'amputation du bras : en Amérique en effet, sur 21 cas, sa mortalité n'a été que de 14 p. 100.

Les résultats vitaux fournis par les divers traitements de fractures de l'avant-bras sont :

NATURE DU TRAITEMENT.		NOM DES AUTEURS.	NOMBRE DES CAS.	DÉCÈS.	MORTALITÉ POUR 100.
Désarticulation du coude.	Opérations en général..........	Chenu, 1854......	79	52	65.8
		Otis.............	40	3	7.6
	Opérations primitives..........	Otis.............	21	3	14
	Opérations secondaires...	Salleron, Otis....	36	4	11
Amputation de l'avant-bras.	A la campagne...	Shrimpton........	377	2	0.5
	Hôpitaux de Londres..........	Shrimpton........	344	41	16.5
	Blessures de guerre........	Chenu (1854, 1859), Otis...........	2097	420	20
	Opérations primitives..........	Chenu, Otis.......	1181	132	11.1
	Opérations intermédiaires	Otis.............	450	106	23.5
	Opérations secondaires........	Otis.............	184	29	15.7
Résection.	Opérations en général..........	Chenu (1859), Otis.	995	111	11.1
	Opérations primaires........	Otis.............	665	71	10.7
	Opérations intermédiaires......	Otis.............	149	29	19.4
	Opérations secondaires........	Otis.............	40	4	10
Conservation.	Fracture des deux os.............	Chenu (1854, 1859), Otis............	644	79	12.4
	Fracture du cubitus...........	Chenu, Otis.......	1288	92	7.1
	Fracture du radius.	Chenu (1859), Otis.	environ.		5

RÉSULTATS VITAUX

Deux faits importants ressortent des chiffres de ce tableau :

1° La désarticulation primitive du coude paraît préférable à l'amputation du bras : la désarticulation secondaire est moins grave que l'amputation secondaire de l'avant-bras ;

2° La conservation dans les fractures des deux os est plus souvent mortelle que l'amputation primitive de l'avant-bras.

RÉSULTATS FONCTIONNELS

Nous ne parlerons pas des résultats fonctionnels fournis par la *résection*. Cetre opération est aussi grave que l'amputation de l'avant-bras et donne, suivant Otis et Chenu, des résultats mauvais. Ces auteurs citent cependant quelques guérisons heureuses.

Les résultats obtenus à la suite du *traitement conservateur* sont les suivants :

Sur 220 observations rapportées par Chenu à la suite de la campagne d'Italie nous constatons :

NATURE DU TRAITEMENT.	FRACTURE des deux os 22 CAS.	FRACTURE du cubitus 42 CAS.	FRACTURE du radius 40 CAS.
Ankylose du coude.........	4	4	2
Ankylose du poignet........	5	3	2
Pronation et su- (détruite..	5	5	8
pination ..... (gênée....	»	»	7
Paralysie	4	7	4
Atrophie..................	5	1	3
Main en extension..........	7	12	8
Pseudarthroses	1	4	2

(Les lignes « détruite » et « gênée » de la colonne du radius : 8 et 7, accolés } 15)

Sur 813 observations consignées par Chenu dans son rapport sur la guerre de 1870 nous trouvons, au tableau ci-après :

De ces chiffres il résulte que :

1° L'ankylose du coude coïncide avec les fractures au tiers supérieur du cubitus; celle du poignet avec les fractures au tiers inférieur du radius; dans les fractures des deux os les ankyloses du coude ou du poignet varient suivant que la fracture siège au tiers supérieur ou bien au tiers inférieur.

2° Les cals vicieux, les accidents relatifs aux mouvements de pronation ou de supination appartiennent surtout aux fractures du radius.

3° Les phénomènes de rétraction ou d'extension des doigts sont un peu plus fréquents à la suite des fractures du cubitus.

NATURE DES ACCIDENTS.	FRACTURE DES DEUX OS 322 cas.	FRACTURE DU CUBITUS 241 cas.	FRACTRRE DU RADIUS 240 cas.
Ankylose du coude. { Complète / Incomplète	40 / 15 { 55 = 16 p. 100	24 / 15 { 39 = 16 p. 100	2 / 7 { 9 = 3,7 p. 100
Ankylose du coude et fracture du tiers supérieur	25 = 45 p. 100	18 = 46 p. 100	0
Ankylose du poignet { Complète / Incomplète	64 / 10 { 74 = 22 p. 100	8 / 8 { 16 = 66 p. 100	41 / 11 { 52 = 21,9 p. 100
Ankylose du poignet et fracture du tiers inférieur	26 = 35 p. 100	3 = 18 p. 100	24 = 46 p. 100
Torsion en arc de l'avant-bras	Fréquent	0	0
Déviation de la main en dehors	»	0	25
Pronation et supination détruites	73 = 21 p. 100	15 = 6,2 p. 100	60 = 25,5 p. 100
Esquilles	24	17	20
Paralysie { Lésions nerveuses / Sans indication / Avec atrophie	1 / 31 / 9 { 41 = 12 p. 100	1 / 8 / 1 { 10 = 4,1 p. 100	2 / 18 / 2 { 22 = 9 p. 100
Main, doigts en { Rétraction / Extension	20 / 54 { 74 = 22 p. 100	42 / 25 { 67 = 27,8 p. 100	16 / 40 { 56 = 23,3 p. 100
Cals vicieux	83 = 23 p. 100	28 = 15,5 p. 100	55 = 23 p. 100
Pseudarthroses	12	14	14

4° Les résultats fonctionnels obtenus à la suite du traitement conservateur des fractures des deux os sont généralement mauvais; à la suite des fractures du cubitus ces résultats sont meilleurs qu'après les fractures du radius.

TRAITEMENT

1° La conservation est le seul mode de traitement des fractures du radius ou du cubitus; dans les fractures des deux os l'amputation primitive est indiquée, dès que l'étendue des lésions cutanées ou osseuses rend probable un résultat fonctionnel mauvais.

2° Lorsque la palpation ne dénonce la présence d'aucune esquille, l'exploration est inutile. Après lavage et occlusion antiseptique de la plaie, l'avant-bras doit être immobilisé en demi-pronation, le coude en demi-flexion et le membre fixé au tronc.

3° Lorsque les esquilles libres peuvent sortir facilement par la plaie normale ou agrandie à l'aide d'une petite incision, on doit les retirer avec douceur.

4° Quelquefois, dans les fractures d'un os seul, très rarement dans les fractures des deux os, il peut être utile de faire une longue incision pour retirer de-esquilles libres volumineuses.

5° Après extraction simple et antiseptique des esquilles libres dans la conservation expectative, après incision, extraction des esquilles libres, et drainage dans la conservation opérative, la plaie est lavée au moyen d'une solution antiseptique et un tampon imprégné d'une solution ou d'une poudre antiseptiques disposé sur la blessure. Après application d'un pansement occlusif antiseptique, l'avant-bras est immobilisé en demi-pronation dans un appareil et le membre, le coude en demi-flexion, fixé au tronc.

6° Dans les désarticulations du coude ou les amputations de l'avant-bras, après *hémostase* exacte, après *lavage* de la surface traumatique au moyen d'une solution antiseptique, après *placement des drains* et *fixation des ligatures* à l'angle inférieur de l'incision, un tampon imprégné d'une solution ou d'une poudre antiseptiques est disposé sur les lambeaux rapprochés au moyen d'une bande imbibée d'une solution antiseptique. Sur ce tampon le pansement occlusif antiseptique est appliqué et maintenu d'une manière solide.

BLESSURES DU POIGNET

Les blessures du poignet se divisent en :
Blessures des parties molles;
Blessures compliquées de fractures.

1° Blessures des parties molles

L'articulation du poignet est enfermée dans un cercle de tendons contenus dans des gaines considérables, dont l'inflammation fait craindre parfois pour la vie, toujours pour l'intégrité des résultats fonctionnels. Entre les tendons se trouvent placés des filets nerveux dont la section ou la compression est dangereuse pour la sensibilité et les mouvements de la main. En outre les parties molles sont si peu épaisses que les projectiles atteignent presque fatalement le périoste ou la capsule. De cette lésion résulte souvent l'ankylose.

Les résultats suivants constatés dans Chenu (1859)

confirment les craintes que l'anatomie fait concevoir au sujet de la gravité particulière des blessures des parties molles du poignet.

Sur 25 observations nous constatons :

$$
\begin{array}{lll}
\text{Ankylose} \left\{ \begin{array}{l} \text{complète} \ldots\ldots\ldots\ldots\ldots\ldots\ldots & 15 \\ \text{incomplète} \ldots\ldots\ldots\ldots\ldots\ldots & 4 \end{array} \right\} & 19 \\[2ex]
\text{Doigts immobilisés} \ldots\ldots\ldots\ldots\ldots\ldots & 10 \; \big\} \\ \text{Gêne de leurs mouvements} \ldots\ldots\ldots\ldots & 2 \; \big\} & 12
\end{array}
$$

Le traitement des blessures des parties molles du poignet donne lieu quelquefois à des sutures tendineuses ou nerveuses. Il repose sur une antisepsie et une immobilisation exactes.

2° Blessures compliquées de fractures

Dans les fractures des grandes articulations, l'intervention chirurgicale est surtout liée au résultat vital, mais à mesure que l'articulation diminue de volume cette intervention se lie de plus en plus au résultat fonctionnel. A l'épaule, au coude, une forte ankylose est un résultat utile que la conservation peut facilement donner. Au poignet l'utilité réside surtout dans les mouvements de la main, pour l'exécution desquels chaque tendon a un rôle précis à jouer. Or les procédés de conservation ne peuvent pas promettre un résultat satisfaisant.

C'est ce qui explique la divergence considérable des opinions qui ont été émises au sujet du traitement des fractures de cette articulation.

Sédillot préfère l'amputation à la résection et à la conservation, à cause de la présence autour de l'articulation de nombreuses gaines de tendons, à cause de l'étendue de la synoviale, à cause de l'ankylose consécutive et de l'immobilité des doigts et de la main.

Legouest, considérant de même les résultats consécutifs, conclut à la conservation ou à la résection limitée dans les fractures partielles, à l'amputation dans les fractures des deux os de l'avant-bras avec ou sans fracture des os du carpe.

Esmark rejette la résection à cause des nombreux vaisseaux qui entourent l'articulation, et adopte la conservation avec ablation d'esquilles.

De Langenbeck, Billroth, Von Scheven admettent la conservation dans les fractures partielles, mais inclinent vers la résection primitive dans les fractures des épiphyses et des os du carpe, dans les fractures irrégulières du carpe, dans les fractures avec enclavement du projectile.

Otis est partisan des résections totales; à ses yeux les résections partielles déterminent des distorsions latérales considérables de la main et la raideur des doigts.

Fischer préfère, dans tous les cas où l'amputation n'est pas indiquée par la lésion étendue des parties molles, la conservation expectative ou opérative avec drainage.

Amputation ou résection totale dans les fractures des deux os de l'avant-bras avec ou sans lésion du carpe, conservation ou résection partielle dans les fractures partielles, telles sont les règles qui paraissent généralement admises par les chirurgiens.

Bergmann, Rehyer demandent au nom de la chirurgie antiseptique la conservation dans toutes les fractures.

Ainsi que nous le verrons, le traitement conservateur et la résection ont donné des résultats mauvais ou très mauvais dans le traitement des fractures totales ; pour les fractures partielles la conservation s'est montrée bien supérieure à la résection. L'antisepsie certainement améliorera encore le résultat obtenu à l'aide de la conservation dans le traitement des fractures partielles, mais ira-t-il jusqu'à permettre l'expectation ou le drainage dans les fractures des deux os de l'avant-bras ? Les succès obtenus au genou par Rehyer et Bergmann nous autorisent à l'espérer dans une certaine limite.

RÉSULTATS VITAUX

Les résultats vitaux constatés à la suite des divers traitements sont ceux consignés au tableau ci-après :

De ces chiffres il résulte que :

1° La résection primitive surtout antiseptique est au point de vue de la mortalité une opération bénigne ;

2° La lésion du radius communique aux fractures du cubitus et du carpe une gravité telle que l'amputation ou la résection primitive sont de beaucoup préférables à la conservation dans le traitement des

NATURE DU TRAITEMENT.	NOM DES AUTEURS.	NOMBRE DES CAS.	DÉCÈS.	MORTALITÉ POUR 100.
Désarticulation du poignet..................	Chenu (1859), Otis	76	12	15.7
Résection. En général........	Gurlt	132	20	15.4
Opérations primitives..............	Gurlt........	39	4	10.2
Opérations antiseptiques...........	Rehyer	2	...	...
Opérations intermédiaires..........	Gurlt........	8	3	37.5
Opérations secondaires	Gurlt........	53	12	22.6
Opérations tardives.	Gurlt........	7	...	...
Radius ou cubitus, radius et cubitus. Cubitus ou radius	Von Scheven.	20	3	15.0
ou os du carpe...	Von Scheven, Otis	43	7	13.9
Conservation. Conservation......	Chenu (1859), (1859), Sédillot, Von Scheven........	1512	189	12.5
Radius.............	Fischer	9	...	11.1
Cubitus...........	Fischer	9	...	0
Radius et cubitus..	Fischer	7	...	28
Carpe.............	Fischer	58	...	10.4
Radius et carpe...	Fischer	5	...	20.0
Cubitus et carpe...	Fischer	7	...	...

fractures du radius et du cubitus, du radius et du carpe.

RÉSULTATS FONCTIONNELS

Les résultats fonctionnels obtenus à la suite de la résection sont les suivants :

Billroth cite deux observations de résection secondaire, l'une des os du carpe, l'autre des os de l'avant-bras et des os du carpe, à la suite desquelles les mouvements de pronation et de supination, et les mouvements des doigts ont été conservés.

Podrawski (Vienne, 1868), cite une observation de résection secondaire des os de l'avant-bras et de la première rangée des os du carpe, à la suite de laquelle quelques mouvements dans l'articulation du poignet ont été conservés, sans altération des mouvements des doigts.

Gurlt, sur 14 cas, a constaté des résultats :

Très bons..	»		favorable	1
Bons.......	1 mobilité			
Assez bons.	8 2 ankyloses			
Médiocres..	4 mobilité		défavorables........	13
Mauvais....	1 mobilité			

Von Scheven sur 34 cas observés avec soin a noté :

Mobilité active ou ankylose		favorables	8
Avec mobilité des doigts			
Ankylose et légère mobilité			
des doigts..............	8	défavorables...	26
Résultats mauvais.........	18		

Les résultats mauvais sont également répartis entre les résections partielles ou totales; les résections primitives ont donné d'excellents résultats.

Otis a consigné dans son rapport les résultats suivants à la suite de la guerre de la Sécession :

1° Résections totales : 6 cas.

Dans 5 observations les fonctions sont diminuées

mais le membre est plus utile qu'après une amputation.

2° Résections du radius et de un ou de plusieurs os du carpe : 6 cas.

Ankylose compliquée de graves difformités.

3° Résection du cubitus et de un ou de plusieurs os du carpe; 8 observations : 2 fois, main très utile; 6 fois, ankylose, rétraction des doigts et autres accidents.

4° Excision de un ou de plusieurs os du carpe, 8 cas :

3 fois, main mobile et très utile; 5 fois, ankylose et altération grave des fonctions.

5° Les résections du radius et du cubitus ont déterminé une distorsion latérale considérable de la main et la raideur des doigts.

6° Les résections du radius ont causé presque toujours une ankylose complète et souvent une telle projection de la main vers le bord radial que l'extrémité du cubitus menaçait de percer la peau.

7° Les résections du cubitus ont produit, avec les mêmes accidents, plus de paralysies et de névralgies.

Otis, frappé des résultats mauvais fournis par les résections partielles des os de l'avant-bras, recommande de sectionner les deux os à la même hauteur.

Chenu, dans son rapport sur la guerre d'Italie, cite une observation de résection du cubitus et des os du carpe. Dix mois après on constatait l'ankylose du poignet et la perte presque absolue des mouvements de tous les doigts.

A la suite de la guerre de 1870, Chenu rapporte un certain nombre d'observations.

1° Dans 6 cas de résection du radius nous comptons :

Paralysie .... 1 $\left.\begin{array}{l} \\ \\ \\ \end{array}\right\}$ 6

Mouvements des doigts $\left\{\begin{array}{l} \text{nuls................} \quad 3 \\ \text{limités..............} \quad 1 \\ \text{libres...............} \quad 1 \end{array}\right.$

2° Dans un cas de résection du cubitus nous constatons l'ankylose du poignet et des trois derniers doigts.

3° Dans un cas de résection du radius et du cubitus nous trouvons l'ankylose du poignet et l'extension permanente des doigts.

De ces divers documents il résulte que :

1° Le résultat des résections partielles du cubitus est mauvais ; 2° le résultat des résections du radius seul ou avec résection des os du carpe ou du cubitus est très mauvais ; 3° le résultat des résections du cubitus et des os du carpe est également déplorable ; 4° les excisions des os du carpe ont donné d'après Otis quelques résultats assez satisfaisants ; 5° les résections totales d'après Billroth, Otis, Von Scheven ont fourni des résultats assez satisfaisants pour qu'on doive les préférer à l'amputation.

Les résultats fonctionnels obtenus à la suite de la *conservation* sont les suivants :

Sédillot cite une fracture du poignet guérie avec ankylose de la main dans la flexion et immobilisation des doigts.

Otis, sur 654 fractures guéries par la conservation,

constate que 254 blessés sont rentrés au service et que 399 ont été réformés, ce qui porterait le chiffre des résultats favorables à 38, 8 p. 100 tandis que sur 83 blessés auxquels on appliqua la résection 20 seulement, soit 24 p. 100, purent reprendre du service.

Otis ajoute que l'ankylose plus ou moins complète et la gêne des mouvements ont été les résultats les plus habituels à la suite du traitement conservateur.

Von Scheven, sur 75 cas observés avant la guerre de 1870, trouve 62 ankyloses avec inutilité variable de la main soit :

$$\text{Résultat} \begin{cases} \text{favorable} \dots\dots\dots\dots\dots\dots\dots\dots 17.4 \\ \text{défavorable} \dots\dots\dots\dots\dots\dots\dots 82.6 \end{cases}$$

Après 1870, sur 382 cas, il constate :

```
Ankylose complète et inutilité..........   326
    —       incomplète...................    56
Favorable...............................    18 p. 100.
Défavorable.............................    82   —
```

L'ankylose avec inutilité a été constatée :

```
Ankyloses complètes dont 8 s'étendant
   à quelques doigts ou à toute la main :    9 cas.
Dans les fractures du cubitus..........     62.7 p. 100.
    —            du carpe...........       70    —
    —            du radius...........       85    —
    —        du radius ou du cubi-
tus et des os du carpe..............       100    —
Ewers sur 17 cas a constaté : utilité....    1 cas.
Mouvements limités et doigts raides....      7   —
```

Dans les rapports de Chenu sur la guerre de 1859 et celle de 1870 nous trouvons consignés les résultats suivants. Sur 142 observations nous constatons :

Ankylose	complète.......	114			89 p. 100.
	incomplète.....	14	128		40 —
	non signalée....	14			11 —
Paralysie des doigts	complète...	9	15		
	incomplète.	»			
Doigts rétractés	en griffe...	22			
	en extension......	61	83 = 58 p. 100.		
Main	déformée..........	23			
	déviée en dehors.	4	30		
	déviée en dedans.	3			
Esquilles........................		6			

De ces statistiques il résulte que les résultats obtenus à la suite de la conservation sont généralement mauvais. Ils sont médiocres dans la fractures du cubitus et du carpe; mauvais dans les fractures du radius, et très mauvais dans les fractures totales.

TRAITEMENT

1° Dans les fractures du cubitus, du carpe, du radius, du cubitus et du carpe, dont la mortalité par la conservation est très faible, et dans lesquelles la résection partielle donne des résultats fonctionnels plus mauvais encore que la conservation, le traitement conservateur expectatif ou opératif avec extraction des esquilles libres sera appliqué.

2° Dans les fractures du radius avec fracture simultanée du cubitus ou des os du carpe, la mortalité par la conservation est considérable, et les résultats fonctionnels obtenus au moyen de la résection totale moins mauvais que ceux que fournit la conservation.

Dans ces fractures, si l'antisepsie primitive n'est pas possible, la résection primitive totale, ou l'amputation de l'avant-bras, sont préférables à la conservation.

Grâce à l'emploi de l'antisepsie on peut pratiquer souvent le drainage primitif, après ablation des esquilles libres au moyen d'incisions latérales, sauf à recourir plus tard en cas d'insuccès à la résection secondaire totale.

3° L'amputation primitive de l'avant-bras est nécessaire, lorsque les désordres des os ou des parties molles (tendons, nerfs) font prévoir un résultat fonctionnel mauvais.

4° Après extraction antiseptique des esquilles libres dans la conservation expectative; après incision, extraction des esquilles libres et drainage dans la conservation opérative, la plaie est lavée avec une solution antiseptique et un tampon imprégné d'une solution ou d'une poudre antiseptiques disposé sur les orifices.

Sur ce tampon on applique un pansement occlusif antiseptique; l'avant-bras en demi pronation est immobilisé dans un appareil et le membre, le coude en demi-flexion, est fixé contre le tronc.

BLESSURES DE LA MAIN

Les blessures de la main comprennent les lésions des doigts et des métacarpiens.

Les blessures des parties molles par instrument piquant ou tranchant présentent parfois à la paume de la main une certaine gravité par suite de la lésion de l'arcade palmaire. L'hémorrhagie doit être arrêtée par la compression ou la ligature.

Les blessures par armes à feu se compliquent généralement de fractures osseuses, qui, dans certains cas, exigent l'amputation des doigts ou celle du doigt et du métacarpien correspondant. Cette amputation est pratiquée moins à cause du résultat vital de la lésion qu'en vue du résultat fonctionnel à obtenir.

Les résultats vitaux obtenus à la suite des divers traitements des fractures des doigts et de la main sont ceux consignés au tableau ci-après.

De ces chiffres, il résulte que dans les fractures des métacarpiens et des phalanges la conservation avec ou sans extraction d'esquilles est préférable à tous les autres traitements.

Les résultats fonctionnels obtenus à la suite de la résection ont été déplorables à tous égards suivant Otis; ce chirurgien préfère à tous les modes de traitement, la conservation, malgré la paralysie et les difformités consécutives aux lésions des nerfs qu'elle a eues souvent pour résultat.

MODE DE TRAITEMENT.	NOM DES AUTEURS.	NOMBRE DES CAS.	DÉCÈS.	MORTALITÉ POUR 100.
Désarticulation du poignet. Opérations en général.	Otis	66	...	10.6
Opérations primitives.	Otis	55	...	9.2
Opérations intermédiaires.	Otis	7	...	14.3
Opérations secondaires.	Otis	5	...	20.0
Amputation. Métacarpien. Articulation métacarpo-phalangienne.	Otis, Chenu, (1859)	80	43	7.4
	Otis	394	12	3.0
Phalanges	Otis, Chenu, (1859)	4724	133	2.8
Perte des doigts.	Chenu, (1859).	160	20	1.2
Perte des phalanges.	Chenu	535	...	...
Résections. Métacarpiens.	Otis	8	6	6
Articulation Métacarpo-phalangienne.	Otis	7	2	28.0
Conservation. Fractures des mécarpiens.	Otis, Chenu..	2037	53	2.6
Fractures des phalanges.	Otis, Chenu..	460	9	1.9
Articulation métacarpo-phalangienne.	Otis	113	2	1.7

Nous avons recherché dans les rapports de Chenu (1859, 1870) les résultats fonctionnels donnés par la conservation à la suite des fractures des métacarpiens. Le tableau suivant est extrait du rapport de 1859. Nous avons constaté dans celui de 1870 les mêmes faits.

	POUCE.	INDICATEUR.	MÉDIUS.	ANNULAIRE.	AURICULAIRE.
Fracture du 1er méta-carpien (2 cas)..... Rétraction..	2	1	1	1	1
Fracture du 2e méta-carpien (12 cas).... Rétraction..	»	5	1	»	»
Paralysie...	5	5	5	5	5
Fracture du 3e méta-carpien (11 cas).... Rétraction..	»	4	11	5	5
Paralysie...	»	1	3	2	»
Fracture du 4e méta-carpien (13 cas).... Rétraction..	»	»	4	8	6
Paralysie...	»	»	1	3	2
Fracture du 5e méta-carpien (4 cas)..... Rétraction..	»	»	»	»	4

Dans presque toutes les fractures des métacarpiens il existe donc une rétraction du doigt correspondant et souvent une rétraction des autres doigts. De même la paralysie par lésion des nerfs est fréquente.

Les résultats fonctionnels obtenus à la suite du

traitement conservateur des fractures des métacarpiens sont donc mauvais. Or dit M. Dujardin-Beaumetz dans un mémoire très complet encore absolument inédit, sur les amputations des doigts, « conserver des parties ne suffit pas, il faut conserver des parties utiles et non gênantes. »

A la suite des fractures des doigts l'amputation est donc nécessitée, souvent par la blessure elle-même, souvent par la perspective d'un résultat fonctionnel mauvais. Sans doute ce résultat est appelé à s'améliorer par suite de l'application de l'antisepsie ; cependant, après les fractures des métacarpiens, il faudra enlever encore souvent le doigt avec la partie fracturée du métacarpien pour sauvegarder les mouvements de la main, et dans les fractures des doigts il sera parfois utile pour les mêmes motifs d'amputer dans la continuité du métacarpien.

Nous allons résumer à ce sujet les indications opératoires adoptées par M. Dujardin-Beaumetz et basées par lui sur le rôle utile de chaque doigt.

Au pouce : il faut enlever le moins possible du métacarpien et des phalanges, à cause du rôle opposant de ce doigt : lorsque la conservation fait craindre une ankylose, il est préférable de l'obtenir angulaire, parce que le doigt est plus utile dans cette position.

A l'indicateur : dans les fractures du métacarpien ou du doigt, il vaut mieux amputer dans la continuité du métacarpien, et si cela est possible, scier obliquement l'os de telle sorte que le biseau regarde le pouce ; ainsi disposée, la tête du deuxième métacarpien ne gêne pas l'opposition du pouce et des autres doigts.

Au médius et à *l'annulaire :* il vaut mieux dans les fractures des métacarpiens amputer dans la continuité de l'os fracturé : dans les fractures de ces doigts il suffit d'amputer dans l'articulation métacarpo-phalangienne.

Au petit doigt : il est utile de conserver le plus possible du cinquième métacarpien, parce qu'il soutient le bord cubital de la main et maintient sa largeur.

TRAITEMENT

Dans les fractures des doigts et des métacarpiens, l'utilité pratique a pour élément essentiel la conservation des mouvements des articulations phalango-phalangienne et métacarpo-phalangiennes.

Lorsque l'excès de la lésion osseuse doit avoir pour conséquence la rigidité des doigts par ankylose soit rectiligne soit angulaire, il vaut mieux amputer.

Le traitement des fractures des phalanges et des métacarpiens par la conservation expective ou opérative repose sur une occlusion et une immobilisation antiseptiques exactes.

BLESSURES DE LA HANCHE

Les blessures des parties molles de la hanche sont en général des sétons simples, cependant très difficiles à guérir, à cause de leur étendue et de leur profondeur. Une hémorrhagie de l'artère fessière les complique quelquefois ; cette hémorrhagie est d'autant plus grave que la compression ne suffit généralement pas pour l'arrêter, et qu'il faut avoir recours à la ligature de ce vaisseau recouvert d'une épaisse couche de parties molles.

Les blessures de la hanche tirent toute leur importance de l'articulation coxo-fémorale et des organes contenus dans la cavité du bassin.

Nous n'envisagerons ici les blessures du bassin que comme une complication des fractures articulaires, créant pour celles-ci des indications spéciales de traitement.

Les blessures de l'articulation coxo-fémorale sont produites par un instrument piquant, tranchant ou par un projectile d'arme à feu.

Dans les plaies par un instrument piquant ou même

tranchant, les indications du traitement sont simples comme la blessure articulaire; la réunion ou l'occlusion antiseptique de la plaie s'imposent ainsi que l'immobilisation.

Les plaies par armes à feu amènent le plus souvent des désordres osseux considérables et parfois de larges plaies des tissus. Leur gravité résulte de la fracture elle-même.

Les blessures articulaires de la hanche relèvent des trois modes de traitement : la désarticulation, la résection, la conservation.

Désarticulation. — Morand le premier comprit, en 1739, la possibilité de cette opération, qui fut exécutée sans succès par Barbet en 1759, avec succès en 1774 par Perrault de Saint-Maure comme moyen de traitement d'une affection chronique. De 1774 à 1841, H. Larrey cite 26 succès auxquels il faut ajouter jusqu'en 1863, 9 guérisons, dont 4 appartenant à Heyfelder père, 1 à Richet et 4 à J. Roux.

Depuis lors le nombre des opérations et des succès s'est accru considérablement à la suite des blessures par armes à feu des guerres d'Amérique et d'Europe.

Au début, l'opération fut pratiquée dans les blessures de guerre, soit primitivement suivant les conseils de D.-J. Larrey, soit secondairement; cependant au bout de quelque temps l'opération secondaire parut plus favorable. Jubiot (1834), Sédillot (1841), Legouest, H. Larrey la recommandèrent.

Sous l'influence des succès obtenus par Velpeau dans les désarticulations du coude et du genou, Salleron et Valette furent conduits en Crimée à recourir à la désarticulation dans les amputations secondaires ou les réamputations pratiquées à la suite d'accidents septiques; la désarticulation leur parut résister mieux que l'amputation aux influences d'un milieu infecté. En 1859, J. Roux obtint de grands succès à la suite de désarticulations secondaires, surtout de la hanche, pratiquées pour remédier à des accidents d'ostéomyélite, et ce chirurgien conclut à la généralisation constante de cette complication, et par suite à la désarticulation toujours nécessaire. Verneuil, Legouest, Larrey s'élevèrent devant l'Académie contre cette théorie si générale, admirent la curabilité de l'ostéomyélite et par suite la possibilité de la réamputation dans la continuité de l'os atteint.

La question en était là, lorsque Sédillot en 1870, s'éleva contre les réamputations dans l'os infecté et conclut à l'opération au delà des limites du mal, c'est-à-dire au moins dans l'articulation supérieure.

Peut-on amputer secondairement ou réamputer dans la continuité d'un os atteint d'inflammation septique ou doit-on recourir aussitôt à la désarticulation?

Les travaux de Rosenbach, confirmés par ceux de Frenkel, de Socin, de Terrier 1884, ont démontré la présence constante dans l'ostéomyélite de *coccus* en grappe, d'une couleur jaune doré. L'ostéomyélite est donc une affection parasitaire à marche envahissante, qui peut être limitée par un traitement spécifique ou se limiter elle même naturellement; mais le plus souvent en campagne elle gagne vite en intensité jusqu'à contaminer tout le canal médullaire.

Tant que l'ostéomyélite est bénigne et limitée, une opération n'est pas urgente; mais dès qu'une intervention est nécessitée par des accidents osseux septiques, alors la désarticulation est indispensable, et, nous ajouterons, d'autant plus bénigne que les accidents locaux ont été plus violents.

En effet, dans une désarticulation primitive, le cartilage, suivant Klebs, offre une résistance très grande au passage des micrococci; mais la synoviale, selon Gosselin, est une surface perméable, dont l'activité funeste augmente avec son étendue. Cette séreuse, jusqu'à son arrivée à suppuration, doit traverser une période critique d'infiltration, sur laquelle Sédillot a appelé l'attention, à laquelle on doit attribuer les décès des troisième et quatrième jours signalés par Otis dans les désarticulations primitives du genou et de la hanche, de laquelle relève la fièvre traumatique grave que Verneuil, O. Weber, Billroth rangent parmi les accidents de septicémie.

Le pouvoir absorbant de la séreuse est donc le principal danger des désarticulations primitives; mais dans les désarticulations secondaires ce danger est moindre, parce que la synoviale a subi des modifications telles que sa perméabilité est diminuée.

Nous avons démontré pour les fractures du membre supérieur, et nous démontrerons pour les fractures du membre inférieur, que l'ostéite épiphysaire et la synovite existant dans les articulations voisines d'une fracture en suppuration, augmentent de fréquence et d'intensité avec la proximité de la fracture et l'intensité des phénomènes septiques. Les modifications de la synoviale sont donc d'autant plus profondes que l'intervention a été nécessitée par des accidents locaux plus graves ou que l'opération a été pratiquée après une suppuration plus longue.

De cette manière les accidents dus à la synoviale diminuent dans la désarticulation secondaire et nous pouvons dire : 1° que si la désarticulation est préférable à l'amputation dans l'os atteint, à cause de l'ostéomyélite, cette désarticulation est d'autant plus bénigne que les accidents locaux ont été plus violents ; 2° que dans les désarticulations faites pour une cause non septique, l'opération est d'autant plus heureuse qu'elle a été pratiquée après une plus longue période de suppuration ; 3° que dans une désarticulation primitive nécessaire, la destruction de la synoviale par le raclage au moyen d'une curette tranchante est une modification opératoire destinée à diminuer la perméabilité de la séreuse et le danger de l'opération.

Pour diminuer d'une autre manière les accidents dus au pouvoir absorbant de la surface séreuse, on pourrait parfois recourir à l'amputation sus-trochantérienne de Verneuil.

Résection. — La résection de la hanche fut d'abord appliquée aux affections chroniques. Léon Le Fort en 1860 put en réunir 97 observations avec une mortalité de 42 p. 100. Openheim, en 1829, fit la première résection pour coup de feu. Seutin, au siège d'Anvers, répéta cette opération, et l'essai fut renouvelé par d'autres chirurgiens. Le premier résultat heureux fut celui de O. Leary pendant la guerre de Crimée. Otis rapporte un certain nombre de succès obtenus pendant la guerre d'Amérique; en 1870 cette opération fut pratiquée en France et en Allemagne et des renseignements précieux peuvent être tirés de l'expérience acquise.

Comme pour les désarticulations, on discute sur le moment de l'opération. Billroth admet la résection secondaire; Legouest, Otis, de Langenbeck demandent la résection primitive, dès qu'elle est nécessaire. Spillmann conclut à la résection secondaire et s'appuie sur l'opinion de Neudorfer, de Stromayer, pour dire qu'au membre inférieur les accidents sont exagérés par l'amputation médiate, tandis que, au contraire, dans les résections médiates, les symptômes locaux et généraux diminuent après l'opération.

Comme nous l'avons vu, l'ostéomyélite infectieuse, par suite le milieu, joue un très grand rôle dans les amputations secondaires. Son action doit être la même sur la résection parce que cette opération participe aux dangers de l'amputation à cause de sa section osseuse.

Cependant la résection secondaire participe aussi, à cause de la séreuse, aux avantages de la désarticulation secondaire; c'est pour cela que la résection tardive est beaucoup moins grave que la résection secondaire et celle-ci en général plus grave que la résection primitive, ainsi que le démontrent les statistiques de Gurlt.

Comme pour la désarticulation, nous pensons qu'au membre inférieur, où l'ankylose est un excellent mode de guérison de la résection, on pourrait, par le raclage de la séreuse absorbante, diminuer le danger de la résection primitive et supprimer la période d'infiltration.

Conservation. — Des cas de conservation dans les fractures de la hanche avaient été signalés par J.-D. Larrey, quand Legouest le premier émit l'idée, en 1863, que dans les fractures coxo-fémorales, la conservation avec extraction d'esquilles pourrait suffire, de même qu'elle suffisait dans les fractures de la cuisse d'autant mieux que la lésion osseuse était située plus haut. Il cita 3 cas de guérison et H. Larrey, pendant la discussion du rapport, rapporta 2 observations remarquables. Les chirurgiens présents, Huguier, Forget, Giraldès, Denonvilliers, Gerdy, Robert, Verneuil signalèrent des guérisons.

La discussion était dès lors ouverte entre la résection et la conservation avec ablation d'esquilles. Otis, dans son rapport sur la guerre d'Amérique, partisan en principe de la résection, même malgré les résultats constatés par lui-même, ne crut pas aux faits de chirurgie conservatrice observés en Europe, déclara les succès attribués à la conservation purement illusoires, et conclut à la mortalité nécessaire des blessures de l'articulation coxo-fémorale livrées à elles-mêmes. Une de ses raisons cependant nous paraît excellente : en Europe, on aurait suivant lui confondu les blessures intra et extra-capsulaires.

Depuis cette époque, Pirogoff a cité quelques cas heureux, et les résultats constatés pendant la guerre de 1870 sont venus affirmer que la conservation devait avoir une certaine place dans le traitement des fractures de la hanche.

Billroth, après 10 insuccès survenus à la suite de la conservation, préfère la résection secondaire; Legouest (1873), et de Langenbeck (1877) divisent les fractures de la hanche en lésions extra et intra-articulaires, acceptant la conservation pour les premières et prescrivant la résection pour les autres. De Langenbeck, contrairement à la pratique de Sédillot, d'Otis, de Legouest, rejette l'exploration par incision, établit le diagnostic d'après les symptômes extérieurs, par conséquent diminue d'avance l'autorité de ses propres statistiques.

Des indications. — Quelle est la limite de la conservation? Dans quel cas la résection est-elle applicables? Quelles sont les indications de la désarticulation primitive?

Telle est la question.

Legouest n'admet la désarticulation primitive que lorsque le membre est presque détaché; de Langenbeck désarticule de suite lorsque les délabrements sont considérables, mais il attend lorsque la vessie et le rectum sont lésés. Otis étend le champ de l'opération primitive aux fractures de la tête et du col compliquées de lésions des gros vaisseaux ou de lésion grave du membre, surtout d'une fracture du genou.

Au sujet de la conservation et de la résection, les conclusions d'Otis résument à peu près les opinions généralement admises jusqu'à l'apparition de l'antisepsie. Depuis lors Fischer a étendu considérablement le champ de la conservation et remplacé la résection primitive par un drainage antiseptique.

Pour Otis :

1° L'*expectation* doit être appliquée dans les cas où le diagnostic est douteux ou bien lorsque le bassin est intéressé.

2° La *résection primitive* est indiquée dans tous les cas de fractures par armes à feu de la tête et du col, même sans fracture de la cavité cotyloïde.

3° La *résection médiate* est utile dans les cas où le diagnostic n'a pas été établi au début, et dans ceux où une arthrite survient consécutivement à une fracture du grand trochanter.

4° La *résection secondaire* est nécessaire dans tous les cas de carie secondaire et d'inflammation chronique résultant de fracture du grand trochanter ou de la lésion des parties molles.

5° Le *diagnostic* doit être établi au moyen de larges incisions.

RÉSULTATS VITAUX

Les résultats vitaux donnés par les divers modes de traitement des blessures de la hanche, sont :

MODES DE TRAITEMENT.	NOM DES AUTEURS.	NOMBRE DES CAS.	DÉCÈS.	MORTALITÉ POUR 100.
Désarticulation.				
Opérations en général	Otis jusqu'en 1881.	320	286	89.3
Opérations primitives	Otis	107	97	90.6
Opérations intermédiaires	Otis	78	75	96.1
Opérations secondaires	Otis	49	40	81.6
Réamputations...	Otis	20	7	35
Opérations pathologiques	Heyfelder, Stephem, Smith, Baudon..	98	46	47
Résection.				
Opérations pathologiques	Fock, Heyfelder et Baudon.........	927	403	43.4
Blessures de guerre........	Gurlt.............	138	122	88.4
Opérations primitives	Gurlt.............	34	32	91.4
Opérations intermédiaires	Gurlt.............	16	15	93.7
Opérations secondaires	Gurlt.............	64	57	89.0
Conservation.				
En général......	Otis, de Langenbeck, Deninger..	392	312	79.5
Lésion de la synoviale........	Otis, Chenu 1859..	35	14	40
Col fémoral.....	Otis..............	119	77	64.9
Tête ; tête et col.	Otis..............	46	34	73.9
Tête, col et grand trochanter.....	Otis..............	6	1	16.6
Acétabulum. Tête, col et corps du fémur..........	Otis..............	20	20	100
Acétabulum. Tête.	Otis..............	44	42	95.4
Col et trochanter.	Otis..............	49	45	91.9
Col et corps du fémur..........	Otis..............	8	7	87.5

En outre nous relevons dans Chenu parmi les blessés pensionnés à la suite de fractures de la hanche guéries, en 1854, 1859, 1870.

Lésions de la synoviale...............	12 cas	
Fractures de la tête...................	1 —	
— de la tête et du col...........	1 —	
— du col.....................	28 —	39
— du col et du trochanter........	9 —	
— de la tête et de la cavité coty-		
loïde............................	8 —	

De ces statistiques il résulte que :

1° La désarticulation secondaire est préférable à la désarticulation primitive, et cette opération pratiquée comme réamputation s'est montrée aussi bénigne que la désarticulation pour cause pathologigue;

2° A la hanche, où la section osseuse dans le col a moins d'importance que la lésion séreuse, la résection diminue de gravité en devenant plus tardive ;

3° La conservation offre un avantage marqué dans le traitement des lésions de la synoviale, de la tête, du col et des trochanters ;

4° La lésion de l'acétabulum communique aux fractures de la hanche, traitées par la conservation, une gravité exceptionnelle.

RÉSULTATS FONCTIONNELS

Les résultats fonctionnels obtenus à la suite des *résections* pratiquées pour une cause pathologique sont les suivants (Baudon) :

Sur 90 résections, Fock a noté :

32 fois les fonctions normales ;

9 fois un résultat médiocre ;

9 fois un résultat incertain.

Hodger (de Boston) a constaté que, sur 111 opérations, 56 fois le membre avait repris ses fonctions plus ou moins complètes (50 p. 100).

A la suite des résections pratiquées pour blessures de guerre les résultats ont été satisfaisants. O. Leary, en Crimée, a obtenu chez son opéré un retour complet des fonctions.

Sur 6 cas rapportés par Otis et observés seize ou dix-sept ans après la blessure nous constatons :

État satisfaisant.................................... 2
— assez bon...................................... 1
— mauvais...................................... 2

Sur 4 cas rapportés par Gurlt après 1870, nous trouvons :

Résultat très bon avec mobilité................... 1
— bon dont 1 avec ankylose................ 3

Au point de vue des résultats fonctionnels, la résection de la hanche est une bonne opération.

Les résultats obtenus à la suite de la conservation sont constatés dans les rapports de Chenu (1854, 1859, 1870).

Nous trouvons :

ACCIDENTS CONSÉCUTIFS.	LÉSION de la synoviale. (12 cas).	FRACTURE de la tête, col et trochanter (37 cas).	FRACTURE de l'acétabulum et col ou tête (8 cas).
Ankylose de la hanche — Complète.....	6 } 11	21 } 24	3 } 5
— Incomplète...	5	3	2
— Non signalée..	1	13	3
Ankylose du genou.............	...	5	...
Ankylose du cou-de-pied.......	...	2	...
Arthrite suppurée...............	...	2	...
Raccourcissement non défini....	...	9	...
— de 4 à 6 cent.	...	9	1
— de 7 à 10.....	...	3	...
— de 14.........	...	1	...
— de 20.........	...	1	...
— considérable...	...	1	1
Consolidation vicieuse.........	...	3	1
Flexion de la cuisse sur le bassin.	3	3	...
Pseudarthrose..................	...	3	...
Déviation du pied......	...	2	...
Paralysie......................	1	1	...
Esquilles......................	...	15	...
Résultats utiles — Favorables...	8	29	7
— Défavorables.	4	8	1

Plusieurs faits ressortent de ce tableau :

1° La conservation donne des résultats moins satisfaisants que la résection; l'ankylose incomplète est fréquente dans les lésions de la synoviale et possible après la guérison des fractures ;

2° L'inutilité du membre par flexion de la cuisse sur le bassin est à redouter et à prévenir au moyen d'un traitement rationnel;

3° Les raccourcissements sont fréquents dans les fractures du col, de la tête et du col ;

4° Les esquilles sont trop fréquemment signalées dans les fractures de la tête, du col et des trochanters..

TRAITEMENT

1° Dans les cas où la direction du projectile fait supposer une lésion articulaire, mais où les mouvements passifs et la palpation ne démontrent la présence d'aucune esquille, l'exploration est inutile. Sur la plaie lavée on applique un pansement antiseptique occlusif et on immobilise le membre.

2° Dans les fractures peu esquilleuses de la tête, du col et des trochanters, après exploration aseptique, il est nécessaire de retirer les esquilles libres par l'orifice de la plaie normale, ou agrandie à l'aide d'une petite incision et de traiter la blessure comme une fracture simple.

3° Dans les broiements de la tête, du col, de l'acétabulum, des trochanters, une incision exploratrice étendue parallèle au bord postérieur du grand trochanter est nécessaire, pour que le chirurgien apprécie s'il peut retirer simplement les esquilles libres ou s'il doit pratiquer une résection ou la désarticulation.

4° La résection primitive n'est applicable que dans les fractures de l'extrémité fémorale compliquées de fractures peu étendues de l'acétabulum; la conservation avec extraction des esquilles libres et drainage est préférable dans tous les cas de fracture limitée à l'épiphyse fémorale.

5° La désarticulation primitive de la hanche est nécessaire dans les cas d'arrachement du membre, de lésions étendues des parties molles avec fracture, de fractures compliquées de lésions des gros vaisseaux ou des nerfs, de fracture étendue de l'acétabulum ou de broiement considérable de la diaphyse du fémur.

6° Après extraction simple et antiseptique des esquilles libres dans la conservation expectative ; après incision longue, extraction des esquilles libres, raclage de la séreuse et drainage dans la conservation opérative, la plaie doit être lavée avec une solution antiseptique et un tampon imprégné d'une solution ou d'une poudre antiseptiques disposé sur la blessure. Sur ce tampon un pansement antiseptique occlusif est appliqué et le membre est immobilisé ainsi que le bassin dans un appareil.

7° Dans toute désarticulation primitive, pratiquée avec les précautions antiseptiques, Après une *hémostase* exacte, après *raclage* de la séreuse, après *placement des fils à ligature* dans l'angle inférieur de la plaie, après *application des drains* en nombre suffisant et *enroulement* d'une bande peu serrée et imbibée d'une solution antiseptique autour du moignon, de manière à maintenir l'affrontement des surfaces traumatiques, un tampon imprégné d'une solution ou d'une poudre antiseptiques est disposé sur les lèvres de la plaie. Sur ce tampon un pansement antiseptique occlusif est fixé avec soin.

BLESSURES DE LA CUISSE

Les blessures des parties molles de la cuisse varient suivant qu'elles sont produites par une balle, qui n'occasionne que des plaies à petit orifice et des sétons plus ou moins longs, ou suivant qu'elles proviennent du choc d'un éclat d'obus toujours suivi d'une attrition assez considérable des tissus. Lorsqu'elles sont compliquées de lésions vasculaires, elles nécessitent l'hémostase dans la plaie.

Vu l'épaisseur des parties molles, ces blessures laissent à leur suite peu de désordres. Dans Chenu (1859) nous avons relevé 260 observations qui, appartenant à des blessés pensionnés, constituent par conséquent le petit nombre de cas les plus défavorables.

Nous trouvons :

Ankylose de la hanche	{ complète............ 1	} 2		
	{ incomplète.......... 1			
— et plaie au tiers supérieur...............		2		
— du genou	{ complète........... 5	} 9		
	{ incomplète.......... 4			
— et plaie au tiers inférieur...............		4		

Dans les cas où l'ankylose s'est produite, nous devons admetre par suite de sa coïncidence avec une plaie voisine, qu'elle a été le résultat de contusions osseuses non reconnues.

Le traitement de toutes les blessures des parties molles de la cuisse se résume dans le lavage de la plaie au moyen d'une solution antiseptique et l'application d'un pansement antiseptique occlusif.

Dans le traitement de toutes les fractures, la chirurgie a progressé de l'amputation vers la conservation; cette marche est surtout apparente dans les fractures de la cuisse. En 1831, Ribes exprima son opinion et celle de Percy, de J.-D. Larrey, de Dupuytren, de Begin, de Baudens, en imposant l'amputation dans toutes les fractures de la cuisse. Des faits de conservation avaient cependant été constatés et d'autres le furent par Ribes lui-même : leur nombre augmenta, leur étude fut plus complète ; enfin en 1848, Velpeau, Malgaigne affirmèrent devant l'Académie la doctrine de la conservation ; en même temps Hutin et Legouest firent ressortir les avantages de la conservation dans les fractures du tiers supérieur.

En Crimée, la mortalité par la conservation fut de 65 p. 100; celle de l'amputation atteignit 92 p. 100, différence énorme, qui servit plus tard de base à Spillmann pour affirmer que la conservation était d'autant plus favorable que le milieu chirurgical était plus mauvais. Cette phrase veut dire sans doute qu'une fracture à petit orifice traitée par l'expectation est moins influencée par le milieu qu'une amputation à large surface traumatique exposée à l'air.

En Italie, les rapports des chirurgiens Chenu, Maupin, Gaujot constatent les succès de la conservation dans les fractures de cuisse et les insuccès de l'amputation. En effet, la mortalité a été de 75 p. 100 pour l'amputation et de 65 p. 100 à la suite de la conservation.

En Amérique, le résultat de l'amputation n'a été que de 55 p. 100 de mortalité, mais la conservation a donné 49 p. 100.

En 1870, Sédillot à Haguenau, Chipault à Orléans, Gosselin, Champenois, Cuignet à Paris, ont constaté les résultats excellents donnés par la conservation. Nous ne rappellerons pas la mortalité considérable fournie par l'amputation.

La méthode conservatrice paraît donc être réellement le mode de traitement des fractures de la cuisse, et Legouest a défini l'opinion chirurgicale en n'admettant l'amputation que dans les fractures compliquées de lésion de l'artère fémorale ou d'éclatements considérables de l'os. Depuis lors Fischer a écrit que les désordres osseux ne pouvaient dans aucun cas être une indication en faveur de l'amputation.

La conservation guérit plus que l'amputation, mais elle conserve mal les fonctions, parce que les accidents déterminés par un traitement inexact ne sont pas assez mis en lumière.

Les fractures de la cuisse peuvent guérir sans suppuration; Gosselin, Sédillot, Legouest citent chacun une observation de cette nature et Sarrazin en a réuni 12 cas soit personnels soit tirés de la pratique de Pirogoff. Dans toutes ces fractures, la plaie était petite, la fracture simple, le déplacement osseux presque nul ; l'air, grâce à une déviation du trajet, n'avait pas contaminé le foyer ; la fracture a donc guéri comme une fracture simple sans suppuration osseuse en deux mois et demi.

Un traitement conservateur idéal consisterait à guérir la plaie sans suppuration et sans raccourcissement ultérieur. Mais trois obstacles s'opposent à la réalisation de ce projet : la présence des esquilles, l'influence nocive de l'air, la difficulté d'immobilisation.

En 1859, Gaujot réclamait dans le traitement des fractures de la cuisse par la conservation une initiative plus hardie de la part des chirurgiens, c'est-à-dire l'extraction des esquilles même au prix d'une incision. Après 1870, Sarrazin recommande de se contenter de l'extraction des esquilles libres par l'orifice de la plaie. Fischer depuis lors a admis que la lésion osseuse ne devait pas être une indication en faveur de l'amputation ; il a donc recommandé l'extraction des esquilles libres par l'orifice de la plaie normale ou agrandie au moyen d'une incision avec drainage consécutif. Pour beaucoup de partisans de l'antisepsie, l'extraction des esquilles est totalement inutile.

Dans les fractures articulaires, l'antisepsie n'a pas suffi pour détruire l'influence nocive des esquilles libres ; il nous paraît donc rationnel de nous ranger à la règle de Fischer : extraction des esquilles libres par la plaie normale ou agrandie à l'aide d'une large incision sur la face externe de la cuisse, sauf à laisser au chirurgien une certaine marge pour adopter l'amputation dans les cas où l'étendue des désordres osseux peut lui faire craindre une immobilisation très difficile et un résultat fonctionnel mauvais.

Appropriation du foyer, antisepsie du pansement et immobilisation rationnelle, tels sont les trois termes qui, dans les fractures de la cuisse, doivent servir de base au traitement conservateur.

RÉSULTATS VITAUX

Les résultats vitaux donnés par les divers modes de traitement dans les fractures de la cuisse sont les suivants, consignés au tableau ci-après : .

De ces chiffres il résulte que :

1° La gravité des amputations de cuisse augmente à mesure qu'on s'éloigne du moment de la blessure; les amputations secondaires sont beaucoup plus graves que les désarticulations pratiquées pour réamputations; l'amputation au tiers moyen est préférable à l'amputation au tiers inférieur;

2° La gravité des résections primitives fait craindre que l'extraction d'esquilles avec incisions, sans antisepsie, soit plus dangereuse que l'amputation; la résection secondaire limitée le plus souvent à une extraction d'esquilles est une opération bénigne;

3° Le traitement conservateur, moins grave en général que l'amputation, diminue de gravité à mesure que le foyer de la fracture se rapproche du genou.

	MODE DE TRAITEMENT.	NOM DES AUTEURS.	NOMBRE DES CAS.	DÉCÈS	MORTALITÉ POUR 100.
Amputations.	Cause pathologique.	Heyfelder, Penières, Lefort.	....	....	46
	Blessures de guerre.	Billroth, Chenu (1859), Otis, Pirogoff.....	6979	3814	54.6
		Avec les résultats de Crimée et de 1870 en France......	12439	8807	70.8
	Opérations primitives.............	Billroth, Chenu, Otis.........	4211	2112	50.1
	Opérations intermédiaires........	Otis..........	1320	841	63.7
	Opérations secondaires..........	Billroth, Chenu, Otis.........	652	460	70.5
	Au tiers supérieur.	Chenu, Otis...	783	434	55.4
	Au tiers moyen...	Otis..........	1828	820	44.7
	Au tiers inférieur..	Otis..........	2819	1504	53.3
Résections.	En général.......	Chenu, Otis ..	186	125	67.1
	Opérations primitives............	Chenu, Otis ..	102	74	72.5
	Opérations intermédiaires........	Otis..........	48	32	81.2
	Opérations secondaires..........	Otis..........	19	3	16.6
Conservations.	En général........	Otis, Chenu ..	3779	1921	50.8
	Au tiers supérieur.	Otis, Chenu ..	1336	826	46.8
	Au tiers moyen ...	Otis, Chenu ..	890	358	40.2
	Au tiers inférieur.	Otis, Chenu ..	656	248	37.8

RÉSULTATS FONCTIONNELS

Les résultats fonctionnels à la suite de la *résection* en Italie se résument dans un cas assez satisfaisant. En Amérique, Otis a constaté que ces résultats avaient été décourageants.

Chenu, dans ses rapports sur les campagnes de 1859 et 1870, a consigné un grand nombre d'observations de fractures traitées par la conservation. Dans ces observations, auxquelles nous joindrons 21 cas observés par Cuignet, les résultats ont été constatés assez exactement, pour que nous puissions dresser le tableau suivant (Voir page 166). Ce tableau est très instructif parce qu'il montre, au moyen des accidents survenus, quelles sont les règles d'un traitement conservateur exact.

Des chiffres contenus dans ce tableau il résulte que :

1° Sur 747 observations, le nombre des cas défavorables s'élève à 215 soit 28,7 p. 100 ; l'ensemble de ce résultat est assez bon. Dans les fractures du tiers moyen les résultats défavorables s'élèvent à 50 p. 100.

2° Ainsi que nous l'avons déjà constaté dans toutes les fractures des diaphyses, l'ankylose existe dans l'articulation voisine de la fracture ; mais elle est plus fréquente dans l'articulation inférieure. Pendant le traitement il est donc utile d'éviter la flexion du genou dans toutes les fractures du tiers supérieur.

3° Les accidents dus à une immobilisation inexacte

	CHENU (1859) 119 CAS.	CUIGNET (1870) 21 CAS.	CHENU (1870) 607 CAS. — Tiers supérieur 112 CAS.	Tiers moyen 58 CAS.	Tiers inférieur 75 CAS.	Hauteur non déterminée 362 CAS.
Ankylose de la hanche — Complète	6 }9	1	14 }21 = 18 p. 100	»	»	9 }10
Ankylose de la hanche — Incomplète	3	....	7			1
Ankylose avec fracture au tiers supérieur	8	1	.....	.....	.....	......
Ankylose du genou — Complète	18 }32	4 }15	6 }10 = 9 p. 100	17 }35 = 43 p. 100	33 }43 = 57 p. 100	67 }68
Ankylose du genou — Incomplète	14	11	4	18	10	1
Ankylose avec fracture au tiers inférieur	15	....	.....	.....	.....	......
Ankylose du cou-de-pied	5	....	3	7	.....	9
Esquilles	10	....	13	8	6	56
Pseudarthroses	2	....	4	.....	.....	6
Col vicieux	30	....	52 = 46 p. 100	33 = 58 p. 100	30 = 40 p. 100	174 = 48 p. 100
Raccourcissement	55 = 46 p. 100	....	75 = 67 p. 100	47 = 80 p. 100	41 = 54 p. 100	231 = 63 p. 100
Indéterminé	25	....	.....	.....	.....	3
De 0 à 2cm	2	....	17	7	14	126
De 2 à 4cm	1 }28	....	18 }35	12 }19	12 }26	26 }155
De 4 à 6cm	9	....	9	7	1	23
De 6 à 8cm	12 }22	....	8 }17	10 }17	9	16 }39
De 8 à 10cm	1	....	4	.....	1 }11	.....
De 10 à 12cm	2	....	1	4	.....	.....
De 12 à 14cm	3 }5	....	2 }7	3 }7	.....	1
De 15cm	.....	....	.....	.....	.....	5
De 20cm	.....	....	.....	.....	.....	1 }7
De 23cm	.....	....	.....	.....	.....	.....
Considérable	.....	....	16	1	4	30
Genou en flexion	.....	....	1	1	5	1
Pied — Sans indication	.....	....	1	.....	.....	6
Pied — En dedans en dehors	.....	1	.....	.....	.....	4
Pied — Dévié	8	1	2	.....	.....	11
Pied — En griffe	1	1	0	1	.....	1
Pied — Equine	2	4	.....	2	1	3
Paralysie — Lésions nerveuses	1	....	.....	.....	.....	.....
Paralysie — Indéterminée	.....	....	.....	.....	.....	.....
Rétraction des fléchisseurs de la cuisse	.....	....	2	.....	.....	.....
Résultats favorables	88	14	75	20	53	273
Résultats défavorables	31	7	37	29	22	89

sont de deux sortes; ce sont des rotations sur l'axe longitudinal ou des raccourcissements.

Sur 747 observations, les raccourcissements sont au nombre de 441 soit 59 p. 100; dans les fractures du tiers moyen les raccourcissements s'élèvent au chiffre de 80 p. 100. Sur 441 cas de raccourcissements, les raccourcissements faibles sont au nombre de 263 soit 59 p. 100; les raccourcissements forts au nombre de 106, soit 24 p. 100 et les raccourcissements très considérables au nombre de 26 soit 6 p. 100. Les raccourcissements très considérables n'existent pas dans les fractures du tiers inférieur; dans les fractures du tiers moyen ils s'élèvent à 15 p. 100.

4° Des faits constatés ci-dessus il ressort que le traitement conservateur dans les fractures de la cuisse repose sur l'appropriation de la fracture et l'antisepsie de la plaie, dans le but d'éviter les accidents septiques, mais surtout sur une immobilisation attentive du membre afin d'éviter les raccourcissemens du membre et les déviations du pied.

TRAITEMENT

1° Dans les fractures de cuisse, l'amputation primitive est nécessaire lorsque la lésion osseuse très étendue peut faire craindre pour la vie ou pour le résultat fonctionnel; elle est indiquée dans les cas de lésion étendue des parties molles ou de lésions des gros troncs vasculaires ou nerveux.

2° Lorsque la palpation extérieure ne dénonce la

présence d'aucune esquille, l'exploration est inutile ; on doit laver la plaie, pratiquer l'occlusion antiseptique et immobiliser le membre au moyen d'un appareil.

3° Dans les fractures comminutives, si l'exploration démontre la présence d'un petit nombre d'esquilles libres, il est utile de les retirer avec douceur par l'orifice de la plaie normale ou agrandie au moyen d'une petite incision et de traiter la blessure comme une fracture simple.

Dans les fractures fortement esquilleuses, une longue incision exploratrice à la face externe de la cuisse est indispensable pour permettre au chirurgien de décider entre l'amputation et la conservation.

Si le traitement antiseptique est possible, on peut retirer les esquilles libres, laver le foyer, pratiquer un drainage, appliquer un pansement antiseptique occlusif, et immobiliser non pas au moyen du silicate, mais dans une gouttière ou un appareil à attelles, pour permettre une intervention facile. Le choix de l'amputation dans ce cas est basé surtout sur le résultat fonctionnel.

Si le traitement antiseptique n'est pas possible, dans ce cas l'amputation est toujours nécessaire.

Dans les amputations de la cuisse, après une *hémostase* exacte, après *lavage* de la plaie, après *application de tubes à drainage* et *fixation* des fils à ligature dans l'angle inférieur de l'incision, une bande imbibée d'une solution antiseptique est enroulée autour d'un moignon de manière à rapprocher les bords de la plaie. Sur l'ouverture, on applique un tampon imprégné d'une solution ou d'une poudre antiseptiques, et un pansement antiseptique occlusif est maintenu sur le membre et fixé avec soin; la cuisse est placée dans une gouttière métallique.

BLESSURES DU GENOU

Les blessures des parties molles du genou empruntent leur gravité à la lésion de la bourse prérotulienne, à celle des tendons fléchisseurs de la jambe, dont quelques bourses muqueuses communiquent avec l'articulation fémoro-tibiale.

Excepté dans les cas où il existe une atteinte non reconnue de l'os ou de la capsule elle-même, l'ankylose consécutive est rare; des rétractions tendineuses sont parfois la conséquence d'une suppuration prolongée et d'une immobilisation inexacte.

Dans le traitement des blessures articulaires surtout des fractures, l'influence de la réaction de la synoviale grandit à mesure que la surface de la séreuse augmente. Cette influence est déjà considérable dans les articulation de l'épaule et de la hanche : au genou la décision du chirurgien est liée à la gravité présumée des accidents articulaires, de l'arthrite.

Avant de commencer l'étude du traitement des fractures du genou, nous devons donc définir quelles sont les causes de l'arthrite et dans quelle limite cette complication modifie les indications opératoires.

De l'arthrite. — Il existe plusieurs degrés dans l'arthrite. Au premier degré, la lésion, étudiée par Richet, Panas, Ollier, est surtout localisée à la synoviale; c'est la forme congestive de Bonnet; elle survient à la suite de toute contusion articulaire un peu forte. Au deuxième degré, l'arthrite avec épanchement est le résultat d'une inflammation généralisée : la synoviale est injectée; les cartilages prolifèrent (Ranvier), la capsule est tellement distendue par un liquide louche contenant des cellules épithéliales et quelques globules de pus, que le membre prend la position demi-fléchie (Bonnet). Après la guérison il peut rester une gêne des mouvements, une demi-ankylose; mais l'ankylose n'est jamais complète. C'est le type de l'arthrite aiguë. Au troisième degré, plutôt comme forme que comme quantité des accidents, se trouve l'arthrite pseudo-membraneuse. Le cartilage est ulcéré (Brodie), une couche fibrineuse recouvre les surfaces articulaires; les gaines tendineuses sont atteintes, et à la période de déclin il se développe un état chronique à la suite duquel l'ankylose survient généralement.

A côté de ces arthrites se trouve la forme purulente. Cette complication est très rare dans les arthrites sans plaie, peut-être même impossible, à moins de rupture de la capsule; au contraire elle est fréquentée dans les blessures avec facile pénétration de l'air extérieur dans l'article.

On a beaucoup discuté sur les causes de la suppuration dans l'arthrite. D.-J. Larrey expliquait primitivement le fait par l'action de l'air, nuisible non pas par lui-même, mais à cause de la composition des matières épanchées. Il conseillait le débridement, afin de faciliter l'écoulement des liquides et l'extraction des esquilles. Velpeau combattit cette opinion et n'admit la fâcheuse influence de l'air qu'autant que celui-ci se trouvait en contact avec une surface déjà enflammée par la cause traumatique. Pour Gosselin une surface séreuse ne suppure que par le contact de l'air. La théorie des germes n'était pas encore née; cependant ce chirurgien, à la suite de ses études sur le pouvoir absorbant des séreuses, conclut à la septicémie par absorption dans la première période des plaies articulaires ouvertes. Verneuil après lui fit de la fièvre traumatique un degré de la septicémie.

Legouest rapporte toute la gravité des accidents à la blessure elle-même et ne conclut au débridement, à l'exemple de Baudens, que lorsqu'il faut extraire un corps étranger.

Les nouvelles études sur l'action des germes septiques, sur la réunion sans suppuration sous un pansement antiseptique, ont vérifié les vues théoriques de Gosselin, de Verneuil et démontré que, dans l'arthrite, il existe deux grandes classes, l'une se développant à l'abri de l'air subaiguë ou aiguë, simple ou pseudo-membraneuse, résultat de la contusion elle-même, l'autre suppurée, résultant de l'action des germes septiques.

Gaujot en Italie disait : « Dans tous les cas de plaie

intéressant le genou, la pénétration, qu'elle ait été large ou étroite, a provoqué une arthrite aiguë tellement intense qu'il a fallu se décider à sacrifier le membre sans plus attendre. » Gaujot certainement n'a pas distingué l'arthrite de contusion de l'arthrite purulente septique, et, pour lui, l'arthrite aiguë est le résultat de la communication avec l'air.

A la suite de toute contusion articulaire, l'arthrite est la règle, et dans une plaie contuse articulaire la communication avec l'air ne modifie l'arthrite que pour la rendre purulente.

Des contusions violentes non pénétrantes sont suivies d'une violente arthrite; des plaies articulaires par instrument tranchant ou piquant, sans contusion, guérissent souvent sans réaction appréciable.

Si dans les blessures par armes à feu, il est également vrai que l'arthrite soit un résultat de la contusion seule, cette arthrite, sauf inflammation septique, doit guérir et ne réclame pas l'amputation.

Dans les blessures de la synoviale seule par coup de feu, la contusion articulaire est nulle; Sédillot cite 3 cas, Coustan 1 cas, Champenois 6 observations, Otis de nombreux exemples, dans lesquels les accidents se sont bornés à un simple gonflement articulaire, et où la guérison s'est effectuée sans ankylose.

Dans Chenu (1859) nous relevons 15 observations dans lesquelles l'ankylose a été incomplète 4 fois et nulle une fois. Après 1870, Chenu rapporte 68 cas de lésion de la synoviale, dont 12 ont guéris avec une ankylose incomplète et 8 sans ankylose.

10.

Dans les fractures sans esquilles d'une des surfaces articulaires, où l'ébranlement articulaire existe limité, l'arthrite dans quelques cas guérit avec une ankylose incomplète.

Faure, Boucher, Bordenave, Desport citent chacun une observation de guérison de fracture simple et dans un cas l'ankylose a été incomplète. Cuveilher, en Italie, a guéri une fracture simple chez un blessé qui est resté en activité. Chenu, dans son rapport sur la guerre d'Italie cite 16 observations de fractures simples : 7 fois l'ankylose a été complète et 9 fois incomplète. Otis ne fait pas la part des fractures simples et des fractures avec esquilles. Volkmann estime que les fractures du genou peuvent guérir sans suppuration et sans ankylose; il possède deux pièces anatomiques qui le prouvent. Sédillot, en 1870, a observé 3 cas; dans l'un, la rotule était fracturée, dans les deux autres les condyles du fémur étaient atteints. La guérison s'est effectuée toujours sans accident grave, mais avec ankylose, malgré l'exploration digitale faite dans un cas. Champenois cite 7 cas, dont un de fracture de la rotule et 6 de fracture des condyles. Une fois une arthrite violente est survenue et 6 fois l'ankylose incomplète a été notée. Cuignet rapporte un cas de guérison avec ankylose incomplète. Enfin dans le rapport de Chenu (1870), nous trouvons 22 observations de fracture simple de la rotule ; 14 fois l'ankylose a été complète, 6 fois incomplète et 2 fois non signalée.

Dans les fractures avec esquilles, l'arthrite de contusion, malgré les désordres des os, n'est pas nécessairement très violente, mais elle est entretenue et exagérée par les esquilles.

Une observation d'Isnard va nous montrer les rapports qui existent entre l'arthrite et les esquilles.

Il s'agit d'une fracture du condyle interne par suite de l'éclatement d'un fusil de chasse. La plaie, longue de 12 centimètres, comprenait toute l'épaisseur des tissus depuis la tubérosité interne du tibia jusqu'au bord supérieur de la rotule, et le doigt, porté dans la plaie, arrivait sur le condyle et dans l'articulation, où il reconnaissait la présence de plusieurs esquilles.

Le blessé fut traité par l'immobilisation et l'irrigation continue sans extraction des esquilles.

Au bout de quelques jours survinrent des abcès périarticulaires; le 18ᵉ jour l'arthrite apparut, bornée à la partie interne de l'articulation où les douleurs furent très vives. Elle se modéra bientôt et devint stationnaire, mais vers le 35ᵉ jour l'arthrite revint et se généralisa à tout le genou. Toute l'articulation tuméfiée était très douloureuse à la pression et le liquide articulaire sortait par la plaie située heureusement à la partie déclive.

Le 49ᵉ jour on constata de chaque côté de la rotule deux tumeurs molles fluctuantes, sans rougeur à la peau, dues à une hydarthrose.

Le 53ᵉ jour l'inflammation déclina et le liquide épanché se résorba; la guérison eut lieu par ankylose et les esquilles sortirent une à une durant six mois.

Dans cette observation, malgré l'étendue de la plaie

pénétrante, l'arthrite de contusion a été modérée et l'arthrite consécutive a été intimement liée au travail inflammatoire provoqué par les esquilles.

Ce sont, en effet, les esquilles qui rendent la conservation redoutable dans les fractures comminutives du genou.

Sédillot, à côté de quelques guérisons de fractures simples, rapporte un certain nombre de cas de fractures avec esquilles, dans lesquelles l'amputation est devenue nécessaire; l'auteur établit nettement un rapport entre les esquilles et les accidents survenus.

Constan cite un exemple de guérison de fracture comminutive. Une arthrite d'abord aiguë, puis purulente, plaça pendant quelques jours le malade dans une situation critique.

Champenois rapporte également 3 cas de guérison; dans les 3 observations les accidents primitifs et consécutifs furent très graves; cependant une guérison fut obtenue avec une ankylose incomplète.

Cuignet cite à son tour 6 observations; toujours les accidents furent violents; cependant 2 fois l'ankylose fut incomplète.

Dans les rapports du Chenu (1870), nous trouvons 79 observations de fractures du genou. Dans 13 observations les esquilles sont signalées et dans tous ces cas des accidents inflammatoires violents ont déterminé des résultats fonctionnels mauvais. 2 fois l'arthrite a été suppurée.

Il est donc vrai que :

1° Dans les blessures et fractures par coup de feu du genou, comme dans les plaies par instrument piquant ou tranchant, comme dans les contusions non pénétrantes, le degré de l'arthrite est en rapport avec le degré de contusion de l'article;

2° La nature purulente de l'arthrite est en relation avec l'état septique de la plaie articulaire ;

3° Dans les blessures de la synoviale ou les fractures simples, l'arthrite se limite et peut guérir sans ankylose complète : dans les fractures comminutives, l'arthrite est exagérée par la présence des esquilles; mais, dans quelques cas, la guérison peut avoir lieu avec une ankylose incomplète.

De ces faits ressort l'utilité de trois principes qui constituent la base du traitement conservateur. Ce sont :

1° L'*occlusion* antiseptique de la plaie ;

2° L'*extraction* simple ou avec drainage des esquilles;

3° L'*immobilisation* du membre.

Nous laisserons de côté l'immobilisation admise par tous les chirurgiens comme un puissant moyen antiphlogistique, pour ne nous occuper que de l'*occlusion* et du *drainage*.

L'*occlusion*, maintenant antiseptique, a donné pour le traitement des lésions de la synoviale et des fractures simples du genou d'excellents résultats entre les mains de Reyher et de Bergmann. La mortalité des blessures de la synoviale et de la rotule qui, pendant la guerre d'Amérique avait été de 28 p. 100, est tombée à 0 p. 100 et dans tous les cas le mouvement a été conservé.

Dans les fractures comminutives le résultat de

l'occlusion a été mauvais; Bergmann, sur 59 cas des plus défavorables, dit Fischer, a obtenu une mortalité de 45 p. 100. Fischer ne parle pas des cas qui ont nécessité une amputation ou un drainage secondaire.

Sur 15 fractures du genou, sans indication de leur nature, traitées par l'occlusion primitive, Bergmann a obtenu 6, 6 p. 100 de mortalité, mais deux blessés durent être amputés secondairement. Rehyer, sur 14 cas de fractures simples ou comminutives des con dyles traitées par l'occlusion primaire antiseptique, a obtenu 21,4 p. 100 de mortalité; mais deux des blessés ont dû être traités secondairement par le drainage.

L'occlusion antiseptique paraît donc excellente au genou lorsqu'il s'agit de lésions de la synoviale et de fractures simples ou faciles à simplifier grâce à une extraction des esquilles libres par l'orifice de la blessure.

Le *drainage* fut appliqué dans les fractures articulaires du genou en 1859 par Cuveilher. Ce chirurgien retira au moyen d'une incision les esquilles chez deux blessés. Dans les deux cas, l'arthrite, violente au début, diminua au bout de quelques jours, et la guérison eut lieu avec une ankylose incomplète : un des blessés était en activité cinq ans après.

Rehyer pendant la guerre turco-russe appliqua le drainage primitif antiseptique dans six fractures probablement très graves : la mortalité s'éleva à 50 p. 100. Le drainage secondaire antiseptique donna, dans 2 cas, deux guérisons. Sur 19 cas de drainages secondaires avec antisepsie secondaire après occlusion manquée, le même auteur eut 18 décès soit une mortalité de 94 p. 100 : le drainage secondaire sans antisepsie, après occlusion manquée, fournit sur 7 cas, 6 décès, soit une mortalité de 86 p. 100.

Il résulte de ces faits que l'extraction des esquilles, limitée à une petite incision et à certaines fractures peu comminutives, est une bonne pratique surtout unie à l'occlusion antiseptique. Le drainage antiseptique secondaire est une excellente ressource dans les cas d'un traitement par occlusion manqué; mais dans les fractures comminutives graves l'amputation est préférable au drainage.

Nous avons avec intention omis, à propos des esquilles, de parler des balles, qui souvent compliquent les plaies articulaires du genou.

Doit-on les extraire toujours?

Depuis le cas de Framboisier cité par Percy, d'autres faits analogues sont venus prouver qu'une balle peut ne pas gêner, par sa présence, la guérison d'une blessure articulaire du genou. Sédillot cite 3 cas de lésion de la synoviale, dans lesquels la balle n'a pas été extraite. Les blessés ont guéri sans accidents et sans ankylose.

Cuignet rapporte un cas du même genre. Chenu (1859) cite 2 observations analogues, l'une de lésion de la synoviale, l'autre de fracturé simple. Sur 5 fractures traitées par Bergmann (1877-1878) par l'occlusion antiseptique sans extraction des projectiles il y eut 3 guérisons, 2 sans suppuration, une avec un peu de suppuration; dans les 2 autres cas on retira le projectile pendant le traitement. Sur 4 cas de blessures du genou traitées par Rehyer au moyen de l'occlusion antiseptique, sans extraction du projectile, le résultat fut constamment heureux. Dans 15 cas de même nature traités par l'occlusion antiseptique secondaire, 2 fois une amputation intermédiaire fut nécessaire, 5 fois on pratiqua une amputation secondaire, 8 fois le traitement conservateur fut continué jusqu'au bout. Un seul des 15 blessés, amputé secondairement, guérit : la mortalité générale fut donc de 93,3 p. 100. Sur 9 observations de cas analogues traités sans antisepsie, 9 fois les blessés moururent.

Des statistiques de Rehyer il ressort que l'extraction du projectile est nécessaire, lorsque l'antisepsie primitive n'est pas possible ; d'autre part les observations de Chenu, Sédillot, Guignet permettent d'admettre que la règle générale reconnue vraie pour toutes les fractures est dans une certaine limite encore vraie pour le genou.

Grâce à l'occlusion antiseptique primitive l'extraction des balles peut être retardée sans inconvénient ; dans les cas de traitement primitif non antiseptique, la recherche et l'extraction du projectile sont très utiles mais ne doivent pas être pratiquées sans mesure.

DES INDICATIONS CHIRURGICALES

Guthrie, Larrey, Esmarck, Stromayer, Sarrazin, Sédillot et Gaujot exigent l'amputation de la cuisse dès que la pénétration articulaire existe. Otis ne pose au sujet des fractures aucune règle précise ; Billroth dans les cas de broiement des os est partisan de la résection primitive et n'admet la conservation que pour les lésions articulaires sans fracture. Pirogoff préfère la conservation dans la plupart des cas ; de Langenbeck dit que, d'une manière générale, l'amputation ou à son défaut la résection est indiquée dans les cas où les extrémités osseuses articulaires sont écrasées et divisées en plusieurs fragments, les parties molles des condyles déchirées sur une grande étendue, la veine ou l'artère poplitée largement ouverte ; il admet la conservation dans les fractures sans esquilles et ajoute que l'immobilisation est la première règle du traitement ; Volkmann se range à cette manière de voir. Bergmann, Rehyer, Fischer réduisent les indications de l'amputation aux cas les plus graves de lésion des parties molles ou de lésion des troncs vasculaires, et traitent toutes les autres fractures par l'occlusion antiseptique ou le drainage antiseptique.

Amputation, résection, conservation expectative ou opérative, tels sont les modes de traitement des blessures du genou.

A l'égard de l'amputation de la cuisse, il s'agit de déterminer dans quelle mesure l'antisepsie permet le drainage des fractures comminutives.

A l'égard de la résection, il faut décider si l'opération peut être remplacée par le drainage.

L'étude des indications dans le traitement des fractures du genou consiste donc à savoir en somme jusqu'à quelle limite la conservation est possible par occlusion ou avec drainage.

Faure, Boucher, Bordenave, Desport ont guéri des blessés atteints de fractures simples du genou. En Crimée, la mortalité fournie par la conservation fut chez les Français et les Anglais moindre que celle de l'amputation de la cuisse. En Italie, la mortalité générale, à la suite de la conservation dans les fractures du genou, fut de 32, 8 p. 100. Henzel a constaté que, en 1870, cette mortalité, grâce à l'immobilisation au plâtre, avait été réduite en Allemagne à 27 p. 100.

Sokoloff, pendant la guerre turco-russe, a obtenu par l'immobilisation au plâtre sans antisepsie un résultat de 28 p. 100 de décès. Nous avons rapporté les résultats de Bergmann et de Rehyer, et démontré que si l'occlusion antiseptique est très active dans le traitement des blessures de la synoviale et des fractures simples ou faciles à simplifier, les indications fournies par les esquilles restent toujours à peu près les mêmes qu'autrefois, malgré l'emploi du drainage antiseptique.

RÉSULTATS VITAUX

Les résultats vitaux obtenus à la suite des divers traitements dans les blessures du genou sont (V. p. 183).

De ces chiffres il résulte que :

1° La résection du genou est beaucoup plus grave que l'amputation de la cuisse ;

2° La conservation simple, surtout par occlusion antiseptique, donne d'excellents résultats dans le trai-

	MODE DE TRAITEMENT.	NOM DES AUTEURS.	NOMBRE DES CAS.	DÉCÈS.	MORTALITÉ POUR 100.
Amputation de la cuisse.	Opération primitive.	Otis.........	108	57	53.2
	Opération intermédiaire............	Otis..........	51	34	68
	Opération secondaire	J. Roux, Sokoloff, Otis....	50	32	64
	Cause pathologique..	Heyfelder, Hodges, Lefort, Penières	...	..	30
Résection.	Blessures de guerre.	Gurlt.........	144	111	77.0
	Opérations primitives.	Gurlt.........	30	20	66.6
	Opérations intermédiaires............	Gurlt	10	9	90
	Opérations secondaires	Gurlt.........	70	62	88.0
	En général	Otis, jusqu'en (1877).......	709	..	48.3
		Sokoloff......	140	40	28.5
		Heinzel.......	191	48	25.1
Conservation.	Occlusion antiseptique	Bergmann, Réhyer	86	28	32 5
	Drainage primitif antiseptique	Rehyer.......	6	3	50
	Drainage secondaire antiseptique	Rehyer.......	2	..	..
	Drainage secondaire non antiseptique ou avec antisepsie secondaire	Rehyer.......	26	24	92
	Blessures de la synoviale.............	Otis..........	351	98	27.9
	Fracture de la rotule.	Otis..........	117	50	26
	Lésion de la synoviale et de la rotule avec occlusion antiseptique..........	Rehyer.......	4	..	..
	Fracture de la rotule et des condyles	Otis	74	37	50
	Fracture des condyles et de la tête du tibia.	Otis	667	454	67.6

tement des blessures de la synoviale ou des fractures de la rotule;

3° Dans les fractures comminutives des condyles, le drainage primitif antiseptique est à peine un peu plus favorable que l'amputation non antiseptique de la cuisse; la *conservation* avec extraction non antiseptique des esquilles est plus grave que l'amputation.

RÉSULTATS FONCTIONNELS

Les résultats fonctionnels obtenus à la suite des *résections* pour cause pathologique ont été généralement heureux.

Heyfelder, sur 125 guérisons, n'a constaté que 16 cas de non-consolidation. Lefort, sur 18 cas, a signalé la non-synostose quatre fois; Parker, sur 57 malades, indique trente-six fois le retour de l'usage parfait du membre.

Les résultats fonctionnels obtenus à la suite des résections pour cause traumatique sont assez bons.

Sur 19 observations rapportées par Otis, Champenois, Cuignet, Gurlt, nous trouvons:

$$\text{Résultats} \begin{cases} \text{favorables} \dots\dots\dots\dots\dots\dots\dots\dots & 12 \\ \text{défavorables} \dots\dots\dots\dots\dots\dots\dots & 7 \\ \text{non-consolidation} \dots\dots\dots\dots\dots\dots & 2 \end{cases}$$

Les résultats fonctionnels défavorables ont pour cause des accidents divers, rétractions tendineuses, paralysies, etc.

Les résultats fonctionnels fournis par la *conserva-tion* sont les suivants :

Sur 39 cas de plaies de la synoviale, observés par Chenu (1859), Sédillot, Cuignet, Coustan, Campenois, nous constatons :

Résultats { favorables............................... 39
{ défavorables........................... »

Sur 4 cas analogues traités par Rehyer au moyen de l'occlusion antiseptique, la guérison s'est effectuée avec conservation des mouvements.

Sur 35 observations de fractures simples de la rotule ou des condyles, rapportées par Faure, Boucher, Bordenave, Desport, Sédillot, Cuignet, Champenois, Cuveilher, Chenu (1859) nous trouvons :

Résultats { favorables............................... 27
{ défavorables........................... 8

Sur 12 cas de fractures avec esquilles observées par ces mêmes auteurs nous constatons :

Résultats { favorables............................... 9
{ défavorables........................... 3

Quelques observations, consignées dans le rapport de Chenu (1870), nous indiquent quels sont les accidents consécutifs les plus ordinaires à la suite du traitement conservateur des fractures du genou.

Sur 68 observations de plaie de la synoviale nous trouvons :

Ankylose	complète............................	48
	incomplète.	12
	non signalée.........................	8
—	angulaire............................	4
Pied équin................................		1
Balles non extraites.......................		3
Résultats	favorables..........................	53
	défavorables.......................	5

Sur 22 cas de fractures de la rotule nous constatons :

Ankylose	complète............................	14
	incomplète..........................	6
	non signalée........................	2
—	tibio-tarsienne......................	1
Non-consolidation.........................		6
Pied équin................................		1
Arthrite violente..........................		1
Balle non extraite.........................		1
Résultats	favorables..........................	19
	défavorables	3

Sur 79 observations de fractures des condyles nous remarquons :

Ankylose	complète............................	50
	incomplète..........................	18
	non signalée........................	11
—	angulaire............................	9
—	tibio-tarsienne......................	2
Raccourcissement	de » à 2 centim..........	1
	de 3 à 4 —	10
	de 7 —	1
	considérable..............	2
Déformation de la jambe en dehors..........		9
Esquilles.................................		13
Arthrite suppurée.........................		2

Dans 10 cas de fracture simple d'un condyle, géné-

ralement le condyle interne, la guérison s'est effectuée avec une simple gêne des mouvements.

Résultats { favorables...................... 65
{ défavorables................... 14

Si des 14 cas défavorables nous retranchons
9 insuccès dus à une ankylose angulaire, qu'un traitement rationnel aurait pu prévenir, nous arrivons
au chiffre de 5 résultats défavorables sur 79 fractures,
à mettre au passif de la conservation.

De ces statistiques il ressort que, dans toutes les
fractures du genou, l'ankylose incomplète est possible, les résultats utiles donnés par la conservation
excellents : ces résultats deviendront bien meilleurs
grâce au pansement antiseptique.

TRAITEMENT

1° Dans les blessures de la synoviale et les fractures
simples du genou, la conservation est la règle. Après
lavage de la plaie au moyen d'une solution antiseptique, l'occlusion antiseptique et l'immobilisation
constituent tout le traitement;

2° Dans les fractures comminutives, dès que la palpation extérieure démontre l'existence de fragments,
l'exploration est nécessaire;

3° Si les esquilles libres peuvent être retirées par
l'orifice de la plaie normale ou agrandie à l'aide d'une
petite incision, leur extraction doit être faite, et la
plaie traitée comme une blessure simple;

4° Dans les fractures très esquilleuses, le drainage *antiseptique* après incision et extraction des esquilles libres est applicable aux cas les plus simples; l'amputation de la cuisse est préférable dans les autres cas.

Si le traitement primitif ne peut pas être antiseptique l'amputation de la cuisse est moins grave dans tous les cas de fracture comminutive que la conservation avec incision large et extraction des esquilles;

5° L'amputation primitive de la cuisse est nécessaire dans les fractures du genou compliquées de lésion étendue des parties molles ou de lésion vasculaire grave;

6° Après extraction antiseptique des esquilles libres dans la conservation expectative; après incision, extraction des esquilles libres, et drainage dans la conservation opérative, la plaie est lavée avec une solution antiseptique, et un tampon imprégné d'une solution ou d'une poudre antiseptiques est disposé sur la blessure. Sur le tampon on applique un pansement antiseptique occlusif et le membre est immobilisé dans la rectitude.

L'immobilisation peut être faite dans les fractures simples au moyen d'un bandage silicaté : dans les fractures traitées par le drainage il est indispensable de n'employer que des gouttières ou un drap fanon avec attelles latérales;

7° Dans toute amputation de la cuisse, après une *hémostase* exacte, après *placement des fils à ligature* dans l'angle inférieur de la plaie, après *application des drains* en nombre suffisant, et *enroulement* d'une bande peu serrée et imbibée d'une solution antiseptique autour du moignon, de manière à maintenir l'affrontement des surfaces traumatiques, un tampon imprégné d'une solution ou d'une poudre antiseptique est disposé sur les lèvres de la plaie. Sur ce tampon un pansement antiseptique occlusif est fixé avec soin, et le membre placé dans une gouttière métallique.

BLESSURES DE LA JAMBE

Les blessures des parties molles de la jambe ne présentent une certaine gravité que lorsque des artères sont atteintes. Dans ce cas il est nécessaire de pratiquer dans la plaie la ligature des vaisseaux ouverts. Quelquefois les tendons sont intéressés à la partie inférieure de la région ; alors les mouvements ultérieures peuvent être compromis.

Dans le traitement des fractures de la jambe, comme pour toutes les fractures, l'amputation immédiate fut primitivement la seule règle chirurgicale ; ensuite l'opération fut réservée aux fractures des deux os ; actuellement la conservation est appliquée dans beaucoup de cas de fracture double, et Legouest ne reconnaît l'amputation indispensable que : « lorsque les deux os de la jambe sont fracturés dans une grande étendue, lorsque le tibia seul est fracturé avec éclats volumineux et perte de substance osseuse considérable, lorsque la fracture du tibia communique avec l'articulation tibio-tarsienne ». Pour Billroth la meilleure méthode de traitement des fractures de la jambe est la conservation; pour Volkmann et Fischer le domaine de la conservation s'étend à toutes les fractures.

Sans doute, grâce à l'antisepsie, le champ de l'amputation doit être considérablement restreint, mais à côté de la mortalité, il existe, comme nous le verrons, un autre facteur pour décider de l'amputation : c'est le résultat fonctionnel.

Dans les cas de fracture du pied ou de la jambe on a discuté et on discute encore pour savoir si, primitivement ou secondairement, il vaut mieux désarticuler le genou, ou amputer la jambe au tiers supérieur, lieu d'élection.

Velpeau, sur 14 désarticulations du genou, avait obtenu 13 guérisons. En Crimée, la désarticulation du genou donna entre les mains de Salleron, de Maupin de médiocres résultats : la mortalité générale fut pour les opérations primitives de 84, 8 p. 100 et pour les opérations secondaires de 83 p. 100. Cependant chez les Anglais, sur 7 cas le résultat vital fut de 50 p. 100 de decès.

Baudens préféra la désarticulation du genou à l'amputation de la cuisse; J. Roux adopta la désarticulation de préférence à l'amputation secondaire de la jambe et sur un cas d'opération consécutive, il eut un succès. En Italie, le résultat de la désarticulation sur 4 opérations fut de 75 p. 100 de décès. En Amérique, sur 187 cas, la mortalité fut de 56, 6 p. 100, résultat un peu plus défavorable que celui de l'amputation de la cuisse. Il semble donc que la désarticulation du genou soit plus grave en général que l'amputation de la cuisse au tiers inférieur.

Pour défendre cette désarticulation, Otis et Delorme, son commentateur, admettent que le moignon est à la suite de la désarticulation plus apte à la prothèse qu'à la suite de l'amputation de cuisse.

A ce sujet, Nepveu et Verneuil ont récemment insisté sur les inconvénients déterminés par la pression des condyles sur le moignon peu garni qui résulte de la désarticulation du genou. Chauvel et Farabeuf ont défendu la désarticulation; mais ce dernier a montré que, actuellement, le point d'appui pour la prothèse doit toujours être pris sur l'ischion. La valeur comparative de l'amputation de la cuisse et de la désarticulation du genou n'est donc pas dans le degré de résistance du moignon, mais dans la mortalité. Or précisément la désarticulation primitive du genou est plus grave que l'amputation de la cuisse, tandis que la désarticulation secondaire, comme toutes les désarticulations consécutives, est beaucoup plus bénigne que l'opération primitive.

Dans l'amputation de la jambe au lieu d'élection, le moignon s'adapte facilement à un pilon, dont il ne dépasse pas l'épaisseur en arrière; il est dans les conditions les plus favorables pour la station et pour la marche. Au contraire l'amputation au tiers inférieur, réputée autrefois plus bénigne, avait à ce moment l'inconvénient de ne pas permettre la prothèse. Depuis lors, la jambe artificielle de Martin a rendu pratique le résultat de cette opération, mais les statistiques d'Otis démontrent que les amputations au tiers inférieur sont les plus graves, et les amputations au tiers moyen les plus bénignes.

Entre l'amputation et la conservation on a voulu placer la résection, mais dans les fractures de la jambe comme dans toutes les fractures diaphysaires, elle n'a donné que des résultats mauvais, tant sous le rapport de la mortalité que sous le rapport des résultats fonctionnels. « A la jambe, dit Stromayer, dans les cas où la mort n'a pas suivi la résection, le membre guéri est plutôt une gêne pour le blessé. » En Amérique, suivant Otis, le résultat fonctionnel à la suite des résections fut tellement mauvais, que la marche était souvent impossible directement et même avec le secours d'appareils.

Dans le traitement des fractures de la jambe la conservation est donc la règle générale.

Sans doute, au point de vue de la mortalité, le résultat paraît acquis, mais de grands progrès sont nécessaires afin de parvenir à de bons résultats fonctionnels.

Dans les fractures du tibia ou du peroné, l'os sain forme attelle et la guérison s'effectue le plus souvent sans accident. Cependant Cuignet signale pour les fractures du tibia un grave inconvénient. Le péroné dans ces fractures ne suffit pas pour soutenir le tibia qui s'incurve en dehors. Par suite de cette déviation, le plateau du tibia se trouve incliné en dedans et l'articulation péronéo-tibiale supérieure est un peu relevée. En outre, après la guérison, il existe un raccourcissement du tibia afléchi, et le péroné pour se raccourcir s'incurve en dehors. Alors sa tête glisse hors de l'articulation supérieure et se luxe en haut. Cuignet, sur 20 cas de fracture du tibia, a constaté que le péroné était 13 fois normal, 2 fois incurvé et en voie de luxation, une fois en luxation sans incurvation, 3 fois luxé en haut.

Dans les fractures doubles, les deux os ont de la tendance à se rapprocher latéralement; les fragments inférieurs entraînés par le pied roulent en dehors sur l'axe du membre; enfin, à la suite du tassement déterminé par l'affaissement du corps, la jambe se place en manche de veste. Toutes les forces de la pesanteur inhérentes à la position couchée concourent pour donner au membre une position vicieuse.

C'est contre cette action constante que doit réagir le chirurgien, et pour parvenir au but deux moyens sont à sa disposition, la *contention* et l'*extension*. A la contention, à l'aide d'un appareil plâtré ou autre, est dévolu le rôle de maintenir la rectitude du membre; à l'extension il appartient d'éviter le chevauchement des os et leur consolidation angulaire.

Pour la chirurgie de campagne nous n'aurons à nous occuper que du placement d'un appareil contentif exact.

RÉSULTATS VITAUX

Les résultats vitaux fournis par les divers modes de traitement des fractures de la jambe sont :

	MODE DE TRAITEMENT.	NOM DES AUTEURS.	NOMBRE DES CAS.	DÉCÈS.	MORTALITÉ POUR 100.
Désarticulation du genou.	Opération en général.........	Billroth, Otis.	379	223	58
	Opération primitive...........	Salleron, Otis.	116	64	55
	Opération intermédiaire.......	Otis	51	34	68
	Opération secondaire.........	Velpeau, Crimée, Roux, Otis..	47	20	42
Amputation de la jambe.	Opération en général.........	Billroth, Otis.	9265	3380	36.4
	Opération primitive...........	Chenu (1854), Otis	3880	1253	32
	Opération intermédiaire.......	Otis	1046	364	34.7
	Opération secondaire.........	Chenu, Otis..	663	262	39
	Dans les condyles.	Crimée	6	1	25
	Au tiers supérieur.	Crimée, Otis..	1753	475	27
	Au tiers moyen..	Chenu, Otis..	1451	299	20
	Au tiers inférieur.	Chenu, Otis...	1389	390	28
Résection.	Opération primitive...........	Otis.........	215	67	31.1
	Opération intermédiaire.......	Otis.........	87	29	33.9
	Opération secondaire.........	Otis.........	50	8	16
	— du tibia...	Otis.........	283	118	40
	— du péroné.	Otis.........	216	69	31.9
	— du tibia et du péroné.	Otis.........	19	11	61
Conservation.	En général.....	Otis	6927	1077	15.5
	Fracture des deux os.............	Chenu, Otis...	611	128	20.9
	Fracture du tibia.	Chenu, Otis..	2081	212	10.1
	Fracture du péroné..........	Chenu, Otis..	960	95	9.8

De ces chiffres il résulte que :

1° La désarticulation secondaire du genou est préférable à l'amputation secondaire de la cuisse;

2° L'amputation de la jambe au tiers moyen est plus favorable que l'amputation au tiers supérieur : l'amputation de Larrey dans les condyles est une excellente opération qui souvent permet d'éviter la désarticulation primitive du genou;

3° La résection secondaire réduite à une extraction d'esquilles est seule acceptable.

4° La conservation dans les fractures des deux os est aussi grave que l'amputation de la jambe au tiers moyen.

RÉSULTATS FONCTIONNELS

Sur 1149 observations rapportées par Chenu à la suites des guerres d'Italie et de 1870 nous avons constaté les résultats fonctionnels suivants. A ces observations, qui se rapportent à des blessés pensionnés, il faut ajouter sans doute quelques résultats excellents, ne figurant pas sur le rapport, parce que les blessés ont été considérés comme valides par la commission de réforme, ou parce que ces blessés ne se sont pas présentés devant cette commission.

	CHENU 1859			CHENU 1870		
	DEUX OS 87 cas.	TIBIA 68 cas.	PÉRONÉ 41 cas.	DEUX OS 724 cas.	TIBIA 48 cas.	PÉRONÉ 175 cas.
Ankylose du genou. Complète	....	....	2	34	2	3
Incomplète	3	7	2 } 4	15 } 49 = 6 p. 100	4 } 6 = 12 p. 100	2 } 5 = 3 p. 100
Ankylose en flexion	....	....	....	6	....	....
Fracture du tiers supérieur	2	6	4	22	....	3
Ankylose du cou-de-pied Complète	9 } 17	4 } 8	3 } 11	102 } 141 = 19 p. 100	6 } 8 = 17 p. 100	14 } 25 = 14 p. 100
Incomplète	8	4	8	30	2	11
Fracture du tiers inférieur	7	6	7	46	2	10
Consolidation vicieuse	36	2	....	227	7	16
Incurvation — Non déterminée	....	....	....	70	....	....
En dedans	non constatée		...	33 } 114	....	....
En dehors	....	....	....	11	....	....
Raccourcissement — De 0 à 4cm	....	....	....	140	2	....
De 4 à 6cm	....	....	....	18	....	....
De 6 à 8cm	non constaté		....	16 } 205	....	....
De 10cm	....	....	....	9	....	....
De 12cm	....	....	....	1	....	....
De 16cm	....	....	....	1	....	....
Considérable	....	....	....	20	....	....
Paralysie — Sans indication	2	....	4	13	1	1
Avec atrophie	....	....	....	10	....	....
Pied — Rétracté	5	....	....	10	....	....
Equin	....	....	....	52 } 80	3	8
Dévié en dehors	....	....	....	7	....	2
Dévié en dedans	....	....	....	20	1	4
Rétraction de la jambe	....	....	....	21	....	....
Esquilles	....	....	....	136	12[1]	8
Pseudartroses	....	....	....	12	....	....
Favorables	59	58	32	578 = 79 p. 100	43 = 89 p. 100	163 = 90 p. 100
Défavorables	25	10	8	146	5	12

1. Dans 9 cas de plaie perforante constatée de la partie spongieuse du tibia il n'y a pas eu sortie d'esquilles.

De cette statistique il résulte que :

1° Ainsi que cela arrive dans toutes les fractures diaphysaires, l'ankylose se produit dans l'articulation la plus voisine de la fracture, et cette ankylose survient plus facilement dans l'articulation placée en position déclive;

2° Les consolidations vicieuses, les incurvations, les raccourcissements du membre, les rétractions tendineuses, les déviations du pied sont fréquentes dans les fractures des deux os et rares dans les fractures d'un seul os;

4° Les esquilles fréquemment signalées dans toutes les fractures jouent un rôle considérable à l'égard des résultats fonctionnels.

TRAITEMENT

1° Dans le traitement des fractures du tibia ou du péroné, la conservation est la règle. Pour le traitement des fractures des deux os la conservation est applicable dans beaucoup de cas, surtout si l'antisepsie est possible. L'amputation primitive est indiquée lorsqu'il existe des lésions cutanées ou osseuses étendues, ou des lésions vasculaires devant certainement compromettre le résultat fonctionnel;

2° Dans les cas où la palpation ne dénonce la présence d'aucune esquille, l'exploration est inutile : après un lavage antiseptique, le meilleur traitement consiste dans l'occlusion antiseptique de la plaie et l'immobilisation du membre à l'aide d'un appareil silicaté ou plâtré;

3° Dans les fractures comminutives, après exploration, on doit autant que possible retirer les esquilles libres avec douceur par l'orifice de la plaie normale ou agrandie à l'aide d'une incision suffisante;

4° Après extraction simple des esquilles dans la conservation opérative, la plaie doit être lavée et un tampon imprégné d'une solution ou d'une poudre antiseptiques disposé sur la blessure. Sur ce tampon on applique un pansement antiseptique occlusif et on immobilise soit au moyen d'un bandage silicaté dans les fractures simples, soit à l'aide d'un appareil à atelles latérales dans les fractures traitées par le drainage;

5° Pour le traitement des plaies, à la suite de l'amputation de la jambe, on doit se conformer aux principes posés à l'égard de l'amputation de la cuisse.

Dans toute désarticulation primitive du genou, pratiquée avec les précautions antiseptiques, après une *hémostase* exacte, après *raclage* de la séreuse, après *placement des fils a ligature* dans l'angle inférieur de la plaie, après *application des drains* en nombre suffisant et *enroulement* d'une bande peu serrée et imbibée d'une solution antiseptique autour du moignon, de manière à maintenir l'affrontement des surfaces traumatiques, un tampon imprégné d'une solution ou d'une poudre antiseptiques est disposé sur les lèvres de la plaie. Sur ce tampon un pansement antiseptique est fixé avec soin.

BLESSURES DU COU-DE-PIED

Les blessures du cou-de-pied sont superficielles et peu graves, ou bien intéressent les tendons et l'articulation et rentrent dans la catégorie des blessures articulaires.

Les blessures de l'articulation tibio-tarsienne, accompagnées le plus souvent de fractures, sont justiciables de l'amputation de la jambe dans les cas graves, de la résection ou de la conservation dans tous les autres cas.

Lorsque les os sont broyés ou les tissus déchirés sur une grande étendue, l'amputation de la jambe s'impose; mais dans les lésions les plus ordinaires de la guerre, où il s'agit d'une balle ayant brisé les os, et n'ayant déterminé dans la peau que des orifices assez étroits, doit-on amputer, réséquer ou conserver? Là est la question.

Pour Sédillot et Legouest, la résection n'est possible que pour carie; dans tous les autres cas pour ces chirurgiens il faut amputer. De Langenbeck, contrairement à l'avis d'Esmarck, de Stromayer et de la plupart des chirurgiens allemands, pense que l'amputation de la jambe ne doit être préférée à la résection pour le traitement des fractures de l'articulation que lorsque le fracas des os est accompagné de larges dilacérations des parties molles, de lésions des vaisseaux et des nerfs. Gurlt et Fischer admettent la lésion étendue des parties molles, comme seule indication de l'amputation, mais remplacent la résection par une extraction primitive des esquilles avec incision et drainage.

A la rigueur la mortalité permet de fixer à quelle limite le doute commence au sujet de l'opportunité de l'amputation; mais pour décider entre la résection et la conservation, la mortalité ne suffit pas. Les résultats fonctionnels entrent pour une grande part dans l'appréciation, et même beaucoup de chirurgiens estiment que la méthode à préférer au membre inférieur est dans une certaine limite la méthode la plus utile.

La résection tibio-tarsienne, discutée par quelques auteurs, repoussée par beaucoup d'autres, adoptée par le plus petit nombre, fut primitivement appliquée au traitement des luxations et des caries, et enfin délaissée. Malgaigne tenta de la relever de son discrédit. Guthrie, en 1857, s'en déclara le partisan, et, pour appuyer son opinion, cita une statistique de 10 guérisons sur 10 opérations. Sur ces 10 opérés, 7 pouvaient marcher facilement. Plus tard, Heyfelder fit connaître les résultats obtenus dans 22 résections totales, dont 16 pour carie : sur ces 22 opérations la mortalité s'était élevée à 13, 6 p. 100; en même temps cet auteur signala comme résultat de 77 résections partielles une mortalité de 10 p. 100. Sur les 19 survivants des opérations totales, Heyfelder constata 5 résultats fonctionnels excellents avec mobilité, 4 résultats bons avec ankylose, 8 résultats assez bons ou médiocres, enfin 2 résultats mauvais qui nécessitèrent l'amputation.

Sur les 88 survivants d'opérations partielles, 84 gardèrent l'usage de leur membre.

De ces faits il résulte que les résections partielles pour carie sont de bonnes opérations au point de vue de la mortalité et de l'utilité.

Les résections pratiquées pour des blessures de guerre doivent également être étudiées sous le rapport de la mortalité, suivant qu'elles sont primitives ou secondaires, totales ou partielles et sous le rapport de l'utilité fonctionnelle.

En Amérique, les résections primitives ont été plus bénignes que les résections secondaires, contrairement aux conclusions de Langenbeck et de Neudorfer. Pendant la guerre de 1870, il ne fut fait en Allemagne que des résections intermédiaires, secondaires ou tardives ; or, d'après Gurlt la mortalité des opérations secondaires s'éleva au chiffre considérable de 38,8 p. 100. D'après Grossheim, les résections totales et les résections partielles intéressant une des deux malléoles et l'astragale ont donné les plus mauvais résultats comme mortalité et utilité. L'avantage appartient, pour ce chirurgien, aux résections mono-malléolaires ou bi-malléolaires.

Dans le traitement des blessures de guerre, la résection primitive et partielle malléolaire est donc préférable à l'opération secondaire et malléolaire-astragalienne.

Les résultats fournis par la conservation ont été moins étudiés que ceux de la résection en ce qui concerne l'utilité du membre.

Suivant Billroth, la mortalité donnée par la conservation est égale à celle de la résection ; pendant la guerre du Sleswig elle fut de 26, 9 et 23, 8 p. 100. En Amérique, selon Chisolm, elle fut de 20 p. 100. Pour Otis, la résection, en général partielle, fut plus grave que la conservation même appliquée au traitement des fractures totales. En 1870 Lucke, Billroth, Cormac, Socin, Vaslin, Fischer, Swinzinger constatèrent sur 33 cas 6 décès, soit une mortalité de 18 p. 100 ; Beck sur 36 observations n'eut que 4 décès (11 p. 100).

Quant aux résultats fonctionnels, Otis dit qu'ils ne furent pas satisfaisants ; Berthold, Fischer préfèrent les résultats obtenus à la suite de la conservation aux résultats fournis par la résection. Quelques observations consignées dans Chenu nous permettront de mieux juger des accidents qu'entraîne le traitement conservateur, mais qu'une chirurgie antiseptique, soutenue par une immobilisation attentive, peut considérablement diminuer.

RÉSULTATS VITAUX

Les résultats vitaux fournis par les divers modes de traitement des fractures tibio-tarsiennes sont les suivants :

	MODES DE TRAITEMENT.	NOMS DES AUTEURS.	NOMBRE DES CAS.	DÉCÈS.	MORTALITÉ POUR 100.
Résection.	Opérations en général...............	Otis, Gurlt...	178	60	33.7
	Opérations primitives.	Otis.........	11	2	18.0
	Opérations intermédiaires...........	Otis, Gurlt...	14	5	35.7
	Opérations secondaires...........	Gurlt Otis...	129	43	33.3
	Opération totale....	Grossheim...	46	20	43.4
	Malléole et astragale.	Grossheim...	11	6	54.5
	Malléolaire.........	Grossheim...	39	8	20.5
Conservation.	En général.........	Billroth, Chenu, Otis, Beck, Fischer......	631	120	19.0
	Occlusion antiseptique............	Rehyer......	5	»	»
	Fracture malléole et astragale.........	Otis.........	21	5	23.8
	Fracture de l'astragale.............	Otis.........	16	3	18.0
	Fracture malléolaire.	Otis.........	226	29	12.7

De ces chiffres il résulte que :

1º L'amputation de la jambe est en général préférable à la résection tibio-tarsienne ;

2º La résection primitive est moins grave que la résection secondaire. L'ablation de l'astragale double la gravité des résections malléolaires ;

3º La conservation est en général préférable à l'amputation et à la résection : comme dans les résections, la lésion de l'astragale augmente considérablement, la gravité des fractures malléolaires.

RÉSULTATS FONCTIONNELS

Chenu, à la suite de la guerre d'Italie, rapporte 9 observations de résections.

Sur 4 cas de résection totale nous constatons 2 résultats bons avec ankylose et 2 résultats défavorables, l'un médiocre avec ankylose, l'autre mauvais sans ankylose, mais avec nécrose des os.

Sur 5 résections partielles, 2 résultats sont excellents avec ankylose incomplète et 3 sont bons avec ankylose complète.

En Amérique, les résultats fonctionnels, dit Otis, furent déplorables, tant pour les résections primitives que pour les résections secondaires.

Sur 22 cas, dont le résultat fut constaté, on nota :

3 fois une amputation secondaire,

19 fois la jointure gonflée, la marche impossible sans béquilles ou une canne.

Gurlt, à la suite des résections pratiquées pendant la guerre de 1870, a constaté sur 55 cas :

Résultat favorable .... 29 fois.
— défavorable....................... 26 —
Ankylose.................................... 34 —

L'étude de Grossheim sur la résection tibio-tarsienne nous permet de connaître le résultat comparatif des résections totales et partielles.

Sur 10 résections totales on trouve :

Ankylose.................................... 10 fois.
Cette ankylose plaça le pied en équin pur..... 3 —
       —   —   —   valgus.. 2 —
       —   —   —   varus... 2 —
       —   —   en varus pur.... 1 —
       —   —   à angle droit.... 2 —

Le raccourcissement varia de 2 à 15 centimètres.

En somme, dit l'auteur, les résultats furent mauvais, et ils le furent par suite d'un traitement vicieux.

Sur 15 cas de résections partielles malléolaires et astragaliennes ou astragaliennes, Grossheim a constaté.

11 résultats assez bons, marche facile avec une canne.

3 résultats mauvais dont 2 avec pied équin et avec pied dévié. Dans les 3 cas la marche était douloureuse et impossible.

1 résultat très mauvais ayant nécessité une amputation secondaire.

Sur 19 résections malléolaires, Grossheim a relevé les résultats suivants :

5 opérés pouvaient marcher avec ou sans canne ; 2 d'entre eux avaient même conservé de la mobilité dans l'articulation.

Les autres opérés, atteints d'ankylose vicieuse ou de déviation et de sublation du pied ne pouvaient pas se servir de leur membre.

En somme les résultats généraux sont :

Résection totale........ 10 cas { favorable...... 2
                                 { défavorable.... 8
Résection malléolaire et   { favorable..... 11
   astragalienne......... 15 — { défavorable ... 4

Résection malléolaire... 19 — { favorable...... 5 / défavorable... 14

De ces statistiques il résulte que la résection totale donne des résultats mauvais ; au contraire, à la suite de la résection partielle les résultats sont plus utiles ; or précisément c'est dans les fractures partielles que la conservation donne une mortalité minime.

Otis constate que les résultats de la conservation n'ont pas été très satisfaisants.

Berthold dit que les résultats défavorables à la suite de la conservation n'ont pas été rares.

Ewers, sur 17 cas, a noté :

5 mouvements parfaits ;

7 ankyloses dont 3 avec déviation du pied.

Fischer sur 10 cas de conservation a constaté 10 résultats défavorables, qui cependant n'étaient pas plus mauvais que ceux qu'il avait observés à la suite de la résection.

Dans le rapport de Chenu (1859) nous constatons les résultats suivants :

Fracture malléolaire et astragalienne : 2 cas.

Ankylose...... 2 / Pied équin.... 1 } Résultats médiocres.......... 2 / Carie du tarse. 1

Fracture malléolaire 4 cas.

Ankylose........ 4 / Carie de la malléole } Résultat { favorable... 3 / interne........ 1 / défavorable. 1

A la suite de la guerre de 1870, Chenu rapporte les observations qui suivent.

	LÉSION de l'articulation. 39 cas.	FRACTURE malléolaire 117 cas.	FRACTURE malléolaire et astragalienne 15 cas.
Ankylose { complète	26 } 34	81 } 103	13 } 15
incomplète	8	22	2
non signalée	5	1	...
Ankylose du tarse	. .	...	3
Arthrite { simple	1 } 2	1	...
suppurée	1	...	...
Col vicieux	...	8	2
Raccourcissement de 0 à 4 cent.	...	1	...
Pied { Équin	3	11	2 } 3 = 20 p. 100.
dévié en dehors	...	9	1
dévié en dedans	...	2	...
doigts { en griffe	3	3 } 29 = 24 p. 100.	...
en extension	...	2	...
Saillie du tarse { en dehors	...	1	...
en dedans	...	1	...
Esquilles	...	14	1
Balles non extraites	1	1	1
Résultat { favorable	34 = 87 p. 100.	97 = 80 p. 100.	11 = 73 p. 100
défavorable	5	20	4

De cette statistique et des observations rapportées
par divers auteurs il résulte que :

1° Les résultats fonctionnels obtenus par la conservation dans le traitemeut des fractures totales, sont
meilleurs que les résultats fournis par la résection
totale ;

2° Dans le traitement des lésions de la synoviale
et des fractures malléolaires, le traitement par la conservation donne de bons résultats, et l'ankylose souvent incomplète permet la mobilité ;

3° La plupart des accidents constatés à la suite de la conservation sont déterminés, les rétractions tendineuses par des accidents inflammatoires, les déviations par des positions vicieuses. Un traitement antiseptique et une contention plus attentive peuvent les prévenir.

TRAITEMENT

1° Dans le traitement des fractures de l'articulation tibio-tarsienne, l'amputation primitive de la jambe est indiquée dans les cas de fracture compliquée de lésion étendue des parties molles, de lésion considérable des os, surtout de l'astragale, ou de lésion des artères tibiales, antérieure et postérieure.

2° Lorsque la palpation extérieure ne dénonce la présence d'aucune esquille, l'exploration est inutile et le traitement consiste dans l'occlusion antiseptique et l'immobilisation.

3° Dans les fractures comminutives on doit pratiquer l'extraction des esquilles libres soit par l'orifice de la plaie, soit à l'aide d'incisions latérales, et traiter la blessure, par la conservation, avec drainage, sauf à recourir ultérieurement à une résection secondaire.

4° Après extraction antiseptique des esquilles libres dans la conservation expectative ; après incisions latérales, extraction des esquilles libres et drainage dans la conservation opérative, la plaie est lavée avec une solution antiseptique et un tampon imprégné d'une solution ou d'une poudre antiseptiques est disposé sur la blessure. Sur ce tampon on applique un pansement occlusif antiseptique : l'immobilisation est pratiquée autant que possible au moyen d'un bandage silicaté ou plâtré dans les cas de conservation expectative, à l'aide d'une gouttière dans les cas de conservation opérative avec drainage.

BLESSURES DU PIED

Les blessures des parties molles du pied sans fracture sont assez rares; celles de la région plantaire exposent à des suppurations prolongées; celles de la région dorsale à la rétraction des tendons et l'immobilisation des doigts. Généralement après la cicatrisation des plaies des parties molles, la marche est possible.

Les fractures du pied comptent parmi les lésions les plus délicates de la chirurgie. Dans le traitement de ces blessures une amputation peu justifiée, une conservation trop hardie exposent, l'une à beaucoup de dangers pour la vie, l'autre au maintien d'un membre inutile ou gênant, quelquefois même à des amputations secondaires.

Le pied repose sur le sol par trois points d'appui, deux antérieurs, les têtes du premier et du cinquième métatarsien, un postérieur, la face inférieure du calcanéum. Entre ces points d'appui le pied forme une voûte ouverte en dedans et sur le point culminant de la voûte repose l'axe de la jambe.

Toute opération qui détruit la voûte du pied dans le sens antéro-postérieur ou latéral, expose le pied au renversement en avant comme dans l'opération de Chopart, aux déviations latérales comme dans les désarticulations du premier ou du cinquième métatarsien.

En principe les opérations rationnelles sont celles qui, comme les désarticulations des orteils ou des métatarsiens (Lisfranc), ne modifient pas ou modifient peu la voûte plantaire, ou bien celles qui détruisent cette voûte en posant l'axe de la jambe directement sur le sol : ces dernières opérations sont les désarticulations sous-astragalienne ou tibio-tarsienne, la résection de Pirogoff.

La conservation pour être utile doit aboutir au même résultat ; elle doit ou maintenir la voûte plantaire ou faire du pied une masse osseuse solide, qui permette à l'axe du membre inférieur de reposer directement sur le sol.

Dans les fractures des métatarsiens, le résultat est assez facile à atteindre. Généralement la lésion se borne à une fracture esquilleuse de un ou de deux os, et, grâce à l'ablation de quelques esquilles, la guérison s'accomplit sans entraîner une longue suppuration. Après la consolidation des fragments, la partie antérieure de la voûte se rétablit assez pour produire un excellent résultat.

Dans les fractures du tarse, le projectile pénètre dans des os spongieux, qu'il traverse, il est vrai, facilement, en ne produisant que des esquilles petites et faciles à enlever. Mais des articulations assez grandes sont ouvertes, et autour du squelette se trouvent des tendons placés dans des gaines synoviales, qui, par suite d'une lésion directe ou d'accidents inflammatoires de voisinage, peuvent guérir avec des rétractions et des adhérences. Si le chirurgien, pendant le traitement, n'a pas maintenu le pied dans la rectitude, de là résultent des déviations irrémédiables, des pieds en varus, en valgus, en griffe, etc.

En outre, à côté du tarse se trouve l'articulation tibio-tarsienne, qui fréquemment s'enkylose et peut s'ankyloser à angle obtus : de là un pied équin.

Enfin la blessure du tissu osseux spongieux entraîne dans certains organismes la carie et des fistules interminables, pour la guérison desquelles une opération secondaire devient souvent nécessaire.

Il faut que les fractures du pied traitées par la conservation guérissent vite pour bien guérir.

Par l'opération primitive, le chirurgien fixe de suite le but qu'il veut atteindre, mais qu'il ne peut pas dépasser; avec la conservation, tant vaut le traitement de chaque jour, tant valent les résultats. Dans les fractures du pied plus que partout ailleurs, le choix de la méthode curative, opération ou conservation, détermine la mortalité ; mais dans ces fractures plus que dans toutes les autres, le traitement plus que la lésion fixe le résultat fonctionnel. C'est pour cela que la conservation, déjà admise comme règle générale de traitement, paraît appelée à devenir, grâce à une antisepsie occlusive exacte, grâce à une immobilisation régulière et absolue, presque la seule méthode de traitement.

Legouest limite l'amputation aux cas d'écrasement du pied ; mais, pour les autres fractures, il admet les opérations partielles ou l'extraction des esquilles.

« En Amérique, dit Otis, la conservation fut la règle générale du traitement, et, même dans les fractures du calcanéum, la guérison fut obtenue sans difficulté. » Pour Billroth, dans les cas de lésion du pied par projectile de fusil, il faut appliquer un appareil plâtré très solide. La question de savoir si l'on doit continuer l'emploi de cette méthode, s'il faut se borner à l'extraction des esquilles, à la résection, à l'extirpation des os ou s'il est nécessaire d'amputer, dépend tout à fait de l'étendue de la blessure.

En somme de l'opinion des chirurgiens il semble résulter :

1° Que dans la chirurgie primitive on doit admettre l'amputation pour les écrasements du pied, et la conservation avec extraction des esquilles et immobilisation pour les autres fractures ;

2° Que les amputations partielles ou les résections étendues sont du domaine de la chirurgie restauratrice secondaire.

RÉSULTATS FONCTIONNELS

Les seuls résultats assez nombreux et détaillés pour nous permettre de porter un jugement sont ceux d'Otis. Nous prendrons pour base leur analyse faite par Delorme.

MODE DE TRAITEMENT.		NOMS des AUTEURS.	NOMBRE DE CAS.	DÉCÈS.	MORTALITÉ POUR 100.
Désarticulation tibio-tarsienne.	Opération en général...	Otis.....	159	40	25.1
	Opération primitive....	Otis.....	103	20	22.7
	Opération intermédiaire.	Otis	39	14	35.0
	Opération secondaire...	Otis	7	1	7.7
	Syme et Pirogoff.......	Billroth .	152	114	75.0
	Syme.................	Otis.....	82	21	25.6
	Pirogoff..............	Otis.....	49	14	28.5
	Méthodes diverses, sauf le procédé à lambeau plantaire interne.....	Otis.....	28	5	17.8
Amputations partielles.	De Chopart...........	Otis.....	83	11	13.2
	De Lisfranc...........	Otis.....	41	8	17.0
	De 1 à 4 métatarsiens avec les orteils correspondants...........	Otis	108	9	8.3
	D'orteils..............	Otis	1122	29	2.5
Résection.	En général...........	Otis.....	97	18	19.3
	Tarsienne............	Otis.....	31	5	16.6
	Tarsienne primitive....	Otis	13	3	23.0
	Tarsienne secondaire...	Otis.....	9	1	11.0
	Métatarsienne.........	Otis.....	57	8	14.8
	Métatarsienne primitive..	Otis.....	35	6	17.0
	Métatarsienne secondaire.	Otis.....	7	»	»
Conservation		Otis.....	3560	135	4.1
		Billroth .	370	35	10.0

De ces chiffres il résulte que :

1° La désarticulation tibio-tarsienne primitive (22, 7 p. 100) est aussi grave que l'amputation de la jambe au tiers moyen (20 p. 100); la désarticulation secondaire donne des résultats excellents;

2° Les amputations du pied par les procédés de Syme et de Pirogoff présentent une gravité assez considérable ;

3° Les opérations partielles par le procédé de Lisfranc et de Hey paraissent plus graves que l'amputation de Chopart ;

4° Les résections secondaires, réduites à des ablations d'esquilles ou à des curages à la suite de caries, sont seules admissibles ;

5° La conservation est le mode de traitement le plus favorable.

RÉSUTATS FONCTIONNELS

Trois grandes méthodes opératoires d'amputation totale du pied visent théoriquement le but de faire reposer le membre directement sur le sol. Ce sont : 1° l'amputation sus-malléolaire par les procédés de Marcellin Duval, Guyon, Farabeuf ; 2° la désarticulation tibio-tarsienne par les procédés en raquette, à lambeau interne, à lambeau talonnier, avec ou sans section des malléoles et de la surface cartilagineuse du tibia, suivant la méthode de Syme ou de Legouest ; 3° la résection tibio-calcanéenne par les procédés de Pirogoff, de Sédillot, de Pasquier. Tous ces procédés sont excellents, et, du moment que l'ablation du pied est décidée, le choix de la méthode varie avec la nature de la blessure, la position sociale du blessé, le moment de l'opération, le milieu où l'on opère.

Au contraire, pour juger des amputations partielles, l'étude du résultat fonctionnel est d'une grande importance, parce que le chirurgien peut s'en tenir à la conservation, ou choisir une autre opération partielle, ou recourir à l'amputation tibio-tarsienne.

Les amputations des orteils ou des métatarsiens conservent assez de l'avant-pied pour que les conditions de la marche ne soient que légèrement modifiées.

L'amputation tarso-tarsienne est jugée mauvaise par la plupart des chirurgiens, notamment par Sédillot, qui l'accuse de provoquer, malgré la ténotomie du tendon d'Achille, le renversement du pied en avant.

L'amputation sous-astragalienne, défendue par Maisonneuve, Malgaigne, M. Perrin, offre des conditions excellentes pour la marche, et certainement doit être préférée à l'opération de Chopart.

Cependant les opérations partielles sont assez graves ; elles ne sont donc possibles que lorsque la conservation est inapplicable à cause des mauvais résultats que son emploi peut entraîner.

Nous avons relevé dans les rapports de Chenu, 1859 et 1870, un grand nombre d'observations de fractures du pied traitées par la conservation, et nous avons constaté que cette méthode de traitement avait donné des résultats satisfaisants.

Le tableau suivant contient les observations consignées à la suite de la guerre d'Italie ; les résultats constatés après la guerre de 1870 sont identiques.

	FRACTURE du calcanéum 13 CAS.	FRACTURE du tarse 19 CAS.	FRACTURE des métatarsiens 28 CAS.
Ankylose tibio-tarsienne....	1	8	»
Rétraction du tendon d'Achille.	2	»	»
Rétraction des orteils.......	1	1	»
Déviation du pied en dehors.	»	1	»
Carie....................	2	4	»
Résultats { Favorables......	9	15	27
{ Défavorables....	4	4	1

Les fractures du calcanéum et du tarse exposent à l'ankylose tibio-tarsienne, celles du tarse beaucoup plus que celles du calcanéum.

Les fractures du calcanéum favorisent la rétraction du tendon d'Achille; celles du tarse les déviations du pied.

La carie est fréquente dans les fractures du calcanéum et du tarse.

Les fractures des métatarsiens guérissent sans accident.

TRAITEMENT

1° L'amputation primitive du pied est nécessaire dans les cas d'écrasement des os avec lésion étendue des parties molles.

2° La conservation est en général préférable aux amputations partielles.

3° Lorsque la palpation extérieure ne dénonce la présence d'aucune esquille, l'exploration est inutile ; le traitement dans ce cas repose sur l'occlusion antiseptique de la blessure, et l'immobilisation au moyen d'un bandage silicaté ou plâtré.

4° Dans les fractures comminutives, l'extraction des esquilles libres doit être pratiquée par l'orifice de la plaie normale ou agrandie au moyen d'une incision.

5° Après extraction antiseptique des esquilles libres dans la conservation expectative ; après incision, extraction des esquilles libres et drainage dans la conservation opérative, la plaie est lavée avec une solution antiseptique et un tampon imprégné d'une solution ou d'une poudre antiseptiques est disposé sur la blessure. Sur ce tampon on applique un pansement antiseptique occlusif et l'immobilisation est établie au moyen d'un bandage silicaté ou plâtré.

6° Dans les cas de désarticulation tibio-tarsienne ou d'amputation partielle on doit se conformer aux règles précédemment décrites.

CHAPITRE II

L'intervention du chirurgien a lieu de trois manières : elle est souvent limitée à la compression temporaire des vaisseaux, c'est-à-dire à l'hémostase temporaire à la suite d'une plaie simple ou pendant une opération. Dans le traitement des plaies vasculaires cette intervention consiste dans la ligature comme moyen d'hémostase définitive; enfin pour le traitement des blessures de quelques organes et des fractures diverses, elle est opérative dans un but de guérison.

De là résultent pour l'étude de l'intervention chirurgicale deux grandes classes :

1° L'intervention hémostatique, par compression ou par ligature;

2° L'intervention opérative;

De l'intervention hémostatique

1° *Hémostase par compression.*

La *compression* est *médiate* ou *immédiate* selon qu'elle agit sur les vaisseaux par l'intermédiaire des parties molles ou directement sur eux.

La compression médiate s'exerce sur toute l'étendue ou sur un point du trajet d'une artère.

1° La compression sur *toute l'étendue* du vaisseau s'exerce au moyen de bandages compressifs, bandages de *Theden* et *d'Esmark*, qui ont pour but, tout en comprimant particulièrement le point malade, d'empêcher le gonflement œdémateux des parties situées au-dessous et de modérer l'abord du sang dans l'origine du vaisseau.

Theden appliquait des compresses longues sur tout le trajet de l'artère, pour modérer et suspendre l'abord du sang, et les soutenait par des tours de bande médiocrement serrés, en humectant le tout d'une liqueur astringente.

Le procédé de Gangha consiste à comprimer au moyen de doloires tout le membre à partir de son extrémité jusqu'auprès de la blessure, à poser sur celle-ci un gros tampon imbibé de substances astringentes, à placer sur ce tampon quelques compresses et trois ou quatre tours de bande, ensuite à fixer sur la continuité du trajet de l'artère un cylindre de bois enveloppé de linge, ou une attelle, ou des compresses graduées.

Il faut avoir soin de rendre la compression égale.
Ce bandage se relâche facilement, cause beaucoup de
douleurs aux malades et ne peut être utilisé que

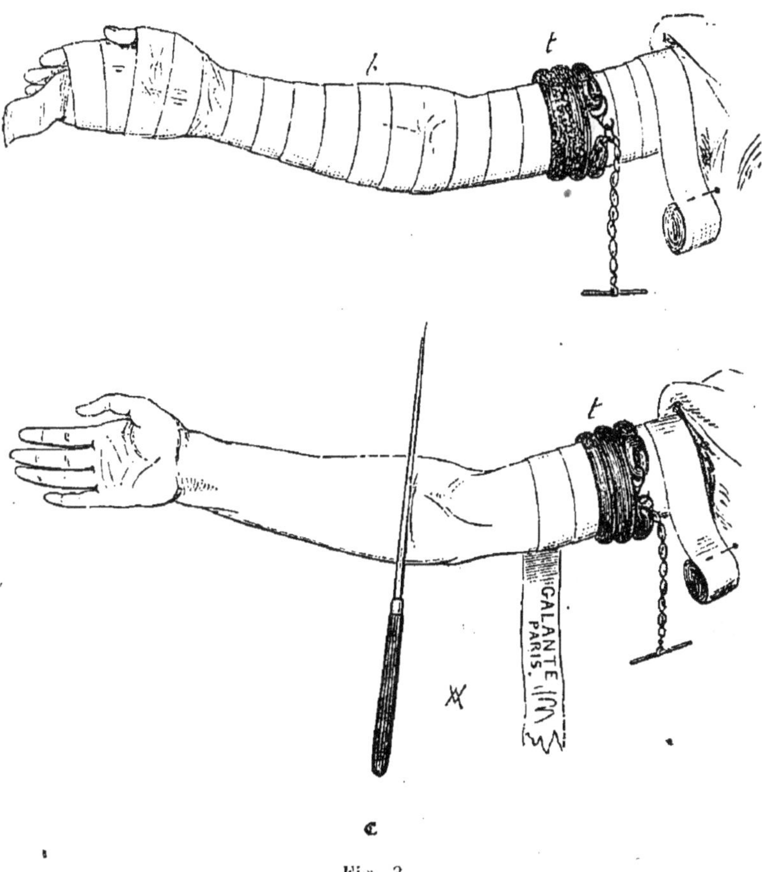

Fig. 3.

comme moyen hémostatique extemporainé et temporaire.

La *bande d'Esmarck* se compose d'une bande en
caoutchouc et d'un gros tube de caoutchouc armé à

ses deux extrémités d'une chaîne métallique et d'une barre d'arrêt.

Pour appliquer l'appareil d'Esmarck, on roule la bande à partir de l'extrémité inférieure du membre jusqu'au-dessus de la plaie vasculaire ou du point désigné pour l'opération, et on la serre de manière à faire refluer vers le tronc tout le sang contenu dans les points recouverts. Au-dessus du point de section on applique alors le tube de caoutchouc, véritable compresseur artériel et on retire la bande (fig. 3).

Ce bandage, procédé essentiellement temporaire à cause de l'anémie qu'il développe, expose à des hémorrhagies post-opératoires, peut-être à des hémorrhagies consécutives (Chauvel). Fischer repousse son emploi pour les opérations primitives du champ de bataille où l'hémostase doit être rapide, et le reconnaît utile dans les hôpitaux sédentaires, parce qu'il facilite les résections délicates de la chirurgie secondaire.

2° La compression sur *un point du trajet artériel* est pratiquée au moyen : 1° de l'occlusion de la plaie; 2° du tamponnement; 3" de la flexion exagérée du membre; 4° du garrot; 5° du tourniquet; 6° des compresseurs mécaniques; 7° de la pelote ou du cachet; 8° des doigts.

L'hémostase par *occlusion de la plaie* résulte d'une compression sur l'orifice de la plaie vasculaire, par suite de l'occlusion de la plaie extérieure. Cette occlusion, applicable dans les plaies des vaisseaux de petit calibre, est pratiquée au moyen de la suture entortillée, de l'application sur la blessure d'une bande, d'un mouchoir.'

Le *tamponnement* à l'aide de la charpie, de l'ouate, de la mousse, d'un sac en caoutchouc rempli d'air est utile comme moyen complémentaire de l'occlusion.

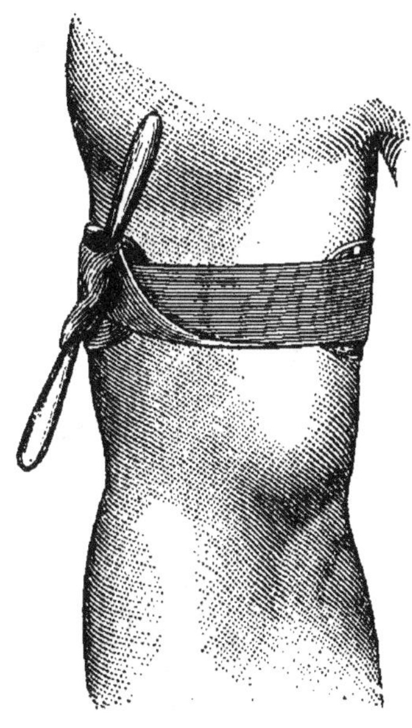

Fig. 4.

La *flexion exagérée* du coude et du genou est un procédé d'hémostase temporaire applicable aux hémorrhagies de l'avant-bras, de la main, de la jambe et du pied.

Le *garrot* se compose d'un lien dont on entoure le membre et que l'on serre à volonté au moyen d'un bâtonnet. Sur le trajet de l'artère, une pelote, comprimée par le ruban, arrête la circulation (fig. 4).

Le *tourniquet* le plus simple est celui de Lüer. Il se compose de deux pelotes réunies par un large ruban et pouvant être maintenues serrées au moyen d'une boucle. Pour pratiquer l'hémostase, on ap-

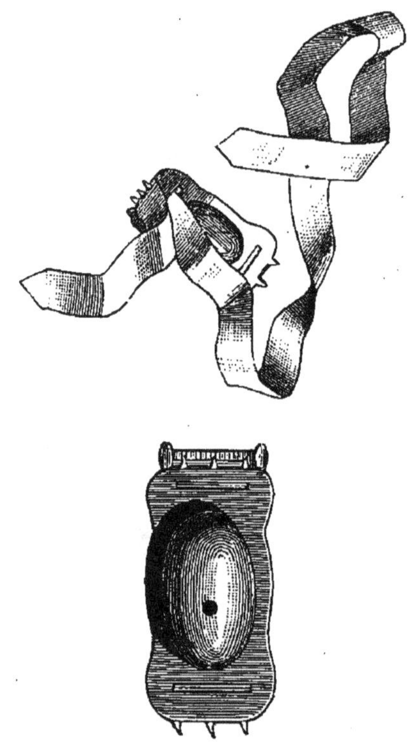

Fig. 5.

plique la pelote à boucle sur l'artère et l'autre pelote est placée sur un point opposé du membre. La compression est exercée et maintenue en tirant sur le ruban que l'on fixe à l'aide de la boucle (fig. 5).

Cet appareil, comme le garrot, gêne la circulation

de retour et détermine l'engorgement des parties subjacentes.

Le *tourniquet à baguettes*, facile à improviser, est préférable sous le rapport de l'étranglement au tourniquet à pelotes. Il se compose de deux baguettes

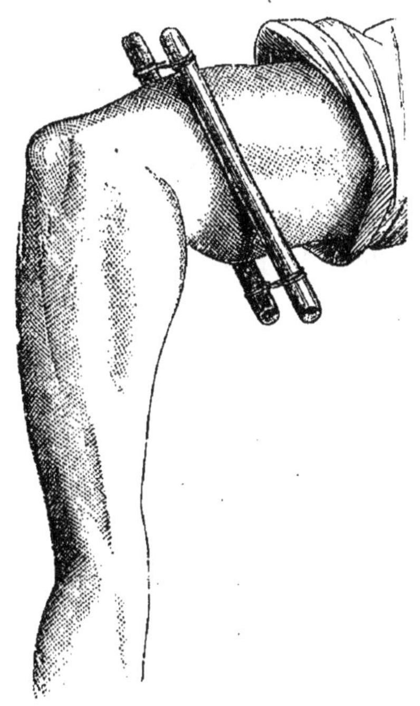

Fig. 6.

dans les extrémités desquelles on taille une légère encoche et de deux bouts de bande (fig. 6).

Ces baguettes d'un diamètre de 2 à 3 centimètres et d'une longueur de 20 centimètres environ sont attachées l'une contre l'autre à l'une des extrémités, disposées sur le membre de telle sorte que l'une d'elles repose sur l'artère, et serrées à l'autre extrémité jusqu'à compression effective.

Les *compresseurs mécaniques* se composent de pelotes maintenues par une tige d'acier; cette disposition permet de ne faire la compression que sur l'artère.

La *pelote*, dont celle de Larrey, réglementaire pour le service de santé français, est le type, se fixe sur le membre au moyen d'un ruban à boucles. L'application de ce procédé douloureux d'hémostase est délicate mais très commode pour la chirurgie de guerre.

Le *cachet* est une pelote à manche que l'on soutient avec la main sur le trajet de l'artère. Son action est très infidèle.

La *compression digitale* est le mode le meilleur et le plus simple d'exercer pendant les opérations une compression momentanée et mesurée sur une artère.

L'aide reconnaît lui-même la position du vaisseau, en sent les battements et peut le retrouver s'il lui échappe.

L'aide chargé de la compression doit suivre des yeux tous les temps de l'opération afin de bien mesurer son action.

Il ne doit pas se servir du pouce, mais de l'extrémité des quatre autres doigts disposés sur le trajet de l'artère, qui est ainsi pressée sur une plus grande étendue. Si ses doigts se fatiguent et s'engourdissent par suite de la continuité de l'effort, il les soutient avec l'autre main ou un assistant appuie sur eux; pendant ce léger temps de repos, les muscles reprennent leur force (Sédillot).

Heyfelder admet indistinctement la compression avec le pouce ou avec les doigts.

On peut comprimer :

L'*aorte* sur la colonne vertébrale au travers des parois abdominales.

Les *carotides* sur la région cervicale des vertèbres

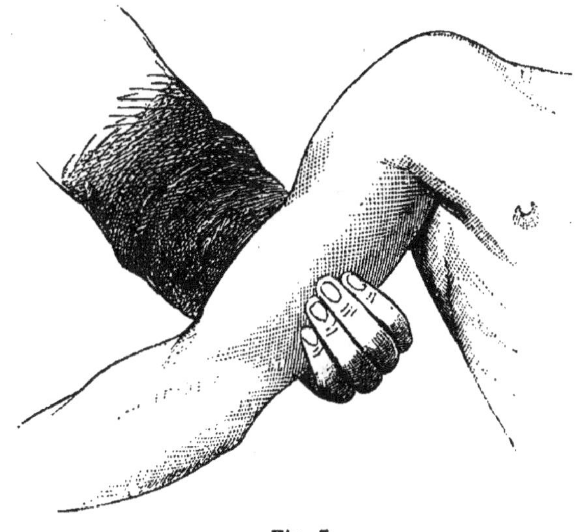

Fig. 7.

ou vers l'apophyse transverse de la sixième vertèbre cervicale (tubercule carotidien de Chassaignac).

L'*artère vertébrale* dans l'intervalle de la clavicule à ce tubercule ou entre le scalène antérieur et le muscle long du cou.

Le *faciale* à l'angle de la mâchoire.

La *temporale* au-devant de l'oreille et sur les parois du crâne.

L'*occipitale* derrière et un peu au-dessous de l'apophyse mantoïde.

La *sous-clavière* sur la première côte.

L'*axillaire* sur la deuxième ou la troisième côte ou dans l'aisselle sur l'humérus.

L'*humérale* dans toute sa longueur sur l'humérus,

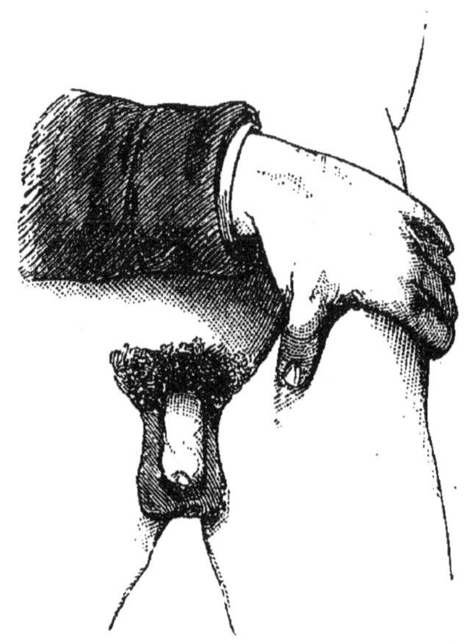

Fig. 8.

mais particulièrement dans sa partie moyenne en dedans et en arrière du muscle biceps.

La *radiale* vers le poignet sur le radius.

La *cubitale* à la même hauteur sur le cubitus.

L'*arcade palmaire* dans la paume de la main, mais incomplètement.

Les *collatérales des doigts* sur les phalanges correspondantes.

L'*iliaque externe* au détroit supérieur derrière le ligament de Poupart, au devant du pubis.

La *fémorale*, dans le triangle du Scarpa, ou bien avant son passage dans l'anneau des adducteurs sur la face antérieure de la cuisse.

La *poplitée*, dans le creux du jarret grâce à la flextion du genou.

La *tibiale postérieure* derrière la malléole interne.

La *pédieuse* sur le dos du pied.

La *compression immédiate* s'exerce sur l'orifice des vaisseaux à l'aide des doigts ou d'instruments appropriés.

Pendant une opération les doigts d'un aide appliqués sur les orifices des petits vaisseaux sont utiles; cependant le moyen le plus simple de faire une compression réelle et durable consiste à se servir des petites pinces à ressort croisé, qui s'ouvrent par pression comme les serres fines de Vidal. On saisit l'embouchure des vaisseaux avec ces pinces, qui restent appendues à la surface de la plaie jusqu'au moment où on les remplace par une ligature.

Hémostase par ligature

On distingue les ligatures en médiate, immédiate, temporaire, d'attente, permanente; on les étudie sous le rapport de leur forme, de leur volume, de leurs moyens d'application, des phénomènes qu'elles déterminent, et, depuis la découverte de l'antisepsie, sous le rapport de la nature résorbable ou non résorbable, antiseptique ou non antiseptique du fil employé.

Nous ne parlerons que de la ligature immédiate et permanente que le chirurgien applique dans la plaie, à la suite d'une opération ou sur le trajet d'une artère.

L'application d'une ligature dans une *plaie à la suite d'une opération*, se compose de trois temps : 1° la recherche; 2° l'isolement du vaisseau ouvert; 3° le placement du fil.

La *recherche* du vaisseau est faite dans le point qu'il occupe normalement; sa découverte est facilitée par la gangue celluleuse qui l'entoure et au milieu de laquelle on aperçoit son calibre béant. Parfois il est utile de suspendre la compression pendant un instant, afin que la sortie d'un filet de sang indique la position exacte de l'ouverture.

Avec une pince tenue de la main droite, le chirurgien saisit l'extrémité béante du vaisseau, dans le sens de la longueur et l'attire en dehors par une légère traction, pendant qu'avec une seconde pince, tenue de la main gauche, il l'isole avec soin des parties voisines dans une étendue de un demi à un centimètre suivant son calibre.

L'artère isolée, le chirurgien la saisit en travers, avec une des pinces, à quelques millimètres de son extrémité; il l'aplatit par une légère pression et fait saillir en avant le bout de la pince, pour le bien dégager des tissus.

Tenant entre les doigts de chaque main les chefs du fil, dont la longueur ne doit pas dépasser 35 à

40 centimètres, l'aide en porte le milieu en dessous de la pince, en faisant glisser une de ses mains sous l'avant-bras du chirurgien. Il relève alors les mains, croise les chefs du fil et forme une anse simple qu'il resserre peu à peu en rapprochant de la pince ses deux indicateurs, dont la pulpe est appliquée sur les

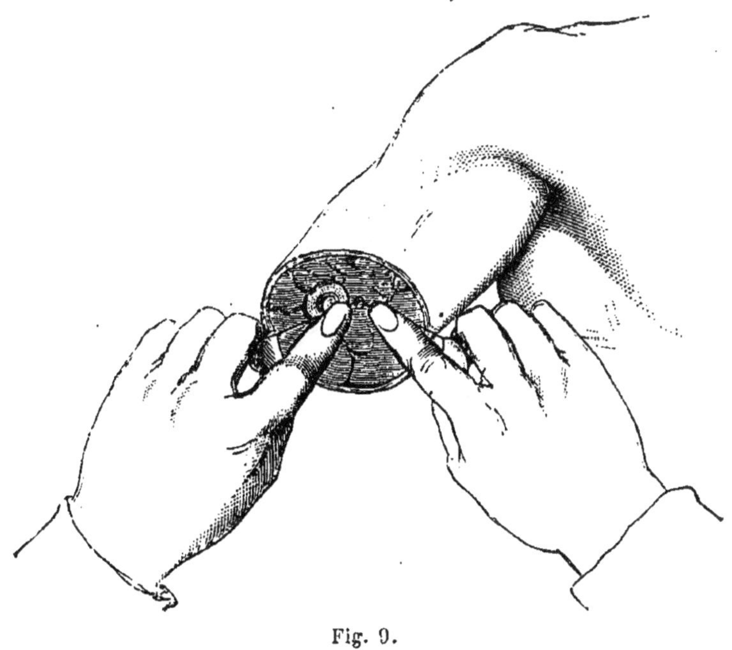

Fig. 9.

liens solidement maintenus. Il engage ainsi l'anse du fil en dessus de l'extrémité des pinces évitant avec soin de les comprendre dans les ligatures. Avant de faire le premier nœud, il doit veiller également à ce que les fils ne soient pas tordus, afin d'obtenir un *nœud droit.*

Pour serrer le nœud, l'aide rapproche peu à peu

l'extrémité de ses index opposés dos à dos, les faisant glisser le long du fil qui se réfléchit sur leur pulpe, et lorsqu'ils sont presque en contact, il exerce sur les chefs une traction suffisante pour couper les tuniques internes du vaisseau. L'anse doit être placée bien perpendiculairement à l'axe de l'artère.

Le premier nœud bien serré, l'aide fait un second

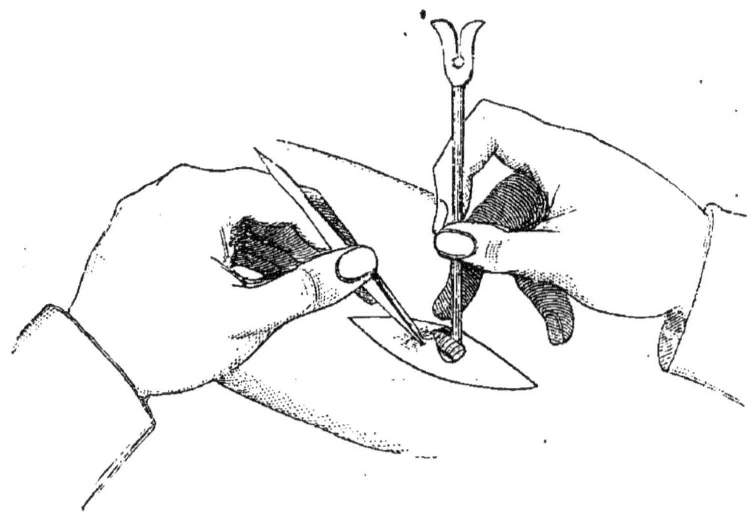

Fig. 10.

nœud pour l'assurer et la pince est retirée. On coupe un des chefs du fil près du nœud ; le second chef est conduit en dehors (Chauvel).

L'application d'une ligature *sur un point* du trajet d'une artère se compose de cinq temps : 1° l'incision de la peau ; 2° la recherche du vaisseau ; 3° l'isolement de l'artère ; 4° le placement du fil ; 5° le serrement du nœud.

L'incision de la peau et la recherche du vaisseau

consistent dans l'exécution des divers temps que nous indiquerons en parlant de la ligature de chaque artère.

Pour pratiquer l'*isolement* de l'artère, l'opérateur prend une pince de la main gauche : avec les mors légèrement écartés et appliqués sur l'artère, il saisit un pli de la gaine celluleuse. Au moyen de la sonde cannelée tenue de la main droite, près de son extrémité, il déchire cette gaine et par de petits mouvements de va-et-vient, il isole le vaisseau d'un côté sur une petite étendue (fig. 10).

La même manœuvre est répétée de l'autre côté.

Le placement du fil au-dessous du vaisseau doit être pratiqué de préférence au moyen des aiguilles de Cooper, de Deschamps, de Marcellin Duval.

Le serrement du nœud a lieu de la même manière que dans la ligature d'une artère à la surface d'une plaie d'opération.

RÈGLES SPÉCIALES

POUR LES LIGATURES LES PLUS UTILES

OU LES PLUS USUELLES

LIGATURE DE L'ARTÈRE CAROTIDE PRIMITIVE

A LA PARTIE MOYENNE

Rapports. — Les artères carotides sont placées dans l'angle rentrant formé par le conduit œsophago-trachéal et les muscles antérieurs du cou. La veine jugulaire est en dehors de l'artère pendant tout son trajet et la recouvre légèrement. Dans l'angle postérieur formé par l'accolement des deux vaisseaux se trouve le nerf pneumogastrique ; derrière l'aponévrose profonde, sur la colonne vertébrale, repose la sympathique.

Repères. — Les points de repère pour arriver jusqu'à l'artère sont les *muscles sterno-mastoïdien* et *omo-hyoïdien.*

Incision. — On pratique une incision de 9 centimètres de longueur sur le bord interne du sterno-mastoïdien à partir du bord supérieur du cartilage thyroïde vers le sternum.

On incise la peau, le peaucier, l'aponévrose superficielle et on arrive sur le *sterno-mastoïdien* que l'on rejette en dehors. Au fond de la plaie on aperçoit

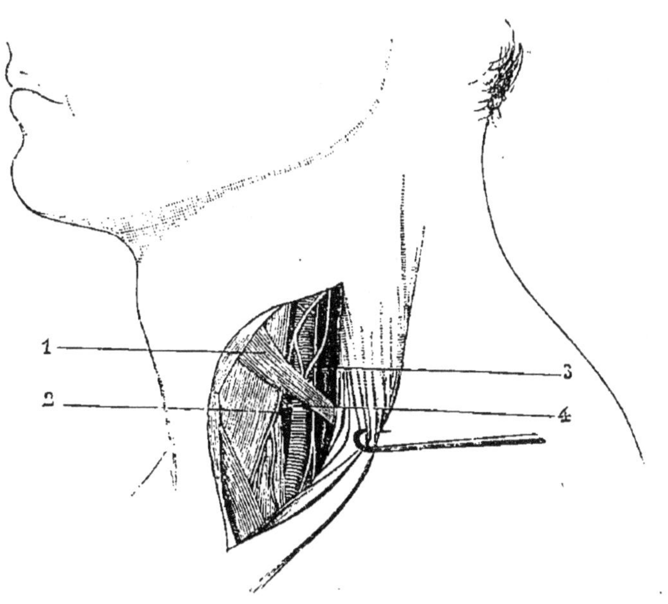

Fig. 11.

1 Muscle omo-hyoïdien, — 2 artère carotide, — 3 nerf pneumo-gastrique,
4 veine jugulaire interne.

alors le muscle *omo-hyoïdien* que l'on recline soit en haut, soit en bas, ou que l'on sectionne. Sous ce muscle se trouve le paquet vasculaire.

On dégage avec précaution l'artère de la veine qui la recouvre en partie, et sous l'artère on passe un fil à l'aide d'une aiguille de Deschamps introduite de dehors en dedans.

Pendant cette opération faite avec soin on ne doit pas voir le nerf pneumogastrique.

LIGATURE DE L'ARTÈRE SOUS-CLAVIÈRE

EN DEHORS DES SCALÈNES

Rapports. — A la sortie des scalènes, l'artère sous-clavière croise la première côte immédiatement en dehors du tubercule d'insertion du scalène antérieur. Elle occupe un petit espace triangulaire formé en dedans par les scalènes, en bas par la première côte, en haut par les nerfs du plexus brachial. La veine sous-clavière située en avant de l'artère est cachée derrière la clavicule.

Repères. — Les points de repère pour arriver jusqu'à l'artère sont le *bord supérieur* de la clavicule, le muscle *omo-hyoïdien*, le *tubercule* de la première côte.

Incision. — A partir de 2 centimètres en dehors de l'articulation sterno-claviculaire, on pratique une incision de 9 centimètres parallèle au bord supérieur de la clavicule et à 1 centimètre au-dessus de ce bord.

On incise la peau, le tissu cellulaire et l'aponévrose superficielle après avoir recliné en dehors la veine jugulaire externe.

On reconnaît alors le muscle *omo-hyoïdien* et sur la sonde cannelée on divise l'aponévrose omo-claviculaire.

Après avoir recliné en haut le muscle omo-hyoïdien, on arrive sur le triangle dans lequel se trouve l'artère.

Avec le doigt on reconnaît le tubercule de la pre-
miére côte et en dehors de ce tubercule se trouve le

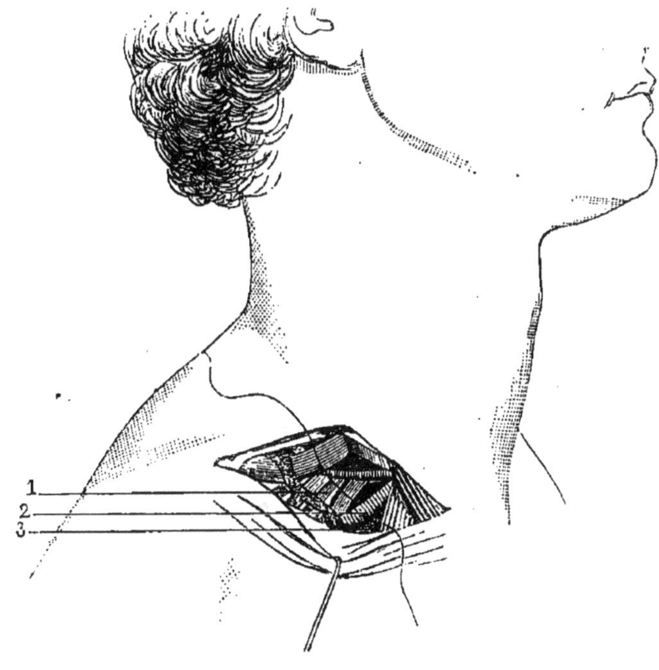

Fig. 12.

1 plevus brachial, — 2 artère sous-clavière, 3 veine sous-clavière.

vaisseau sous lequel on passe un fil à l'aide d'une
aiguille de Deschamps introduite d'avant en arrière.

LIGATURE DE L'ARTÈRE AXILLAIRE

DANS LE CREUX AXILLAIRE

Rapports. — L'artère axillaire est appliquée sur le
côté externe du creux axillaire à la réunion du tiers

antérieur avec les deux tiers postérieurs. En avant et en dedans d'elle se trouve le nerf médian ; en arrière sont la veine axillaire et les nerfs cutané externe, radial et cubital qu'on ne doit pas découvrir dans la ligature.

Repère. — Les points de repère pour arriver jus-

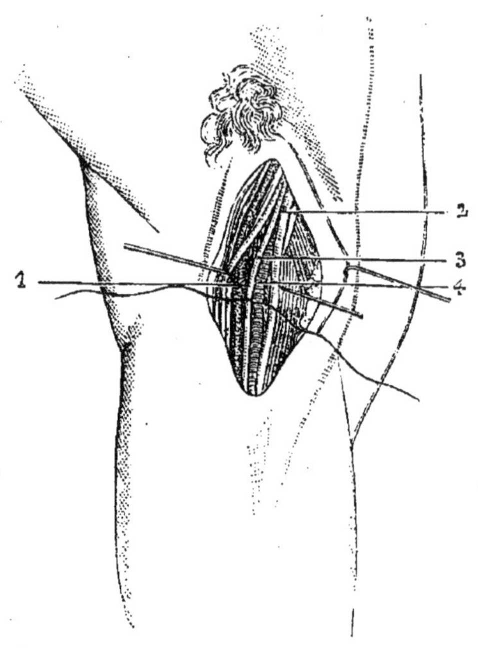

Fig. 13.

qu'à l'artère sont le *bord inférieur* du grand pectoral, le muscle *coraco-brachial*, le nerf *médian*.

Incision. — Le bras étant mis dans l'élévation et l'abduction complètes, on pratique, tout à fait au sommet de l'aisselle, parallèlement et en avant de la saillie formée par le paquet vasculo-nerveux, derrière le *bord inférieur* du grand pectoral, une incision de 8 centimètres.

On incise la peau, l'aponévrose superficielle et on reconnaît le bord antérieur du *coraco-brachial*.

Immédiatement en bas, le malade étant couché, on aperçoit le nerf médian, on le dégage, on abaisse le bras pour relâcher les tissus, et derrière le nerf se trouve l'artère, sous laquelle on passe un fil au moyen d'une aiguille de Deschamps introduite d'avant en arrière.

LIGATURE DE L'ARTÈRE HUMÉRALE

AU PLI DU COUDE

Rapports. — L'artère humérale est en rapport dans toute sa longueur avec le muscle biceps et le nerf médian. Le biceps la cotoie en dehors ; le médian est en dehors de l'artère à la partie supérieure, il la croise à la partie moyenne et se place au pli du coude à son côté interne.

Repères. — Les points de repères pour arriver jusqu'à l'artère sont le *pli du coude*, la *saillie du tendon du biceps*, le *tendon du biceps* et le *nerf médian*.

Incision. — Le long du bord interne du biceps on pratique obliquement, de haut en bas et de dedans en dehors, une incision de 6 centimètres, dont le milieu correspond au *pli du coude*.

On incise la peau, le tissu cellulaire et on recline en dedans la veine basilique.

Sur la sonde cannelée on sectionne l'aponévrose d'enveloppe et l'expansion du biceps, et on reconnaît le *tendon du biceps*.

Dans la partie externe du sillon formé par le tendon

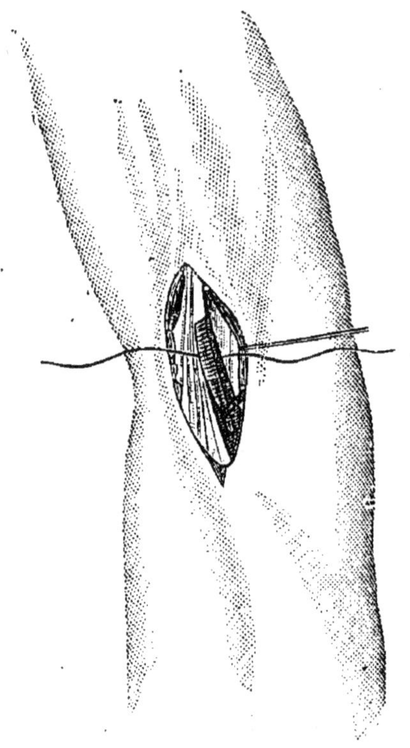

Fig. 14.

et la masse des muscles épitrochléens se trouve l'artère accompagnée de ses veines satellites : le *nerf médian* est situé en dedans d'elle.

LIGATURE DE L'ARTÈRE RADIALE

AU POIGNET

Rapports. — L'artère radiale à l'avant-bras est située au côté interne du muscle long supinateur, son satellite. Au poignet elle se trouve entre le tendon de ce muscle et celui du grand palmaire; le nerf radial est en dehors.

Repères. — Les points de repère pour arriver sur

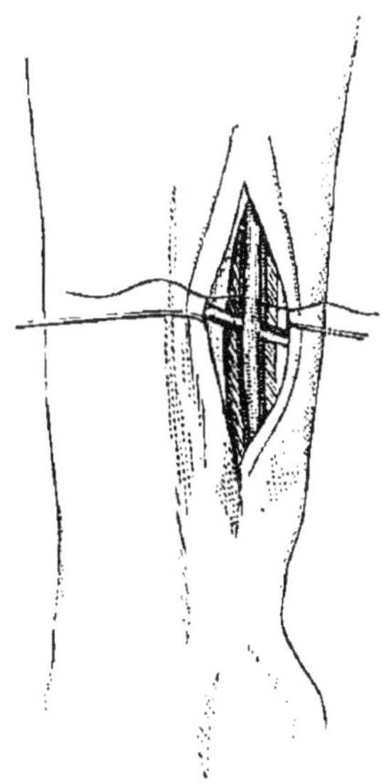

Fig. 15.

le vaisseau sont les deux tendons du *grand palmaire* et du *long supinateur*.

Incision. — A égale distance entre les tendons du

grand palmaire et du *long supinateur* parallèlement à ces tendons, on pratique une incision de 5 centimètres, dont le milieu se trouve à quatre travers de doigts au-dessus du poignet.

On incise la peau, l'aponévrose superficielle, et au fond de la plaie on aperçoit le vaisseau.

LIGATURE DE L'ARTÈRE CUBITALE

AU POIGNET

Rapports. — L'artère cubitale se trouve à la partie

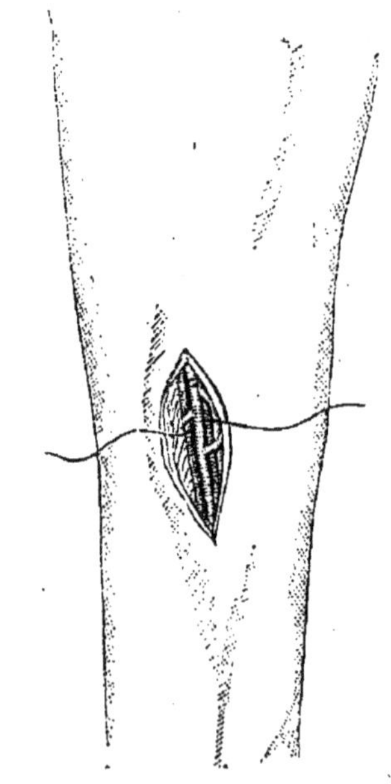

Fig. 16.

inférieure de l'avant-bras en dehors du muscle cubital antérieur; le nerf cubital est en dedans du vaisseau.

Repères. — Les points de repères pour découvrir l'artère sont d'abord la direction *d'une ligne* s'étendant de l'épitrochlée au côté radial du pisiforme, ensuite *le tendon* du cubital antérieur, enfin le *nerf cubital*.

Incision. — Suivant la direction de la ligne pisi-épitrochléenne on pratique une incision de 5 centimètres, dont le milieu se trouve à quatre travers de doigt au-dessus du poignet.

On incise la peau, l'aponévrose superficielle et on reconnaît le *tendon du cubital antérieur*.

Derrière le bord externe de ce tendon se trouve l'artère ayant à son côté interne le nerf cubital.

LIGATURE DE L'ARTÈRE FESSIÈRE

Rapports. — L'artère fessière sort du bassin par le point le plus élevé de l'échancrure sciatique, au-dessus du pyramidal, et se dirige en haut pour se diviser entre les muscles fessiers.

Repères. — Les points de repère sont : à l'extérieur la direction d'une ligne déterminée : dans la profondeur, le *rebord osseux* de l'échancrure, le *tubercule* sur lequel se trouve le vaisseau.

Incision. — A trois centimètres au-dessous de l'épine iliaque postéro-supérieure, et à 3 centimètres en dehors du sacrum, on pratique dans la direction du grand trochanter une incision de 12 à 15 centimètres.

On incise la peau et le tissu cellulaire ; on divise les fibres du grand fessier et on arrive sur le moyen fessier.

On reconnaît avec le doigt le bord de l'*échancrure*

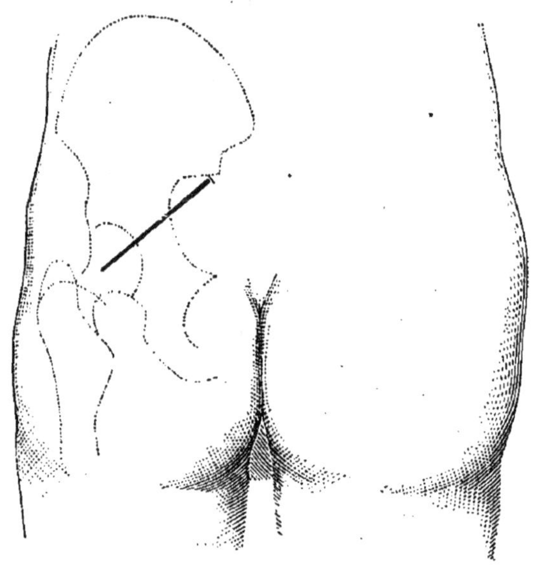

Fig. 17.

sciatique et le *tubercule osseux;* on divise l'aponévrose profonde à l'aide de la sonde cannelée et on arrive sur l'artère quelquefois déjà divisée en plusieurs branches.

LIGATURE DE L'ILIAQUE EXTERNE

AU-DESSUS DE L'ARCADE CRURALE

Rapports. — L'artère iliaque externe naît de la bifurcation de l'iliaque primitive au niveau de la symphyse sacro-iliaque, et se porte vers l'arcade crurale en contournant le détroit supérieur du petit bassin.

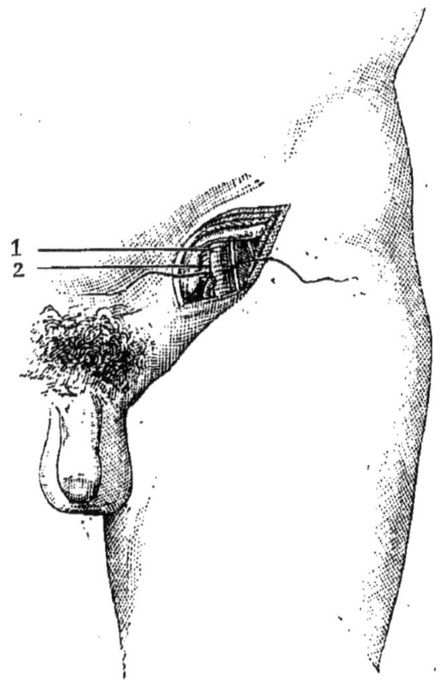

Fig. 18.

Elle est recouverte par le péritoine dans une grande partie de son trajet; la veine longe son côté interne; une branche du nerf génito-crural suit quelquefois sa face interne et antérieure.

Repères. — Les points de repère sont l'*épine iliaque antérieure* et *supérieure*, l'*épine du pubis*, l'*artère épigastrique*.

Incision. — Au milieu et immédiatement au-dessus de l'*arcade crurale*, on pratique une incision de 8 à 10 centimètres parallèle à ce ligament et dirigée vers l'épine iliaque antéro-supérieure.

On incise la peau, le tissu cellulaire et on lie la tégumenteuse abdominale. Après avoir divisé l'aponévrose du grand oblique, on tombe dans le canal inguinal.

On soulève les organes placés dans l'intérieur du canal et on rencontre la paroi postérieure. Alors on reconnaît au niveau de l'orifice interne l'artère épigastrique.

On ouvre le fascia dans la partie externe de la plaie et, en se guidant sur l'artère épigastrique, on arrive sur l'artère iliaque sous laquelle on passe un fil au moyen d'une aiguille de Deschamps introduite de dedans en dehors.

LIGATURE DE L'ARTÈRE FÉMORALE

SOUS L'ARCADE CRURALE

Rapports. — Après son passage au-dessous du ligament de Fallope, l'artère crurale pénètre dans un espace triangulaire limité en dedans par le premier adducteur, en dehors par le couturier, en haut par l'arcade crurale.

La veine fémorale placée d'abord en dedans de

l'artère, lui devient postérieure en descendant vers l'anneau des adducteurs.

Le nerf crural est en dehors, séparé de l'artère par l'aponévrose du psoas.

Repères. — Les points de repère pour arriver sur l'artère sont : le *milieu* de l'*arcade crurale*, l'*embou-chure* de la *veine saphène interne*, la *veine fémorale.*

Incision. — A 2 centimètres au-dessus du milieu

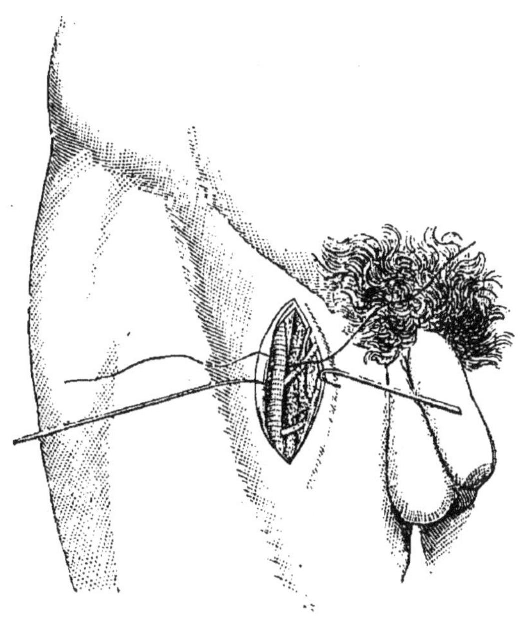

Fig. 19.

de l'*arcade crurale*, on pratique une incision verti-cale de 6 centimètres.

On incise la peau, l'aponévrose superficielle, et on ombe dans le canal crural.

On reconnaît avec précaution la *veine fémorale* vers

le point où elle reçoit la saphène interne ; immédiatement en dehors se trouve l'artère, qu'il est utile de
lier à 2 centimètres de la naissance de la fémorale
profonde.

Le nerf crural ne doit pas être découvert pendant
cette opération.

AU SOMMET DU TRIANGLE DU SCARPA

Rapports. — Dans son trajet à la cuisse l'artère

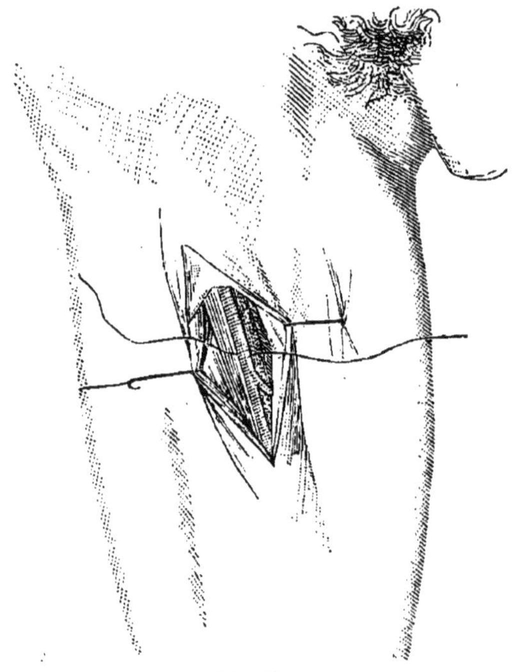

Fig. 20

fémorale suit la direction d'une ligne menée du milieu de l'arcade crurale au bord postérieur du con-

dyle interne du fémur. La veine est située en dedans de l'artère ; en avant de celle-ci se trouve le nerf accessoire du saphène interne.

Repères. — Les points de repère pour découvrir l'artère fémorale sont la ligne *cruro-condylienne* et le *muscle couturier*.

Incision. — Suivant la direction de la ligne de repère, à quatre travers de doigt au-dessous du ligament de Fallope, on pratique une incision de 9 centimètres.

On incise la peau, le tissu cellulaire et on recline en dedans la veine saphène interne. On divise l'aponévrose superficielle et on reconnaît le *muscle couturier*.

Sous le bord interne de ce muscle se trouve l'artère, que l'on isole de dedans en dehors.

LIGATURE DE L'ARTÈRE POPLITÉE

A LA PARTIE SUPÉRIEURE DU CREUX POPLITÉ

Rapports. — L'artère poplitée traverse de haut en bas le losange poplité, en suivant une direction légèrement oblique de dedans en dehors. Elle repose sur l'articulation fémoro-tibiale et se trouve recouverte par la veine poplitée et le nerf sciatique poplité interne. Dans la partie supérieure de son trajet elle est en rapport en dedans avec le muscle demi-membraneux qui la recouvre légèrement.

Repères. — Les points de repère pour arriver sur l'artère sont *une ligne* unissant les extrémités supérieure et inférieure du losange poplité ; le *muscle demi-membraneux*, la *veine poplitée*.

Incision. — Du sommet du losange poplité on pratique une incision verticale qui se termine à un centimètre au-dessus du pli du jarret.

On incise la peau, le tissu cellulaire, en ayant soin de ménager la veine saphène externe à son embou-

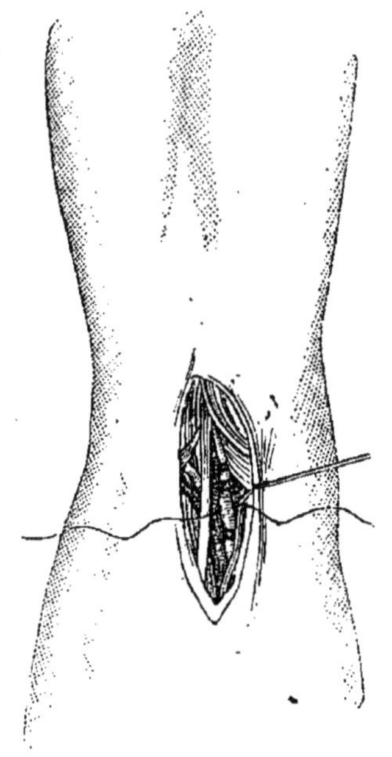

Fig. 21.

chure. On coupe l'aponévrose superficielle et on reconnaît le *muscle demi-membraneux*.

Après avoir fléchi le membre et écarté le muscle demi-membraneux, on reconnaît dans la profondeur la *veine fémorale*, qui souvent présente des parois assez épaisses pour être confondue avec l'artère.

Sous la veine se trouve l'artère que l'on saisit dans une ligature au moyen d'une aiguille de Deschamps introduite de dehors en dedans et d'arrière en avant.

LIGATURE DE L'ARTÈRE TIBIALE ANTÉRIEURE

AU TIERS MOYEN

Rapports. — Après son passage à travers la partie

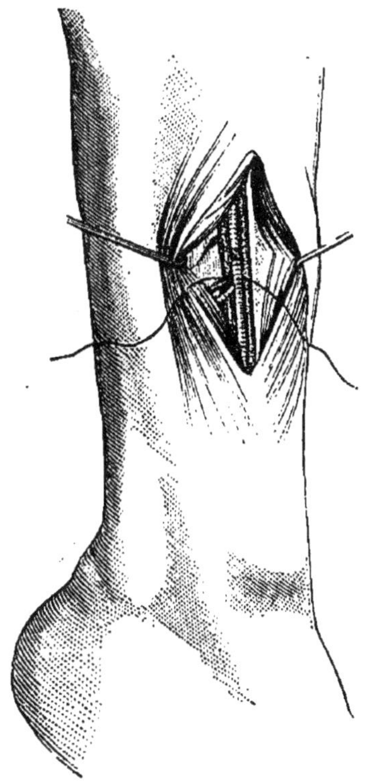

Fig. 22.

supérieure du ligament interosseux, sur la face anté-

rieure duquel elle se réfléchit, l'artère tibiale antérieure se dirige vers le pied. Elle suit dans ce trajet
la direction d'une ligne menée de la dépression anté-
péronnière à l'espace inter-malléolaire antérieur.
Elle repose sur la membrane interosseuse et chemine
en suivant le bord externe du jambier antérieur. Le
nerf est placé à son côté externe.

Repères. — Les points de repère pour arriver sur
l'artère sont la *ligne* de direction du vaisseau, l'*interstice musculaire* situé entre le muscles jambier
antérieur et l'extenseur commun des orteils en haut,
entre le jambier antérieur et l'extenseur propre du
pouce en bas.

Incision. — Suivant la ligne de direction on pratique à la partie moyenne de la jambe une incision
de 9 centimètres.

On incise la peau et le tissu cellulaire, et l'on reconnaît l'interstice musculaire soit par la vue, grâce
à la ligne blanche qui distingue ce point, soit par le
toucher, grâce à la dépression que le doigt constate
à son niveau en déprimant le muscle à partir de la
crête du tibia.

Une fois l'aponévrose d'enveloppe sectionnée dans
toute la longueur de la plaie extérieure, on sépare
avec les doigts les muscles, et on reconnaît au fond
de la plaie le paquet vasculaire.

On isole l'artère avec précaution et on passe le fil
au-dessous du vaisseau au moyen d'une aiguille de
Deschamps engagée de dehors en dedans.

LIGATURE DE L'ARTÈRE PÉDIEUSE

SUR LE DOS DU PIED

Rapports. — Après avoir dépassé le ligament annulaire du tarse, l'artère pédieuse se dirige vers la partie postérieure du premier espace intermétatarsien. Elle repose sur le squelette : à son côté externe se trouvent le premier tendon de l'extenseur commun

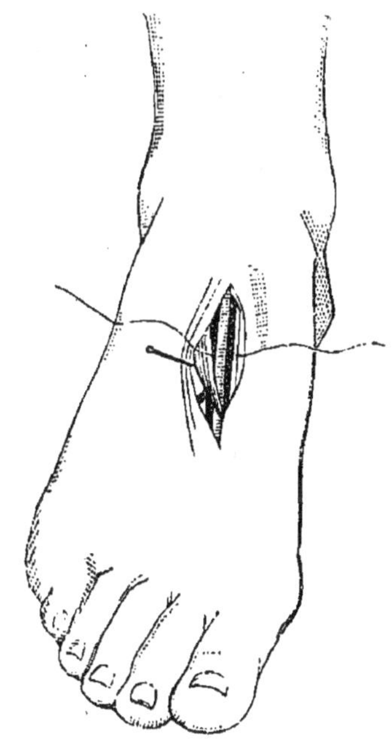

Fig. 23.

et le premier tendon du pédieux ; en dedans elle est cotoyée par le tendon de l'extenseur propre. Le nerf pédieux passe en avant de l'artère pour se placer à son côté interne.

Repères. — Les points de repère pour arriver sur l'artère sont la ligne *de direction,* les *tendons satellites,* le *nerf pédieux.*

Incision. — Suivant la ligne de direction indiquée, on pratique à un doigt au-dessous du ligament annulaire du tarse une incision de 4 ou 5 centimètres.

On incise la peau, l'aponévrose superficielle, et on reconnait le tendon de l'*extenseur propre des orteils.*

En dehors de ce tendon on cherche à distinguer l'artère ou par la vue ou par le toucher. Quelquefois il est utile d'écarter le premier tendon du pédieux.

Alors on divise avec la sonde cannelée l'aponévrose profonde et on arrive sur l'artère que l'on isole de dedans en dehors.

LIGATURE DE LA TIBIALE POSTÉRIEURE

DERRIÈRE LA MALLÉOLE INTERNE

Rapports. — Derrière la malléole interne, l'artère tibiale postérieure est située dans une gouttière limitée en dedans par le tendon du jambier postérieur, en dehors par le fléchisseur propre du pouce et le fléchisseur commun des orteils.

Le nerf tibial postérieur est au côté externe de l'artère.

Repères. — Les points de repère pour arriver sur l'artère sont le *milieu de l'espace* situé entre le bord postérieur de la malléole et le bord interne du tendon d'Achille, le *nerf tibial postérieur*.

Incision. — A égale distance du bord postérieur de la malléole interne et du tendon d'Achille, on pra-

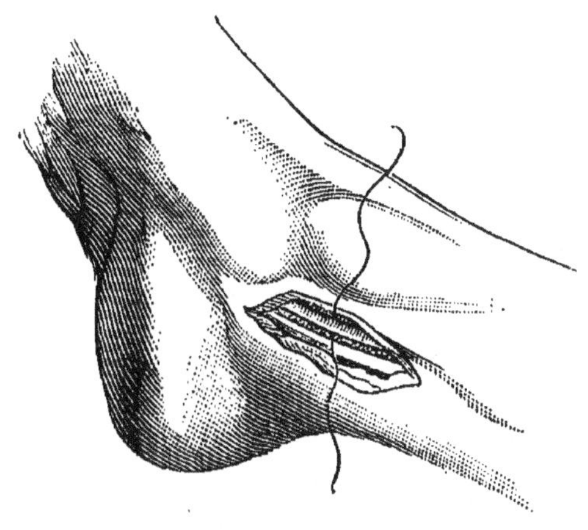

Fig. 24.

tique une incision de 5 à 6 centimètres parallèle au bord postérieur malléolaire (Chauvel).

On incise la peau et l'on reconnaît avec le doigt la dépression située derrière le tendon du tibial postérieur.

Sur ce point on incise l'aponévrose, au point d'origine du feuillet profond on arrive sur le paquet vasculo-nerveux.

DE L'INTERVENTION OPÉRATIVE

L'éxécution d'une opération se compose, outre le manuel opératoire, d'un certain nombre de soins accessoires, qui, sans avoir chacun une importance majeure, constituent un ensemble de mesures dont l'application exacte fait reconnaitre le bon chirurgien. Dans les hôpitaux, où le degré de fini de l'intervention chirurgicale mesure très souvent le degré du résultat fonctionnel acquis, l'accessoire de l'opération est devenu, grâce à l'antisepsie, un facteur très important du succès; en chirurgie d'armée, où la simplicité des opérations constitue la première qualité de l'intervention primitive, l'accessoire de l'opération domine le manuel chirurgical.

L'éxécution d'une opération comprend donc ce que nous appellerons les soins préliminaires ou consécutifs, et le manuel opératoire.

Les soins préliminaires sont relatifs à l'installation de la salle d'opération, de la table d'opération, à la disposition des aides, à l'anesthésie, à l'antisepsie de l'opération.

Les soins consécutifs se rapportent à l'antisepsie de la plaie, c'est-à-dire au pansement ; à l'installation du membre, c'est-à-dire à son immobilisation ; à l'installation de l'opéré, c'est-à-dire à son hospitalisation temporaire ou définitive et à son évacuation sur un hopital sédentaire.

Nous avons montré déjà dans l'introduction comment on prépare l'antisepsie de l'opération : nous traiterons à propos de l'hygiène chirurgicale de ce qui concerne le pansement, le transport, l'installation temporaire des blessés. Dans ce chapitre nous n'étudierons que les soins préliminaires relatifs à l'installation de la salle d'opération, de la table d'opération, à la répartition des aides, à l'anesthésie.

Après cette étude nous décrirons le mode d'exécution des opérations, qui, dans chaque région, sont les plus utiles à connaître en cas d'urgence ou les plus usuelles.

SOINS PRÉLIMINAIRES

De la salle d'opération. — Ainsi que le prescrit le règlement sur le service de santé en campagne, il est indispensable dans l'installation d'une ambulance ou d'un hôpital de campagne de réserver, autant que possible, une salle spéciale pour les opérations.

Cette disposition est utile afin de ménager l'impressionnabilité des autres blessés et de donner aux chirurgiens plus de liberté pour l'examen de la blessure, plus de tranquillité pour l'éxécution de l'opération.

De la table d'opération. — Une table d'opération est comprise dans le matériel de la voiture de chirurgie; on est cependant réduit souvent à improviser en campagne sa table d'amputation au moyen d'une table ordinaire, de caisses, d'un lit, de bancs, d'une chaise renversée.

Autant que possible, le blessé doit se trouver à une hauteur proportionnée à celle de l'opérateur : en effet, si l'opéré se trouve placé par terre ou sur un support trop bas, l'opérateur est obligé de se tenir courbé et, après cinq ou six heures de travail dans cette position, il est pris, ainsi que cela nous est arrivé, d'une douleur lombaire très vive, qui rend tout travail excessivement pénible et même impossible.

La table d'opération est disposée en face d'une fenêtre bien éclairée. Pendant le travail de nuit, le mode d'éclairage le plus simple est celui que l'on obtient avec une bougie ou une lampe à réflecteur tenue à la main par un aide spécial. L'aide chargé de l'éclairage doit ne s'occuper constamment qu'à éclairer le champ de l'opération et à ne pas laisser de la bougie fondue tomber sur la main de l'opérateur.

Des aides. — En campagne, les aides ont toujours été insuffisants comme expérience et comme nombre. Grâce à la création des médecins auxiliaires, et à l'affectation aux troupes du service de santé des étudiants en médecine, cette partie du service sera désormais plus complètement remplie.

Outre les auxiliaires chargés de la préparation des instruments et des objets de pansement, qui peuvent être des infirmiers intelligents, trois aides au moins ayant quelques notions chirurgicales précises, sont nécessaires pour une opération : l'un est chargé de l'anesthésie, le second de la compression, le troisième de la rétraction des tissus, des ligatures.

De l'anesthésie. — L'éther, le chloroforme et le chlorure de méthylène sont les trois substances employées pour obtenir l'anesthésie. Actuellement, malgré les efforts de Smith, de Warrington Howard, le chloroforme est en général préféré à l'éther à cause de son action moins fugace et de sa volatilisation moins considérable. Quant au chlorure de méthylène, il a été jusqu'ici utilisé surtout dans les opérations d'ovariotomie cause du peu de nausées qu'il provoque.

Les partisans de l'éthérisation accusent le chloroforme de déterminer plus souvent que l'éther des accidents mortels. D'après Fischer, sur 140 000 opérations pratiquées à l'aide du chloroforme en Crimée, en Amérique, en Italie, en Turquie, les chirurgiens ont noté 13 cas de mort. D'un autre côté, Andrews de New-York cite 4 décès sur 92 813 éthérisations. Certainement le nombre des décès non déclarés rend ces chiffres plus élevés d'un côté comme de l'autre et, suivant l'expression de Sédillot : « toutes les fois qu'on a recours au chloroforme, la question de vie ou de mort se trouve posée. »

Cependant l'expérience acquise démontre que, en campagne, le chloroforme est préférable à l'éther, mais que l'application de l'anasthésie par cet agent est soumise à des règles spéciales que le chirurgien ne peut pas ignorer.

Ces règles sont relatives à la pureté du chloroforme, à l'état du blessé, à l'emploi de l'agent anesthétique, aux accidents déterminés par l'anesthésie.

Du chloroforme. — Simpson, Sédillot, Hueter, Bartscher, etc., ont signalé des accidents produits en campagne par le chloroforme. En 1884 une discussion sur l'anesthésie a été soulevée dans le sein de la Société de chirurgie, et des faits constatés, il ressort que l'action nocive du chloroforme tient à la présence dans le liquide décomposé d'alcool libre et d'huiles chlorées. L'alcool paraît être la principale cause d'excitation des malades, les principes chlorés ont une action toxique.

On reconnaît que le chloroforme est pur : 1° lorsqu'il ne rougit pas le papier de tournesol ; 2° qu'il ne devient pas blanchâtre et opalin par le contact de l'eau ; 3° qu'il ne précipite pas le nitrate d'argent et qu'il reste incolore sous l'action prolongée d'un mélange à parties égales avec de l'acide sulfurique (Sédillot).

De l'état du blessé. — Quelques chirurgiens ont affirmé que l'anesthésie devait être regardée comme la cause des suppurations étendues, des pyohémies, des érysipèles. Les études récentes sur la nature parasitaire de ces infections permettent de dégager le chloroforme de ces complications et de limiter les contre-indications absolues de l'anesthésie à la présence du *shock* traumatique, de maladies de la substance du cœur, de symptômes de syncope, des maladies des reins avec urémie menaçante (Fischer) d'anévrysmes dont la rupture serait à craindre, d'une attaque antérieure d'apoplexie, d'une laryngite avec gêne respiratoire (Sédillot).

Fischer admet la possibilité d'une narcose prudente et peu prolongée dans le cas d'insuffisance du cœur; mais il repousse l'anesthésie pour les blessés atteints de faiblesse extrême par suite d'hémorrhagie.

Pendant la campagne d'Orient, Lustremann a chloroformisé sans accidents un grand nombre de blessés épuisés par le scorbut, la diarrhée; ce chirurgien, ainsi que Sédillot, ne considère pas la faiblesse extrême du malade comme une contre-indication absolue à l'anesthésie.

De la chloroformisation. — Il existe deux méthodes pour chloroformer. La première, rapide, consiste à précipiter l'anesthésie en domptant la résistance du malade; la seconde, plus lente mais plus sûre, permet l'introduction dans les voies respiratoires de l'air mélangé au chloroforme.

Dans la méthode lente, le chloroforme est versé sur une compresse ou un mouchoir ployés en long et roulés autour du poing de manière à présenter une cavité assez large pour recouvrir facilement le nez et la bouche. L'autre côté de la pièce du linge est froncé et fixé lâchement par une épingle pour ne pas empêcher le passage de l'air. On peut se servir également d'une compresse pliée en plusieurs doubles et posée simplement sur la bouche à une distance variable. Le malade n'est pas tenu, mais doit être couché sur le dos, la tête légèrement soulevée par un oreiller. On verse sur le mouchoir 1 ou 2 grammes de chloroforme, et on l'approche à 1 ou 2 décimètres de la bouche du malade pour qu'il ait le temps de s'habituer à l'odeur et à l'impression de l'anesthésique. Au bout d'un instant on fait inspirer une grande quantité de vapeurs dans le temps le plus court, comme le meilleur moyen de prévenir la période d'excitation.

S'il survient du spasme, un commencement de suffocation avec turgescence de la face, on s'arrête et l'on ne reprend l'anesthésie qu'après le rétablissement de l'acte respiratoire. S'il y a de l'exaltation, des mouvements brusques, sans que la respiration soit en souffrances, on augmente les doses de chloroforme. Souvent alors le blessé s'alanguit, ses paroles deviennent confuses et il se renverse complètement endormi. On ne suspend l'usage de l'agent anesthésique qu'au moment de l'apparition de la résolution musculaire, lorsque les membres retombent inertes par leur propre poids (Sédillot).

Des accidents déterminés par l'anesthésie. — D'après sa propre expérience et d'après les observations qui établissent que tous les cas de mort connus ont été occasionnés par de petites doses de chloroforme, Sédillot affirme que l'*asphyxie* est la cause principale de la mort et que la *syncope* avec arrêt du pouls n'est que consécutive à l'asphyxie. Le chirurgien ne devrait donc observer la diminution dans le nombre des pulsations que comme un moyen de contrôle de la respiration, mais il devrait constamment s'assurer si, malgré les mouvements d'élévation du thorax, l'air *passe à travers le larynx.* Suivant l'opinion d'autres auteurs, le chloroforme aurait une action directe sur les mouvements du cœur, et l'arrèt du pouls serait la première manifestation d'un empoisonnement, dont la dyspnée ne serait que le second acte.

De ces faits il résulte que pendant la chloroformisation le chirurgien doit avoir le doigt appuyé sur le pouls, et l'œil fixé sur le thorax.

Le traitement contre la dyspnée consiste dans le décubitus horizontal, l'abaissement de la langue avec une pince, l'introduction dans les fosses nasales de vapeurs ammoniacales, la respiration artificielle, la bronchotomie.

MANUEL OPÉRATOIRE

___

OPÉRATIONS DIVERSES

TRÉPANATION DES OS DU CRANE

L'appareil instrumental pour pratiquer la trépanation des os du crâne se compose essentiellement du trépan à arbre ou de la tréphine à main, de rugines diverses, d'un tire-fond, d'élévatoires, etc.

Sauf le cas de nécessité, il est préférable de ne pas appliquer le trépan ;

1° Sur les *sinus frontaux*, à cause de l'inégale épaisseur des deux tables osseuses ;

2° Sur l'angle inférieur et antérieur du *pariétal*, à l'intérieur duquel est accolée l'artère *méningée moyenne;*

3° Sur le trajet de la *suture sagittale*, où se trouve le *sinus longitudinal supérieur;*

4° Au milieu de la *fosse temporale*, où sont des vaisseaux nombreux et un muscle important.

L’opération du trépan se compose de quatre temps : 1° *l’incision de la peau ;* 2° la *fixation du trépan ;* 3° la *section de la couronne osseuse ;* 4° *l’ablation de la couronne.*

Sur le cuir chevelu rasé, on pratique une incision cruciale, dont le centre correspond au point d’application de la pyramide.

On divise la peau jusqu’à l’os et on forme quatre lambeaux que l’on fait maintenir écartés.

A la région temporale on taille un lambeau en V à base supérieure comprenant les muscles et le péricrane.

On applique la pointe de la pyramide, saillante de quelques millimètres au-dessus de la couronne, sur le point désigné pour l’opération. Alors, tenant l’instrument dans une position bien perpendiculaire à la surface osseuse, on lui imprime un mouvement de rotation de droite à gauche. Lorsque la pyramide s’est fixée, on descend la couronne de manière que les dents appliqués sur l’os y creusent leur sillon circulaire.

Dès que l’os a été assez profondément entamé pour maintenir la couronne, on retire le trépan, on détache la pyramide et on fait pénétrer le tire-fond dans le trou creusé par la pyramide afin de sculpter quelques pas de vis dans la rondelle osseuse, pendant qu’elle est encore résistante.

Cela fait, on replace la couronne dans la rainure, et on continue à scier en dégageant de temps à autre la couronne pour juger de la profondeur où elle a pénétré, et enlever la sciure d'os qui en entraverait la marche.

Lorsqu'on a presque entièrement scié l'épaisseur de l'os, on ne doit plus appuyer sur l'instrument; il faut avancer lentement en essayant d'ébranler l'os avec l'élévatoire ou de l'amener à soi avec le tire-fond.

La plaque osseuse enlevée, on égalise les bords de l'ouverture avec le couteau lenticulaire.

L'emploi de la tréphine ne diffère de celui du trépan que par la manœuvre de l'instrument qui se fait à l'aide d'une seule main.

BRONCHOTOMIE

L'opération de la *bronchotomie* consiste à ouvrir les voies aériennes dans un point de leur étendue.

De tous les procédés connus, deux sont usuels :

1° La *laryngo-trachéotomie*, qui consiste dans la division sur la ligne médiane du cou du cartilage cricoïde et des premiers anneaux de la trachée;

2° La *trachéotomie*, qui repose sur la division des premiers anneaux de la trachée.

La *laryngo-trachéotomie* est plus facile chez les enfants et moins dangereuse que la *trachéotomie*, mais chez l'adulte la résistance du cartilage cricoïde rend sa section très difficile et la dilatation de la trachée insuffisante.

Pour l'exécution de la *trachéotomie* deux procédés sont applicables.

Le *procédé ordinaire*, le plus sûr, consiste à faire sur la ligne médiane et de haut en bas une incision de 5 centimètres, étendue du cartilage cricoïde vers le bord supérieur du sternum.

On incise la peau, l'aponévrose superficielle; on découvre, entre les muscles sterno-hyoïdiens, les muscles sterno-thyroïdiens que l'on sépare, et l'on fixe le larynx avec les doigts.

Cela fait, on plonge la pointe du bistouri dans l'espace situé entre le cartilage cricoïde et le premier anneau de la trachée. Avec le même bistouri, ou avec un bistouri boutonné, on divise de haut en bas cinq ou six anneaux de la trachée, en ayant soin de limiter avec le doigt la pénétration de l'instrument.

Le procédé *de Chassaignac*, en un seul temps, consiste à fixer la trachée à l'aide d'un ténaculum cannelé sur sa convexité, que l'on enfonce sur le bord inférieur du cartilage cricoïde. Sur la cannelure du ténaculum on conduit un bistouri jusque dans la trachée et on divise d'un seul coup de haut en bas les parties molles et les cerceaux cartilagineux dans une étendue convenable.

Dès que la trachée est ouverte, sans s'inquiéter de l'hémorrhagie veineuse, qui s'arrête le plus souvent par suite du rétablissement de la respiration, on introduit le dilatateur fermé jusque dans la trachée; on l'ouvre au degré convenable, et on fait asseoir le malade; entre les branches écartées du dilatateur on

glisse la canule et on la fait pénétrer dans la trachée.

Sous l'influence de la pression de la canule le sang
cesse de couler ; alors les rubans fixés dans les trous
latéraux de l'instrument sont noués derrière le cou.

PLEUROTOMIE

L'opération de l'empyème consiste dans l'ouverture de la poitrine avec le bistouri, pour donner
issue à un épanchement de pus.

Dans la partie moyenne du sixième ou du septième
espace intercostal, à égale distance des deux côtes,
on pratique une incision transversale de 6 centimètres.

On coupe successivement la peau, les couches musculaires, et on arrive dans la cavité pleurale. Le pus
écoulé, on fait, s'il y a lieu, un lavage de la cavité et
on maintient la plaie ouverte à l'aide d'un tube à
drainage.

URÉTHROTOMIE EXTERNE SANS CONDUCTEUR

Dans quelques cas de ruptures ou de plaies des
portions périnéo-bulbaires ou membraneuses de
l'urèthre, il est indispensable d'avoir recours d'urgence à l'incision périnéale avec recherche immédiate
du bout postérieur.

Le malade étant placé en travers sur le lit et maintenu comme pour la taille, on pratique sur le raphé médian du périné une longue incision comprenant toute l'étendue de la tumeur, et en dépassant les limites.

On coupe couche par couche la peau et le tissu cellulaire sous-cutané et on ouvre largement l'aponévrose superficielle.

A ce moment un flot de sang s'échappe de l'incision, quelquefois même sous forme de jet. Il faut enlever les caillots, laver la poche et rechercher l'urèthre mis à nu.

Alors on introduit une sonde par le bout antérieur et lorsque son bec arrive au niveau de la rupture uréthrale, on la soutient avec l'index. En poussant doucement l'instrument, il s'engage presque toujours de suite dans le bout postérieur. Dans quelques cas il est utile d'inciser le bulbe pour découvrir le bout postérieur : cependant ce bout est toujours accessible (Guyon) [1].

PONCTION HYPOGASTRIQUE

Dans le traitement des ruptures ou des plaies de la vessie, la ponction hypogastrique est utile quelquefois comme moyen d'évacuation momentanée ou permanente de la poche urinaire. L'évacuation momentanée

---

1. Lucas-Championnière (*Société de Chirurgie*, 24 juin 1885) a pratiqué avec succès la suture immédiate de la plaie périnéale.

a lieu par la ponction capillaire, l'évacuation permanente par le trocart.

Pour la ponction capillaire on emploie les aiguilles n°s 1 et 2 de l'aspirateur de Dieulafoy ou de Potain. Cette opération peut être renouvelée sans danger.

La ponction hypogastrique ordinaire s'exécute avec le trocart courbé de F. Côme. Sur la tige du trocart existe une rainure profonde correspondant à une échancrure de la canule.

La vessie vide est cachée presque entièrement derrière le pubis; par la distension elle remonte vers l'ombilic, soulève le péritoine et se met en contact par sa face antérieure avec la paroi abdominale au-dessus du pubis sur une étendue qui peut aller jusqu'à 7 centimètres.

Le malade étant couché sur le dos, sur le bord droit du lit, les jambes et les cuisses fléchies, le chirurgien enfonce le trocart tenu de la main droite, la concavité en bas, à 3 centimètres au-dessus de la symphyse du pubis, au milieu de la ligne blanche et dans une direction parallèle à la vessie.

On retire le poinçon et l'urine coule librement par la canule. La vessie doit être vidée lentement.

Lorsqu'on désire maintenir la canule à demeure, on la fixe par un ruban passé autour du corps, jusqu'au moment où le cours des urines a été normalement rétabli.

OPÉRATIONS SUR LES MEMBRES

DÉSARTICULATION DE L'ÉPAULE

Rapports. — L'articulation de l'épaule est formée d'un côté par la tête volumineuse de l'humérus à calotte articulaire demi-sphérique, de l'autre par la petite cavité glénoïde du scapulum.

Ces deux os sont reliés entre eux par une capsule fibreuse renforcée, en avant par le muscle sous-scapulaire, en arrière par les muscles sus et sous-épineux et petit rond.

À la partie supérieure glisse dans un repli de la synoviale le tendon de la longue portion du biceps.

Le paquet vasculo-nerveux longe son côté interne, derrière le coraco-brachial.

La voûte acromiale protège l'article; le deltoïde l'enveloppe.

Repères. — Les points de repère sont la *pointe de l'acromion*, le *bec de l'apophyse coracoïde*, le *tendon du biceps.*

Méthode ovalaire modifiée. — Du sommet de l'acromion on pratique une incision cutanée verticale de 5 centimètres. De l'extrémité de cette incision on dirige le couteau en bas et en arrière, on contourne la face interne du bras au-dessous du creux axillaire, et on remonte par la face antérieure jusqu'au point de départ.

La raquette étant ainsi dessinée, on coupe les muscles deltoïde et triceps jusqu'à l'os en dehors et

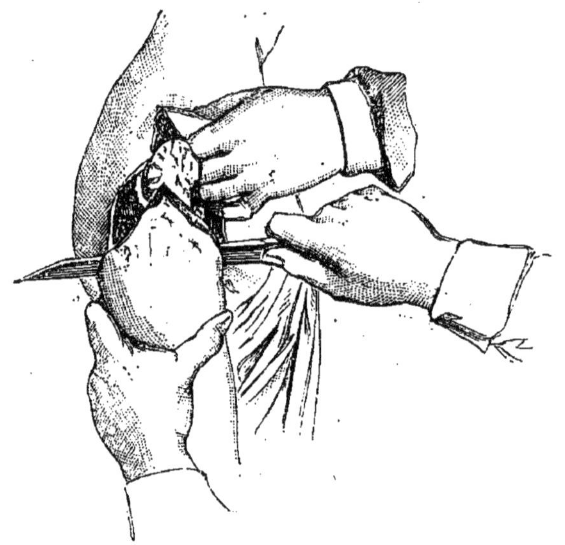

Fig. 25.

en arrière et on écarte le lambeau postérieur ainsi formé.

Alors on applique le talon du couteau sur la tête humérale, et par des mouvements communiqués on fait tourner cette tête sous le tranchant du couteau; on dégage la tête en avant et en arrière et on la fait saillir en dehors.

A ce moment l'aide saisit à pleines mains le lambeau antérieur et comprime l'artère. En même temps l'opérateur glisse son couteau derrière la tête et complète en sciant la section du coraco-brachial du biceps et du paquet vasculo-nerveux.

Verneuil recherche pendant l'opération l'artère sous le biceps et en fait la ligature, afin d'éviter le temps délicat de la compression.

RÉSECTION DE L'ÉPAULE

Du sommet de l'apophyse coracoïde on pratique, suivant la direction des fibres du deltoïde, une incision de 10 à 12 centimètres, et du même point on dirige en arrière une incision de 5 centimètres parallèle au bord postérieur de l'acromion.

On coupe les muscles et on forme un lambeau triangulaire qui donne beaucoup de jour et de facilité pour l'opération (Chauvel).

Alors on ouvre la capsule en dehors du tendon du biceps et parallèlement à sa direction.

Avec la rugine on attaque d'abord la tubérosité externe; ensuite on dégage le tendon du biceps et on décolle les muscles de la tubérosité interne; on luxe la tête de l'humérus en haut dans la plaie; on achève de la dégager dans tout son pourtour et on la fait saillir en dehors.

Avec la rugine on détache le périoste jusqu'au point désigné et on résèque l'humérus avec la scie à chaîne ou la scie ordinaire.

AMPUTATION DU BRAS

Le bras peut être amputé dans toute sa longueur. L'amputation au tiers moyen est la plus bénigne.

Rapports. — Le bras est constitué au tiers supérieur par des masses musculaires provenant du tronc et de l'omoplate; au tiers moyen et inférieur il a la forme d'un cylindre aplati. Ce cylindre est formé au centre par l'humérus, en arrière par le triceps, en avant par le biceps et le brachial antérieur.

L'artère humérale accompagnée par le nerf médian longe le bord interne du biceps. Elle fournit au niveau du bord inférieur du grand pectoral l'artère humérale profonde, qui se dirige en arrière avec le nerf radial dans la gouttière de torsion.

Méthode circulaire. — Le bras étant maintenu par deux aides, on pratique une incision cutanée circulaire à une distance, au-dessous du point désigné pour la section osseuse, égale au rayon du membre augmenté de 3 centimètres pour la rétraction cutanée.

Au niveau de la peau rétractée on coupe tous les muscles jusqu'à l'os dans un seul temps.

L'aide placé vers l'épaule ayant relevé les chairs de manière à les disposer en cône allongé, on incise la base de ce cône en inclinant le couteau de bas en haut.

Alors on divise circulairement le périoste et on abat l'os à l'aide de la scie.

DÉSARTICULATION DU COUDE

Rapports. — L'articulation du coude est constituée par trois extrémités osseuses : l'humérus en haut, le radius et le cubitus en bas, disposées de manière à former un interligne articulaire à direction transversale un peu oblique de haut en bas et de dehors en dedans. En avant le bec de l'apophyse coronoïde du cubitus forme une légère saillie vers l'humérus; en arrière l'olécrane donne à l'interligne la forme d'un T renversé. Des ligaments latéraux très forts réunissent les surfaces articulaires.

Les muscles épitrochléens et épicondyliens recouvrent l'articulation en avant; en arrière la peau est appliquée directement sur les os.

L'artère humérale se divise à un ou deux doigts au-dessous du pli du coude.

Repères. — Les points de repère sont en dedans la *saillie* de *l'épitrochlée* située à 2 centimètres au-dessus de l'articulation, en dehors la *saillie de l'épicondyle* placée à 1 centimètre au-dessus de l'interligne.

Méthode à lambeau intérieur. — Sur la face antérieure de l'avant-bras en supination, à deux doigts au-dessous de l'épitrochlée, et à trois doigts au dessous de l'épicondyle, on taille un lambeau cutané circulaire de cinq à six travers de doigt de hauteur.

On dissèque ce lambeau en y comprenant les muscles superficiels et profonds, et on coupe les muscles profonds jusqu'au niveau de l'interligne articulaire.

On taille à la partie postérieure un petit lambeau cutané que l'on dissèque également jusqu'à hauteur de l'interligne.

Alors on entre dans l'articulation radio-humérale par le côté externe ; on suit avec la pointe du couteau les sinuosités de la surface articulaire, et on coupe le ligament latéral interne. Alors on porte les os de l'avant-bras dans l'extension forcée, de manière à ouvrir l'articulation, et on termine l'opération en détachant, avec précaution, de l'olécrane le tendon du triceps.

RÉSECTION DU COUDE

Procédé d'Ollier. — Sur la partie postérieure et externe du coude, le long du bord externe de l'humérus jusqu'à l'épicondyle, on pratique une incision cutanée de 6 centimètres. De l'épicondyle on dirige cette incision jusqu'au bord postérieur du cubitus et de ce point on prolonge la section le long de ce bord dans une étendue suffisante.

On coupe la peau, les muscles et le périoste ; alors avec la rugine on dégage d'abord l'épicondyle ; puis on détache de l'olécrane le tendon du triceps et on découvre cette apophyse jusqu'à la gouttière du cubital ; enfin on complète la dénudation de l'extrémité humérale en faisant saillir l'os dans la plaie.

Dès que l'humérus est entièrement libre de toute

attache articulaire, on le scie à la hauteur voulue.

Cela fait, on complète l'opération par la section du radius au moyen de la scie ou de la pince coupante et celle du cubitus à l'aide de la scie.

Autant que cela est possible, il faut conserver les

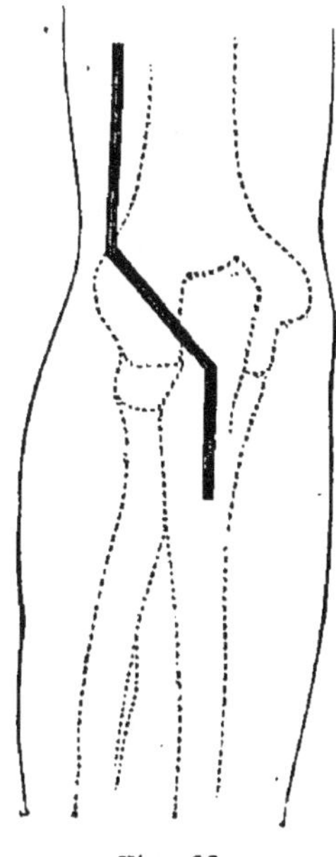

Fig. 26.

attaches du biceps sur le radius et du brachial antérieur sur le cubitus.

AMPUTATION DE L'AVANT-BRAS

Rapports. — L'avant-bras présente dans sa longueur une forme généralement conique. Cette disposition est due à la présence des masses musculaires antérieure, externe et postérieure, qui, charnues en haut, se transforment en tendons vers la partie inférieure. Les os sont le radius, mobile à son articulation supérieure, et le cubitus, qui, pour l'amputation, est l'os fixe de l'avant-bras.

Les artères radiale, cubitale, interosseuses antérieure et postérieure, parcourent le segment du membre dans toute sa longueur.

La radiale, superficielle dans tout son trajet, longe le bord interne du long supinateur. La cubitale passe au tiers supérieur entre les muscles superficiels et profonds, et aux tiers moyen et inférieur se trouve au bord externe du cubital antérieur. Les interosseuses sont appliquées sur chaque face de la membrane interosseuse.

Opération. — Au tiers inférieur, l'amputation circulaire est seule applicable; aux tiers moyen et supérieur on peut employer la méthode circulaire ou la méthode à lambeaux.

Méthode circulaire. — A une hauteur, égale au rayon du membre, et augmentée de 4 centimètres pour la rétraction de la peau, on pratique, au-dessous du point désigné pour la section des os, une incision cutanée circulaire.

On coupe la peau, le tissu cellulaire, on dissèque la manchette jusqu'au point fixé et on la relève.

On glisse le couteau à plat, le tranchant en bas, sur la face antérieure des os à hauteur de la base de la manchette; on le relève et on coupe les tendons ou les muscles de l'intérieur vers l'extérieur.

On répète la même opération à la face postérieure du membre.

Alors, avec la pointe du couteau, on coupe les muscles profonds et la membrane interosseuse, et on sectionne le périoste.

On dispose le rétracteur formé d'une compresse à trois chefs et on scie les deux os en prenant un point d'appui sur le cubitus.

AMPUTATION DU POIGNET

Rapports. —L'articulation du poignet est formée en haut par le radius et le fibro-cartilage radio-cubital, en bas par les os de la première rangée du carpe. Ces deux surfaces articulaires sont reliées entre elles par une capsule épaisse en avant, mince en arrière et par deux ligaments latéraux.

La capsule est renforcée en avant, en arrière et en dehors par les gaines tendineuses épaisses qui entourent l'articulation.

L'artère cubitale passe au niveau du poignet en dehors du pisiforme; l'artère radicale se dirige, au niveau de l'apophyse styloïde du radius, en arrière, glisse sous les tendons du long adducteur et du court extenseur et pénètre dans la tabatière anatomique.

Repères. —Les points de repère sont les *apophyses styloïdes* du radius et du cubitus situées à 1 centimètre au-dessous de l'articulation radio-carpienne. Le *sommet* de l'apophyse styloïde du radius correspond à l'articulation médio-carpienne.

Méthode circulaire. — A trois travers de doigt en avant de l'article, on pratique une incision circulaire. On dissèque la peau et on relève la manchette ainsi formée.

On reconnaît les apophyses styloïdes et on sec-

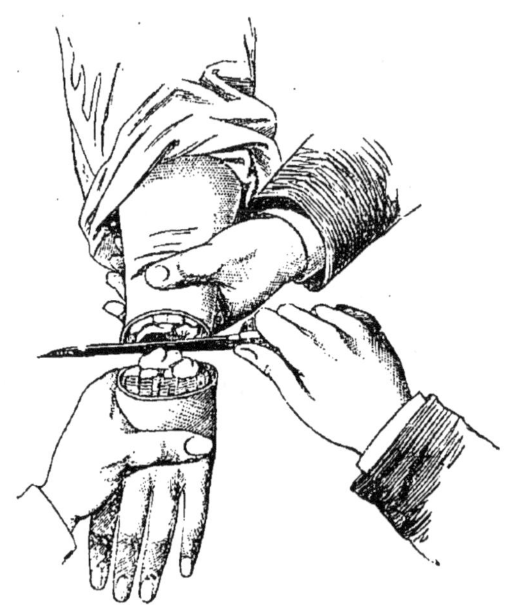

Fig. 27.

tionne à leur hauteur les tendons dorsaux et externes. On entre dans l'articulation en remontant sous l'apophyse styloïde et on désarticule en divisant les muscles fléchisseurs.

RÉSECTION DU POIGNET

La résection du poignet est totale, c'est-à-dire radio-cubito-carpienne ou partielle, c'est-à-dire radio-

16.

cubitale ou carpienne ou radio-carpienne ou cubito-carpienne.

PROCÉDÉ D'OLLIER MODIFIÉ PAR CHAUVEL

A 2 ou 3 centimètres au-dessous du sommet de l'apophyse styloïde du cubitus, on pratique une incision qui remonte le long du bord externe du cubitus jusqu'à une hauteur suffisante.

On incise la peau, le périoste et avec la rugine on dégage l'extrémité inférieure du cubitus que l'on scie.

Au niveau de la face externe de l'apophyse styloïde du radius, on pratique une incision analogue à l'incision cubitale.

On repousse sur la face dorsale les tendons du long adducteur et du court extenseur du pouce et on dégage avec la rugine l'extrémité inférieure de l'os que l'on scie à la même hauteur que le décubitus.

Par la plaie radiale ou cubitale, on fait saillir les os du carpe que l'on enlève successivement avec la gouge ou le davier.

AMPUTATION DES MÉTACARPIENS

Rapports. — Les articulations carpo-métacarpiennes sont toutes dissemblables de forme.

Le premier métacarpien s'articule avec le trapèze par emboîtement réciproque, et son interligne articulaire est oblique en bas et en dedans.

Le deuxième métacarpien s'articule avec le trapèze, le trapézoïde et le grand os, et le troisième métacarpien. L'interligne articulaire a la forme d'un M dont le creux central correspond à un angle rentrant creusé sur l'extrémité articulaire du métacarpien. Sur l'apophyse dorsale de cette extrémité s'attache le tendon du premier radial externe, sur le côté palmaire s'insère le tendon du grand palmaire.

Le troisième métacarpien s'articule avec le grand os et les deux métacarpiens voisins. L'interligne articulaire a une direction oblique en bas et en dedans; cette obliquité résulte de la présence à la face dorsale de l'extrémité postérieure du métacarpien de l'apophyse d'insertion du deuxième radial externe.

Le quatrième métacarpien s'articule avec le grand os, l'os crochu et les deux métacarpiens voisins : l'interligne articulaire est tranversal.

Le cinquième métacarpien s'articule avec l'os crochu et le quatrième métacarpien : l'interligne a une direction oblique en bas et en dehors; cette obliquité résulte surtout de la présence à l'extrémité postérieure du métacarpien, de l'apophyse d'insertion du cubital postérieur.

Repères. — Les points de repère sont : pour le premier métacarpien, la *saillie externe* de l'extrémité postérieure du métacarpien et *l'apophyse styloïde* du radius située à 3 centimètres au-dessus de l'interligne; pour les deuxième, troisième, quatrième métacarpiens, la *saillie dorsale* de l'extrémité postérieure de l'os; pour le cinquième métacarpien, *l'apophyse* d'inser-

tion du cubital postérieur située à 3 millimètres
au-dessus de l'interligne.

Nous ne décrirons que l'amputation du deuxième
métacarpien, dont la désarticulation offre une difficulté particulière ; cette opération résume toutes les
indications opératoires des amputations carpo-métacarpiennes et métacarpiennes.

AMPUTATION DU DEUXIÈME MÉTACARPIEN

Procédé en raquette. — A un centimètre et demi
au-dessus de l'interligne situé entre le deuxième métacarpien et le carpe, on pratique sur la face dorsale de
la main une incision que l'on prolonge jusqu'au niveau de l'articulation métacarpo-phalangienne. A ce
point on contourne avec le couteau le doigt en passant par le pli digito-palmaire.

On dissèque de chaque côté le lambeau cutané et
on dégage le plus possible le métacarpien des muscles
qui l'entourent, en faisant glisser le tranchant du
couteau autour de lui.

Alors on ouvre l'article par la face dorsale en suivant avec la pointe du couteau les surfaces articulaires
disposées en M; on coupe le ligament interosseux
qui réunit le deuxième et le troisième métacarpien en
introduisant la pointe du couteau entre les deux os et
en appuyant le dos de l'instrument sur le pouce pour
faire basculer la pointe. On ouvre l'articulation du
deuxième métacarpien avec le trapèze, en longeant
la face externe du deuxième métacarpien pour éviter

l'artère radiale et l'articulation du premier métacarpien avec le trapèze.

On achève la section des ligaments pendant que la

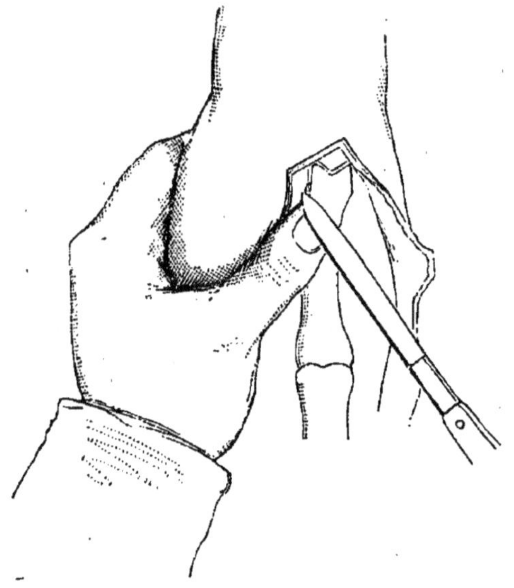

Fig. 28.

main gauche cherche à luxer l'os en arrière, et on retire le métacarpien de la plaie.

AMPUTATION MÉTACARPO-PHALANGIENNE

Rapports. — Les articulations métacarpo-phalangiennes sont constituées d'un côté par la tête allongée des métacarpiens, de l'autre par l'extrémité postérieure légèrement excavée de la première phalange.

Les surfaces articulaires sont unies par une capsule

lâche et des ligaments latéraux, et protégées par les tendons des fléchisseurs et des extenseurs des doigts.

Repères. — Les points de repère sont le *pli digito-palmaire* situé à 2 centimètres au-dessous de l'inter-ligne, la saillie dorsale de la tête du métacarpien.

MÉTHODE A DEUX LAMBEAUX LATÉRAUX (CHAUVEL)

Le procédé en raquette est également applicable à cette opération, mais il est moins commode pour l'incision cutanée que la méthode à deux lambeaux.

A partir de l'interligne articulaire, on pratique sur le dos du doigt jusqu'à hauteur du pli-digito-palmaire une incision cutanée. De l'extrémité anté-rieure de cette incision, on dirige le tranchant du couteau sur une des faces latérales, dans une direc-tion perpendiculaire à la première, et on sectionne les tissus jusqu'au milieu de la face palmaire de ce doigt.

A la face palmaire, on pratique, à partir de l'articu-lation, une incision qui aboutit à l'extrémité de l'in-cision latérale.

On a ainsi tracé un lambeau carré.

Sur l'autre face latérale du doigt, on réunit les ex-trémités des deux incisions dorsale et palmaire pour former le deuxième lambeau.

On dissèque les deux lambeaux, on sectionne le tendon de l'extenseur, on entre dans l'articulation et on désarticule, en coupant les ligaments latéraux et les tendons des fléchisseurs.

AMPUTATION DES PHALANGES

Rapports. — Les articulations phalango-phalangiennes sont des ginglymes à grand diamètre transversal. La tête de la phalange supérieure creusée en forme de poulie reçoit la crête médiane de la base de la phalange inférieure.

Repères. — Le *pli palmaire* qui se trouve à l'union de la première et de la deuxième phalange correspond à l'interligne articulaire ; celui que l'on rencontre entre la phalangine et la phalangette est à 2 ou 3 millimètres au-dessus de l'article (Chauvel).

MÉTHODE A LAMBEAU PALMAIRE

Le doigt étant fléchi à angle droit, on pratique à 3 millimètres au-dessous du sommet de l'angle de flexion une incision transversale légèrement convexe en bas et pénétrant jusque dans l'article.

On sectionne les ligaments latéraux ; on glisse le bistouri derrière l'extrémité osseuse de manière à raser l'os et à placer l'instrument à plat, le tranchant en avant.

Alors on sectionne en sciant un lambeau palmaire suffisant.

DÉSARTICULATION DE LA HANCHE

Rapports. — L'articulation de la hanche est constituée d'un côté par la tête du fémur, de l'autre par la cavité glonoïde, dont la profondeur est augmentée par le bourrelet glénoïdien.

Les surfaces articulaires sont réunies entre elles dans l'articulation par le ligament rond inséré d'un côté sur la tête du fémur, de l'autre au fond de la cavité glénoïdienne. Une capsule fibreuse assez mince en arrière, mais renforcée en avant par l'épaississement connu sous le nom de ligament de Bertin, enveloppe l'article en forme de manchon.

Des masses musculaires considérables le recouvrent en arrière et en dehors ; en avant les muscles psoas et iliaque, le pectiné, les vaisseaux et nerfs cruraux le séparent seuls de la peau.

L'artère et la veine crurales sont situées en avant de l'articulation. L'artère fémorale profonde prend naissance à 9 centimètres au-dessous de l'arcade crurale et se porte en arrière dans la masse des adducteurs. Le nerf crural est situé en dehors de l'artère dans la gaîne du psoas.

Repères. — L'articulation coxo-fémorale se trouve à la naissance d'*une perpendiculaire* tirée sur une ligne unissant l'épine du pubis et l'épine iliaque antéro-supérieure (Dubreuil). *Une ligne* étendue de l'épine iliaque antéro-supérieure à l'ischion traverse la cavité cotyloïde à l'union de son tiers postérieur

avec ses deux tiers antérieurs (Sédillot). Le *bord su-*
périeur du grand trochanter répond au tiers supérieur de l'rticulation.

MÉTHODE A LAMBEAU ANTÉRIEUR (BAUDENS)

Le malade étant couché sur le bord d'une table,
et l'artère comprimée sur la branche horizontale du
pubis, un aide retire la peau de l'aine en arrière,
tandis que, avec la main gauche appliquée sur la racine du membre et sur sa face antérieure, on ramène
les téguments, en les fronçant vers la partie centrale.

Dans le milieu de l'espace situé entre l'épine iliaque antéro-supérieure et le grand trochanter, on
plonge, le tranchant dirigé en bas et dans la direction de l'articulation, la pointe d'un long couteau. On
rase le col du fémur en passant entre l'article et l'artère crurale, et on fait ressortir la pointe de l'instrument à un demi-pouce en avant de la partie moyenne
de la branche ascendante du pubis.

On taille ainsi un lambeau antérieur de 25 centimètres de longueur; l'artère est immédiatement
saisie et liée.

Le lambeau relevé, on ouvre l'articulation; on
sectionne le ligament rond, on luxe la tête et on divise à plein tranchant les parties molles situées en
arrière, en ayant la précaution de creuser un peu les
chairs de manière à laisser un vide destiné à loger le
lambeau antérieur.

Sédillot conseille l'emploi du procédé par trans-
fixion chez les individus maigres; chez les sujets très

vigoureux, il préfère tailler un lambeau antérieur de dehors en dedans.

RÉSECTION DE LA HANCHE

PROCÉDÉ D'OLLIER

A quatre travers de doigt au-dessous de la crête iliaque et à égale distance en arrière de l'épine iliaque

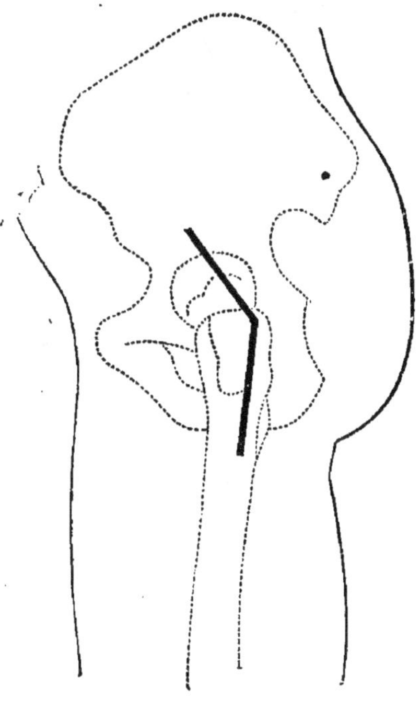

Fig. 29.

antéro-supérieure, on pratique une incision cutanée, que l'on dirige en bas et en arrière jusque sur le grand trochanter. De ce dernier point on prolonge l'incision le long de la face externe du fémur dans une étendue suffisante.

A travers cette plaie écartée avec des crochets mousses, on dissocie ou on divise les fibres des grand, moyen et petit fessiers, et on arrive sur l'articulation.

On incise la capsule et le bourrelet glenoïdien, et, avec la rugine, on dénude le col du fémur et le grand trochanter en avant et en arrière.

Alors on coupe le ligament rond et on luxe la tête que l'on dégage en dedans, ainsi que le corps du fémur jusqu'à la hauteur voulue.

On scie l'os à l'aide de la scie à chaîne ou à manche fixe et on attaque avec la gouge les parties atteintes de l'os coxal.

AMPUTATION DE LA CUISSE

Rapports. — La cuisse présente la forme d'un cône à base supérieure constitué au centre par le fémur, et à la périphérie par des masses musculaires considérables.

Les muscles superficiels sont sans attache à l'os central et très rétractiles ; les muscles profonds insérés sur le fémur lui-même se rétractent très peu.

Les vaisseaux cruraux sont situés aux tiers supérieur et moyen dans l'angle formé par le triceps en dehors et la masse des adducteurs en dedans. Au niveau du tiers inférieur, ils traversent l'anneau des adducteurs pour se porter à la face postérieure du membre. L'artère est accompagnée, en haut par l'accessoire du nerf saphène interne, du tiers moyen jusqu'à l'anneau des adducteurs, par le saphène interne.

MÉTHODE CIRCULAIRE

Dans les amputations de la cuisse au tiers supérieur, la méthode à lambeau antérieur présente les mêmes avantages que dans l'amputation de la hanche.

La méthode circulaire applicable à toutes les hauteurs est habituellement employée.

Le blessé étant couché sur le bord d'une table, deux aides maintiennent, l'un la partie supérieure de la cuisse en tirant en haut, l'autre la partie inférieure du membre.

A une distance au-dessus du point de section de l'os, égale à la hauteur du diamètre du membre augmentée en avant de deux travers de doigt, en arrière de trois travers de doigt pour la rétraction de la peau, on pratique une incision cutanée circulaire.

A hauteur de la peau rétractée par un aide, on sectionne les muscles superficiels en épargnant les vaisseaux fémoraux.

A hauteur de la base du cône formé par suite de la rétraction des muscles superficiels, on coupe jusqu'à l'os les muscles profonds : on divise le périoste circulairement au niveau du point fixé pour la section osseuse ; on place le rétracteur et on abat l'os à l'aide de la scie.

DÉSARTICULATION DU GENOU

Rapports. — Dans l'articulation du genou, les condyles du fémur s'appuient sur les deux surfaces articulaires du plateau du tibia, transformées en cupules par les cartilages semi-lunaires qui s'insèrent sur la crête médiane de ce plateau.

Ces os sont unis entre eux par les deux ligaments croisés et les ligaments latéraux, et enveloppés par une capsule fibreuse, dont un prolongement considérable remonte en avant sous le triceps. La rotule glisse dans la gouttière antérieure de l'extrémité fémorale.

En avant, le tendon du triceps et le ligament rotulien protègent l'article; en arrière sont les muscles qui limitent le creux poplité.

Les vaisseaux et nerfs poplités traversent de haut en bas le losange poplité; l'artère est appliquée sur la face postérieure de la capsule articulaire.

MÉTHODE ELLIPTIQUE (BAUDENS)

Au genou, le procédé elliptique est préférable au procédé circulaire, à cause de la difficulté que l'on éprouve dans ce dernier procédé pour relever la manchette.

En avant, à cinq doigts au-dessous de la rotule, en arrière à trois doigts au-dessous du pli poplité, on trace une incision elliptique.

La peau disséquée et relevée jusqu'à hauteur de

la pointe de la rotule, on coupe le tendon rotulien, les ligaments latéraux, les ligaments croisés, et on

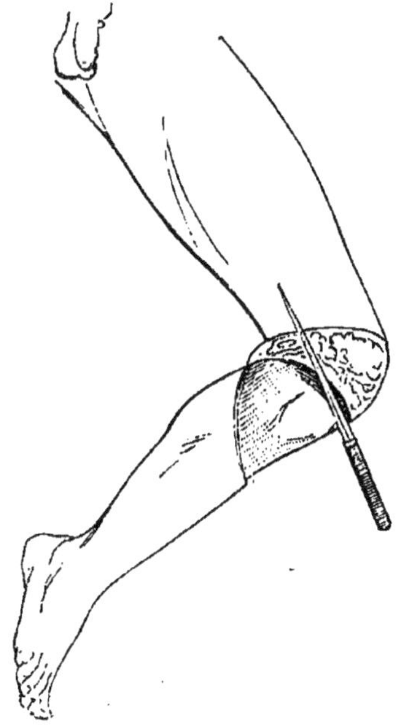

Fig. 30.

contourne la tête du tibia en arrière. On termine l'opération en sectionnant les muscles postérieurs et les vaiseaux.

RÉSECTION DU GENOU

PROCÉDÉ D'OLLIER

A partir de trois travers de doigt au-dessus et en dehors de la rotule, on pratique une incision oblique en bas et en dedans jusqu'à l'angle supérieur de cet os. De ce point on contourne avec le couteau le bord externe de la rotule jusqu'au point d'insertion du ligament rotulien et on prolonge l'incision le long du bord externe de ce ligament jusqu'à son insertion inférieure.

Avec la rugine, on dénude le condyle externe le

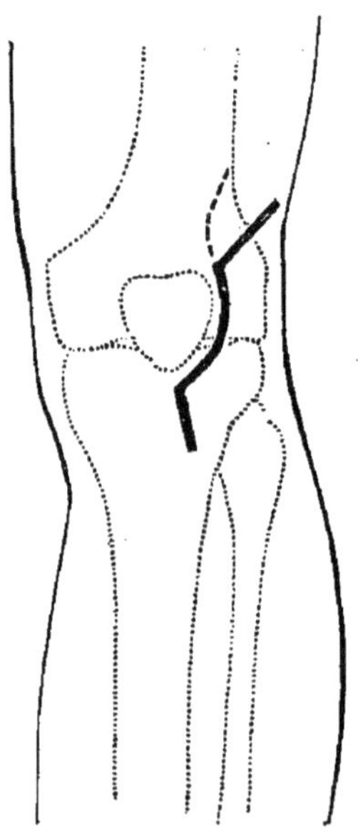

Fig. 31.

plus loin possible, et la partie antérieure du fémur.

Par la plaie largement écartée, on sectionne les ligaments croisés, et on luxe la rotule en dedans.

On détache le ligament rotulien de son insertion au tibia et on luxe le fémur en avant.

On coupe avec la scie l'extrémité fémorale et on termine l'opération par la section de la tête du tibia.

AMPUTATION DE LA JAMBE

Rapports. — La jambe présente la forme générale d'une pyramide triangulaire à base supérieure, dont le côté interne est formé par le tibia recouvert par la peau, le côté externe par le péroné et les muscles antérieurs, le côté postérieur par la couche des muscles gastro-cnémiens.

Les os de la jambe sont le tibia, os fixe du membre et le péroné ; ces deux os sont en contact à leurs extrémités supérieure et inférieure, mais séparés dans toute leur longueur. L'espace interosseux est rempli par une lame fibreuse insérée sur la face correspondante de chaque os.

L'artère tibiale antérieure est appliquée sur la face antérieure de la membrane interosseuse et longe dans son trajet le bord externe du jambier antérieur.

L'artère tibiale postérieure, après sa naissance du tronc tibio-péronier au niveau de l'arcade du soléaire, se place entre les muscles superficiels et profonds, dans le sillon qui sépare le jambier postérieur du fléchisseur commun des doigts.

L'artère péronière est au côté externe du membre, dans le sillon qui sépare le fléchisseur commun des orteils du fléchisseur propre du gros orteil.

MÉTHODE CIRCULATOIRE

A une distance au-dessous du point de section des os, égale à la longueur du demi-diamètre du membre augmentée de 2 centimètres pour la rétraction de la peau, on pratique une incision cutanée circulaire.

On dissèque et on relève la manchette dans une hauteur égale au rayon de la jambe.

On coupe les jumeaux et le soléaire à un doigt au-dessous de la base de la manchette.

On divise les muscles antérieurs et externes au niveau de la base de cette manchette.

Alors, les tissus étant rétractés, on coupe en arrière les muscles profonds, et, à hauteur de cette section, on incise le périoste et la membrane interosseuse avec un couteau à lame mince, dont le tranchant est promené en 8 de chiffre sur les os.

On dispose le rétracteur formé d'une compresse à trois chefs et on scie les os en prenant un point d'appui sur le tibia.

Pour éviter la saillie de l'angle antérieur du tibia, on abat obliquement cet angle en ayant soin de décoller le périoste sur ce point.

MÉTHODE ELLIPTIQUE (MARCELLIN DUVAL)

La méthode elliptique présente pour les amputations sus-malléolaires l'avantage de conserver sur le moignon la peau du talon.

A une distance, au-dessous du point de section des os, égale au rayon du membre augmenté de 3 centimètres pour la rétraction de la peau, on pratique sur le cou-de-pied une incision arrondie à concavité inférieure. Cette incision est le sommet d'une ellipse destinée à aboutir, en s'arrondissant sur les faces malléolaires, à la partie postérieure du talon.

La peau étant incisée sur le parcours de l'ellipse,

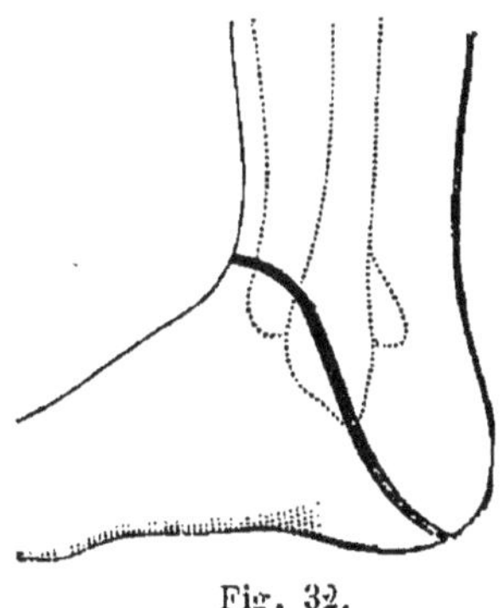

Fig. 32.

on la dissèque à la partie postérieure ; on sectionne le tendon d'Achille, et on relève ce lambeau jusqu'au niveau du bord supérieur du calcanéum.

Alors on détache en avant les muscles antérieurs de la jambe par deux incisions longitudinales longeant les bords antérieur du tibia et externe du péroné, et, par une incision transversale, on divise à la partie inférieure les tendons de ces muscles.

A l'aide d'une opération analogue on forme en arrière un lambeau comprenant les muscles postérieurs de la jambe et le paquet vasculo-nerveux. On divise le ligament interosseux et le périoste.

On dispose la compresse à deux ou trois chefs et on scie les os en prenant un point d'appui sur le tibia.

AMPUTATION TIBIO-TARSIENNE

L'articulation tibio-tarsienne est constituée, d'un côté par la mortaise tibio-péronière, de l'autre par la poulie astragalienne.

Les surfaces articulaires sont unies entre elles,

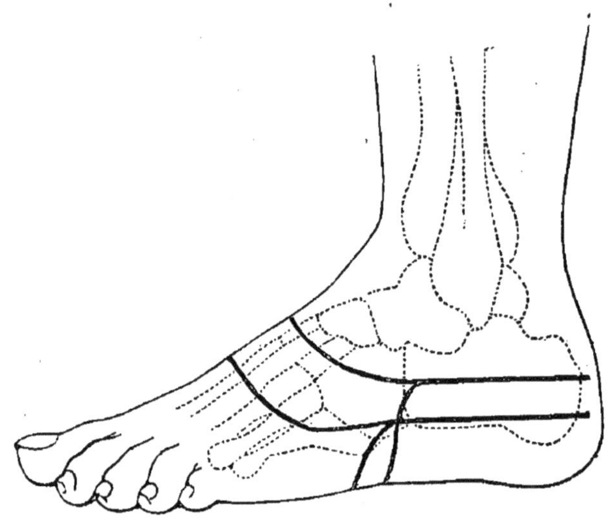

Fig. 33.

A, Amputation tibio-tarsienne, — B, Amputation sous-astragalienne.

en dehors par le groupe des trois ligaments latéraux péronéo-calcanéen et péronéo-astragaliens antérieur et postérieur; en dedans par le ligament rayonné tibio-calcanéo-astragalien.

Une capsule articulaire, peu épaisse, entoure l'articulation.

Les parties molles sont constituées : en avant par les tendons du jambier antérieur, des extenseurs du pouce et des orteils, par le muscle, les vaisseaux et nerfs pédieux. Derrière la malléole externe glissent les tendons des péroniers latéraux; derrière la malléole interne sont disposés les tendons du jambier postérieur, des fléchisseurs du gros orteil et des orteils, ainsi que les vaisseaux et les nerfs tibiaux postérieurs.

Repères. — La *saillie de l'astragale* sur le dos du pied est à 2 centimètres en dessous de l'articulation. Les *sommets* des *malléoles interne et externe* sont situés, le premier à 2 centimètres, le deuxième à 3 centimètres en dessous de l'interligne.

MÉTHODE OVALAIRE

A la partie la plus reculée de la face externe du calcanéum on commence une incision, qui passe sous la malléole externe et se termine au bord interne du pied après avoir décrit sur le cou-de-pied, à un centimètre en avant de l'articulation tibio-tarsienne, une courbe à convexité inférieure.

De ce point d'arrivée on dirige l'incision à travers la face plantaire obliquement en arrière et en dehors, vers le bord externe du pied, et on la termine au point de départ de la première section.

On dissèque la peau et le tissu cellulaire, et on

découvre en avant l'articulation ; on divise la capsule
et on coupe les ligaments latéraux en glissant le couteau de haut en bas entre l'astragale et la face correspondante des malléoles.

On luxe le pied en bas et on détache avec soin le
lambeau interne ; on sectionne le tendon d'Achille sur
le calcanéum. On relève le lambeau et on résèque les
malléoles en comprenant dans la section une lamelle
du cartilage épiphysaire du tibia.

A. Guérin et Legouest portent la section osseuse à
près de 1 centimètre au-dessus du plateau du tibia.

AMPUTATION DE PIROGOFF

PROCÉDÉ DE PASQUIER

Derrière la malléole externe et à un demi centimètre en avant du tendon d'Achille, on pratique une
incision verticale de 3 centimètres.

Du milieu de cette incision on en fait partir une
seconde que l'on dirige en bas et en avant vers le bord
externe du pied.

A partir de ce bord, on coupe transversalement les
tissus de la plante, et on prolonge l'incision sur le
bord interne ; ensuite on trace sur le dos du pied une
incision curviligne à convexité inférieure et enfin on
termine la section au point de départ en passant sous
la malléole externe.

On dissèque la peau à la région dorsale, sur les
parties latérale et plantaire ; on entre dans l'articu-

lation tibio-tarsienne par le côté externe et on sectionne le ligament latéral interne.

On isole l'extrémité inférieure du tibia et on la résèque un peu obliquement d'avant en arrière et de bas en haut.

On met à nu la face interne du calcanéum en épar-

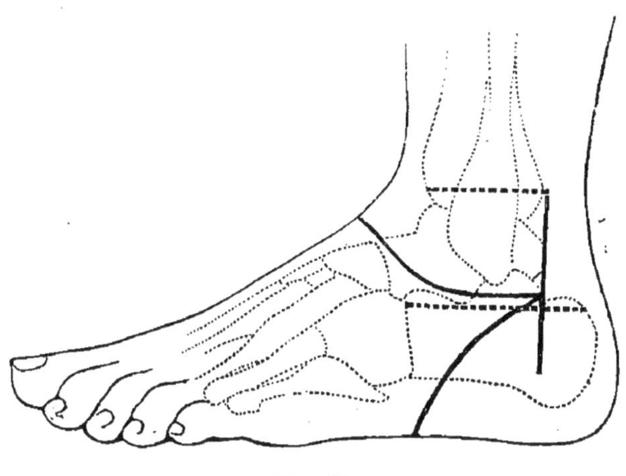

Fig. 34.

gnant les tendons et le paquet vasculo-nerveux, et on enlève horizontalement une lame du calcanéum, en faisant agir la scie de dedans en dehors.

AMPUTATION SOUS-ASTRAGALIENNE

Rapports. — L'astragaie et le calcaneum sont unis par deux articulations, l'une postérieure inclinée d'avant en arrière et de bas en haut, l'autre antérieure légèremet oblique en haut et en avant, communiquant avec l'articulation astragalo-scaphoïdienne.

Les surfaces articulaires sont reliées entre elles par des ligaments périphériques et surtout par le ligament interosseux puissant qui, de la gouttière du calcanéum, s'attache à la face inférieure de l'astragale.

Sur le dos du pied se trouvent les tendons des extenseurs et l'artère pédieuse.

A la partie interne, dans la gouttière calcanéenne, glissent les tendons des fléchisseurs et au milieu d'eux est située l'artère tibiale postérieure.

En arrière, le tendon d'Achille est inséré sur la face postérieure du calcanéum.

En dehors, derrière la malléole externe, sont les tendons des muscles péroniers latéraux.

Repères. — Le *sommet* de la malléole externe est à 1 centimètre au-dessus de l'articulation ; sur le dos du pied la *saillie* de la tête de l'astragale permet de reconnaître l'articulation astragalo-scaphoïdienene.

MÉTHODE OVALAIRE MODIFIÉE. — RAQUETTE

De la partie postérieure de la face externe du calcanéum on dirige une incision horizontale à 2 centimètres au-dessous de la pointe de la malléole externe, jusqu'au niveau de l'apophyse du cinquième métatarsien (fig. 33).

De ce point on décrit sur le dos du pied, au niveau du tiers postérieur du troisième métatarsien, une incision curviligne à convexité antérieure qui aboutit au bord interne du pied.

Puis on sectionne les tissus de la plante obliquement jusqu'à l'apophyse du cinquième métatarsien, et sur la face externe du pied on revient au point de départ.

On dissèque le lambeau inférieur le plus loin possible sur la face externe du calcanéum et du cuboïde. On sectionne les tendons dorsaux et on dissèque le lambeau supérieur de manière à découvrir l'articulation astragalo-scaphoïdienne que l'on ouvre dans sa partie supérieure et interne.

Alors avec la pointe du couteau enfoncée entre le calcanéum et l'astragale, on coupe à petits coups le ligament interosseux, et on découvre l'articulation postérieure.

On détruit toutes les attaches ligamenteuses qui unissent les deux os, en renversant à mesure le pied en dedans.

On dissèque avec soin les parties molles dans la gouttière calcanéenne, et par le renversement du pied en bas on découvre les insertions du tendon d'Achille.

On sectionne ce tendon sur l'os et on termine l'opération par la dissection des parties molles du talon.

DÉSARTICULATION TARSO-MÉTATARSIENNE

L'articulation tarso-métatarsienne présente la direction générale d'une ligne courbe irrégulière à convexité antérieure commençant au niveau de l'extrémité postérieure du premier métatarsien et se terminant au niveau de l'apophyse du cinquième métatarsien.

L'articulation de chaque métatarsien avec le cunéi-

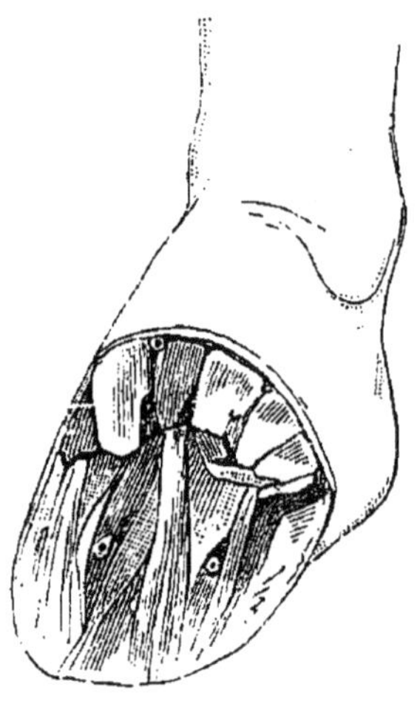

Fig. 35.

forme correspondant ou le culoïde est transversale; celle du deuxième métatarsien avec le deuxième cunéiforme forme une mortaise, dont le fond est situé à 1 centimètre en arrière de l'interligne du premier métatarsien et à 5 millimètres en arrière de l'interligne du troisième.

Les surfaces articulaires des métatarsiens sont unies aux os du tarse et aux métatarsiens voisins par des ligaments périphériques et des ligaments interosseux plantaires très forts.

Les parties molles sont constituées sur le dos du pied par les tendons des extenseurs, à la plante, par les muscles plantaires.

Repères. — *L'interligne du premier métatarsien* se trouve à 2 millimètres en arrière de la tubérosité interne et postérieure du premier métatarsien ; *l'apophyse du cinquième métatarsien* est à la limite externe de l'interligne tarso-métatarsien.

MÉTHODE A LAMBEAU PLANTAIRE PRINCIPAL (CHAUVEL)

A 2 centimètres en avant de l'extrémité postérieure du premier métatarsien on commence une incision curviligne à convexité antérieure qui passe à 2 centimètres en arrière de la racine des orteils et aboutit au bord externe de l'apophyse du cinquième métatarsien.

Du point de départ interne de cette incision on dirige parallèlement au premier métatarsien une nouvelle section antéro-postérieure. Cette incision, au niveau de la tête du premier métatarsien, se réfléchit en bas vers la plante, suit la ligne des plis digito-plantaires et aboutit au côté externe de la tête du cinquième métatarsien. De ce point elle se dirige en arrière le long du bord externe du pied pour rejoindre l'extrémité externe de l'incision dorsale.

On divise les tendons et on dissèque le lambeau antérieur jusqu'à hauteur de l'interligne et le lambeau inférieur de chaque côté jusqu'à la région plantaire.

Alors on ouvre l'articulation du premier métatarsien avec le premier cunéiforme et les articulations cuboïdo-métatarsiennes ; ensuite on entre dans l'articulation du deuxième métatarsien à l'aide des notions anatomiques déjà énoncées, et on sectionne les ligaments dorsaux.

On luxe l'avant pied et on coupe les ligaments interosseux situés entre le premier et le deuxième métatarsien, entre le deuxième et le troisième. Pour ce faire, on plonge la pointe du couteau, le tranchant dirigé en avant entre ces os ; on le fait pénétrer entre eux à 2 centimètres de profondeur, et, soit en relevant le manche de l'instrument, soit en déterminant sur l'ongle du pouce des mouvements de bascule, on sectionne les fibres interosseuses.

Aussitôt les articulations s'ouvrent et on achève la section des ligaments.

Alors on divise les parties molles en rasant les os et on termine la section du lambeau plantaire au niveau de l'incision déjà tracée.

DÉSARTICULATION DU DEUXIÈME MÉTATARSIEN

MÉTHODE OVALAIRE MODIFIÉE. — RAQUETTE

Nous décrirons la désarticulation du deuxième métatarsien comme type des désarticulations d'un seul ou de deux métatarsiens.

L'incision cutanée dans la désarticulation du pre-

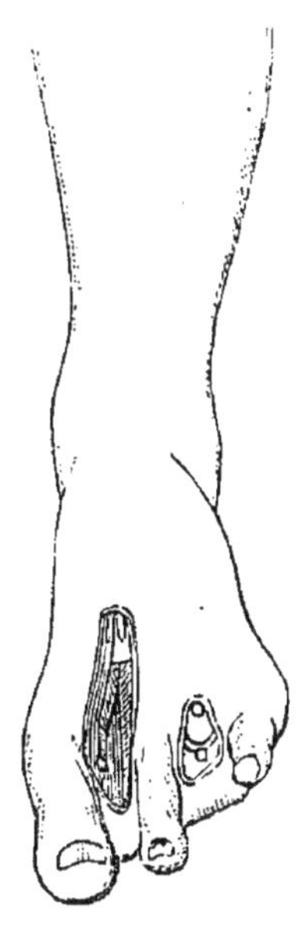

Fig. 36.

mier et cinquième métatarsiens ne diffère de celle que nous allons décrire que par une incision de dégagement, dirigée perpendiculairement à l'incision dorsale, vers le bord interne ou le bord externe du pied.

De l'extrémité postérieure du deuxième métatarsien, située à 1 centimètre et demi en arrière du tubercule du premier métatarsien, on dirige sur le dos du métatarsien une incision jusqu'à 1 centimètre de l'articulation métatarso-phalangienne. De ce point on contourne avec le tranchant du couteau la base du doigt en passant dans le pli digito-plantaire et en revenant au point de départ.

On sectionne les parties molles autour de l'os pour dégager le plus loin possible le métatarsien dans sa longueur.

On coupe les ligaments interosseux par le procédé employé pour la désarticulation de Lisfranc, on luxe le métatarsien et on termine l'opération en détachant de l'os toutes les parties molles.

DÉSARTICULATION DU GROS ORTEIL

Pour les désarticulations métatarso-phalangiennes

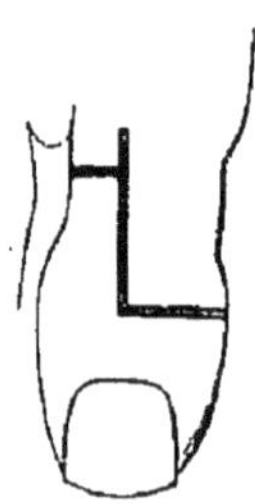

Fig. 41.

et phalango-phalangiennes des quatre derniers orteils, on emploie les méthodes en raquette, à deux lambeaux et à lambeau plantaire décrites à propos des amputations des doigts.

Pour la désarticulation métatarso-phalangienne du gros orteil, il est préférable d'avoir recours au procédé à lambeau interne.

A 2 millimètres en avant de l'interligne, on pratique, le long du bord externe du tendon de l'extenseur, une incision que l'on conduit jusqu'au niveau de l'articulation inter-phalangienne.

De ce point, on contourne le bord interne de l'orteil dans une direction perpendiculaire à la première et on pratique le long de la face plantaire de l'orteil une incision analogue à l'incision dorsale.

On dissèque le lambeau interne; on entre dans l'articulation et on termine l'opération en sectionnant les ligaments latéraux et les tendons des fléchisseurs.

CHAPITRE III

DE L'HYGIÈNE CHIRURGICALE

Sur 345 amputés, morts des suites de leur opération dans les hôpitaux de Constantinople, Salleron a constaté que :

1° 27 seulement étaient morts d'accidents divers ;

2° 25 étaient morts de pourriture d'hôpital ;

3° 65 d'érysipèle gangréneuse ;

4° 228 d'infection purulente.

Pendant la guerre de la Sécession, Otis, sur 58 702 blessures par armes à feu, n'a observé que :

1° 283 cas de pourriture d'hôpital, dont 158 décès ;

2° 45 cas d'érysipèle, dont 24 décès ;

3° 328 cas de pyohémie, dont 320 décès.

Pendant la campagne de Crimée, les résultats chirurgicaux ont été déplorables ; en Amérique au contraire ils ont été excellents. Les résultats chirurgicaux mauvais paraissent donc liés au développement

de trois affections : la pourriture d'hôpital, l'érysipèle, la pyohémie.

Dans les hôpitaux de Paris et des grandes villes,
l'intervention chirurgicale, avant la découverte de
l'antisepsie, donnait des résultats déplorables; depuis
l'application de la méthode nouvelle de traitement
des plaies, une révolution a été opérée dans la chirurgie et trois maladies paraissent en voie de disparaître des salles à mesure que l'état sanitaire y devient
meilleur : ce sont la pourriture d'hôpital, l'érysipèle,
la pyohémie.

L'hygiène chirurgicale consiste donc dans les
moyens de prévenir le développement des trois infections chirurgicales : la pourriture d'hôpital, l'érysipèle, la pyohémie, ou de détruire ces infections le plus
tôt possible après leur apparition.

Quelques années nous séparent à peine de l'époque
où les chirurgiens s'absorbaient dans de stériles discussions doctrinales sur la nature des infections chirurgicales.

De toutes les théories émises, aucun progrès réel
n'était dégagé dans la pratique; cependant une impul-
sion vague poussait de plus en plus le traitement chirurgical vers la propreté des salles au nom de l'hygiène générale.

Sur ces entrefaites, Gosselin, Verneuil attribuèrent
la fièvre traumatique et les inflammations putrides à
la septicémie, et A. Guérin créa, au nom d'une influence miasmatique vague de l'air sur les plaies, son
pansement ouaté. Un grand pas était accompli.

Depuis lors, les travaux de Pasteur ont démontré

la nature parasitaire de la septico-pyohémie et de cette découverte sont nés le pansement et la méthode antiseptiques de Lister.

Rosenback a reconnu dans l'ostéomyélite la présence d'un staphylococcus aureus que Rodet a fait connaître comme cause réelle de la maladie à l'aide d'inoculations très précises.

Les résultats efficaces obtenus par Salleron à l'aide du perchlorure de fer, dans le traitement de la pourriture d'hôpital, avaient déjà fait soupçonner la nature parasitaire de cette affection. Heine a démontré, dans la zone granuleuse, la présence d'éléments organiques.

Quant à l'érysipèle, reconnu tour à tour comme contagieux ou non contagieux, Fehleisen a cultivé le streptococcus de Hueter et reproduit constamment, par l'inoculation des cultures, une inflammation des tissus de nature érysipélateuse.

Les infections chirurgicales sont donc de nature infectieuse et la méthode antiseptique est le moyen de prévenir leur développement.

Cette méthode repose sur le traitement de la plaie par la méthode de Lister et sur le pansement au moyen du pansement antiseptique de Lister ou du pansement isolant de A. Guérin.

Ce sont là les moyens directs qui, par leur application exacte dans une salle, peuvent suffire à déterminer les résultats que l'on constate dans tous les hôpitaux. Mais en chirurgie d'armée, nous devons envisager la possibilité, la probabilité même, d'une antisepsie insuffisante, et cependant le chirurgien a pour devoir de préserver, malgré la pénurie de ses moyens d'action, les blessés de l'infection.

A cet égard une discussion qui vient d'avoir lieu à l'Académie de médecine au sujet des rapports de l'érysipèle et de la méthode antiseptique est particulièrement intéressante.

Gosselin, avant la découverte de l'antisepsie, avait entrepris de diminuer le nombre des érysipèles qui décimaient les malades de ses salles, et pour atteindre ce but, il avait mis en pratique trois moyens prophylactiques : propreté excessive des salles et des plaies d'opération; refus d'admission des érysipélateux venant de l'extérieur; isolement immédiat des érysipélateux atteints dans le service. Grâce à ces mesures, le chiffre des décès par érysipèle était tombé durant une période de quatre ans de 30 à 9 p. 100; à peu près au chiffre où la mortalité par érysipèle a été réduite par Verneuil à l'aide du pansement antiseptique, et par A. Guérin à l'aide du pansement ouaté.

Hygiène de la plaie à l'aide de la méthode antiseptique, hygiène de la salle et de l'hôpital : telles sont les pratiques qui, se soutenant les unes les autres, doivent concourir dans un hôpital au but visé par l'hygiène chirurgicale. Mais dans la chirurgie d'armée, l'installation, l'approvisiomennent, l'encombrement des hôpitaux temporaires ou fixes, le transport des blessés, rendent le problème plus difficile à résoudre, et rattachent l'hygiène chirurgicale à l'organisation générale du service de santé.

Dans ce chapitre nous étudierons donc successivement : .

1° L'hygiène de la plaie ;
2° L'hygiène de la salle ;
3° L'hygiène de l'hôpital ;
4° L'organisation du service de santé.

HYGIÈNE DE LA PLAIE

L'hygiène de la plaie a pour but de prévenir le développement des accidents infectieux et en même temps de favoriser la marche de cette plaie vers la guérison la plus rapide et la plus favorable, dans les cas de conservation, au retour des fonctions normales.

Au pansement incombe le but de protéger la plaie ; aux appareils appartient le rôle de maintenir le membre dans une immobilité favorable à la guérison et au résultat fonctionnel utile.

Nous avons donc à étudier les *pansements* et les *appareils*.

DES PANSEMENTS

Pour décider quel est le pansement le meilleur en chirurgie d'armée, il faut d'abord rechercher dans quelle situation spéciale se trouvent successivement les blessés, depuis le moment de leur blessure jusqu'à leur guérison, et quelles sont les variétés des blessures à traiter. A chaque situation, à chaque blessure peut convenir un pansement différent.

Comme but, le pansement de campagne doit avant tout prévenir l'infection ; mais il peut atteindre ce but de plusieurs manières.

Depuis le moment de sa blessure jusqu'à sa guérison, le blessé se trouve sur le champ de la lutte, au
poste de secours, à l'ambulance, dans les hôpitaux de
première ligne, dans les hôpitaux de l'arrière. Nous
allons examiner le rôle du chirurgien dans ces diverses phases de son intervention et quel pansement
il peut et il doit appliquer.

Du pansement sur le champ de bataille.

Depuis la découverte de l'antisepsie, tous les chirurgiens sont d'accord pour faire profiter les blessés
du bénéfice de la méthode nouvelle; mais ils diffèrent d'opinion sur le moment où l'application de ce
traitement est utile et possible.

Les uns demandent que l'antisepsie soit pratiquée
aussitôt après la blessure et dans ce but ils réclament
l'adoption d'un paquet de pansement antiseptique.

Les autres estiment que l'antisepsie est inutile sur
le champ de bataille et n'est applicable qu'au poste
de secours pour les petits blessés, à l'ambulance pour
les grands blessés.

En Allemagne et en France la question a été discutée dans les congrès et malgré des affirmations
appuyées plutôt sur une philanthropie bruyante que
sur des raisons pratiques, nous croyons pouvoir
maintenir l'opinion émise par nous au congrès français de chirurgie de 1885.

Suivant l'expression de Delorme, les blessés de la
guerre sont à l'égard de l'antisepsie dans une situation au moins égale aux blessés de l'industrie;

l'adoption du paquet antiseptique devient donc une perte sèche pour l'État.

A nos yeux la division du travail est la meilleure garantie de l'asepsie des plaies sur le champ de bataille. Aux brancardiers revient le transport rapide des blessés depuis le terrain du combat jusqu'au poste de secours; aux chirurgiens du poste de secours le pansement des petits blessés et leur évacuation sur l'arrière, le triage des grands blessés et leur transport rapide à l'ambulance.

Si ces prescriptions *réglementaires* sont bien exécutées, et elles le seront parce qu'elles ne dépendent que de la bonne volonté du personnel médical, l'*antisepsie est inutile hors de l'ambulance*.

Du pansement au poste de secours.

Lorsque la troupe prend la formation de combat, le médecin chef de service réunit le personnel et le matériel sanitaire de tout le régiment, et, après avoir pris les ordres du chef de corps, dispose les postes de secours suivant l'étendue du front et l'état des communications (Art. 64).

Le rôle du médecin chef de service consiste à veiller, d'un côté à l'enlèvement rapide des blessés hors du champ de bataille, de l'autre à diriger le fonctionnement du poste de secours.

A nos yeux, c'est sous les ordres directs d'un médecin actif et énergique préposé au commandement des brancardiers que doit être fait le service du champ de bataille. Car un officier du corps de santé

18.

peut seul surveiller de près la ligne du combat, lancer à propos ses escouades de brancardiers sur les points où leur intervention peut être la plus utile, et, suivant les circonstances, modérer l'élan des hommes, ou leur imposer l'action.

Au poste de secours, le médecin chef de service, assisté de ses médecins de réserve et auxiliaires, reçoit les blessés graves et légers.

Il dirige le plus rapidement possible sur l'ambulance les blessés qui ont besoin d'un traitement attentif. Il fixe et surveille le pansement des petits blessés qu'il renvoie de suite vers l'arrière.

Après un examen suffisant de toutes les blessures, il fait inscrire le diagnostic sur la fiche remise à l'homme, et fait reproduire ce diagnostic sur le carnet médical à côté du nom de l'homme et des indications relatives à sa situation régimentaire.

Le pansement des petits blessés se résume dans un lavage de la plaie avec une solutiou antiseptique, et dans l'application sur la blessure d'une poudre antiseptique (iodoforme, mélange de sublimé avec une poudre inerte) maintenue par un tampon de ouate ou d'étoupe, ou simplement dans l'apposition sur la plaie d'un tampon de ouate ou d'étoupe imbibé d'une solution de sublimé à 1 p. 1000 ou d'une solution phéniquée à 5 p. 100.

Du pansement à l'ambulance.

C'est à l'ambulance dans les petits combats, à l'ambulance assistée par les hôpitaux de campagne dans les affaires graves, que sont faites les opérations d'urgence et que le pansement doit avoir pour but de mettre les plaies d'opération ou les blessures traitées par la conservation à l'abri de l'infection et dans une situation favorable à la guérison.

Nous avons déjà montré l'importance des précautions antiseptiques avant et pendant l'opération ; c'est donc au traitement antiseptique d'une plaie aseptique que nous avons à procéder.

Le traitement antiseptique d'une plaie se compose de trois parties : la *suture*, le *drainage* et le *pansement*.

Les *sutures* profondes et superficielles destinées à maintenir l'accolement des surfaces traumatiques afin de favoriser la réunion immédiate, présentent le grave inconvénient de favoriser la rétention des liquides et par suite d'exposer aux suppurations profondes. En tout cas, elles nécessitent une surveillance de tous les instants et ne nous paraissent applicables à la chirurgie d'armée que dans certaines conditions spéciales, où l'opéré peut être l'objet de soins attentifs. A la suture nous préférons l'accolement, sans intervention du linge à pansement, des surfaces traumatiques maintenues en contact à l'aide d'une bande roulée autour du membre. Par l'accolement, la réunion peut se faire en quelques points, et le pansement peut rester en place pendant plusieurs jours, sans que l'on ait à redouter l'étranglement

Le *drainage* au moyen des tubes de Chassaignac placés de bout en différents points d'une plaie, a pour but de favoriser surtout l'écoulement des liquides qui suintent d'une surface traumatique pendant les premiers jours. Dans les hôpitaux, on emploie les drains résorbables en os décalcifié, des drains composés d'un faisceau de crins de cheval ou de fils de verre, etc. ; Neuber et Esmark, dans le but de supprimer le drainage sous un pansement rare, ont commencé par faire des trous à l'emporte pièce dans les lambeaux et enfin se sont arrêtés à l'idée de pratiquer de nombreuses sutures profondes destinées à supprimer les cavités dans toute plaie d'opération.

En chirurgie d'armée, le drainage au moyen des tubes de caoutchouc nous paraît le seul utile et pratique, à la condition toutefois que le tube soit plus gros que le tube de Chassaignac ordinaire et que le bout extérieur du drain affleure le bord de la plaie. La grosseur du calibre du tube et l'affleurement ont pour but de prévenir l'un son obstruction, l'autre son déplacement à la suite des secousses occasionnées par le transport.

Le *pansement* d'une plaie aseptique peut être antiseptique par *action d'un agent parasiticide*, ou bien antiseptique *par occlusion d'une plaie aseptique* au moyen d'un tissu filtrant.

Le pansement parasiticide de Lister, qui doit être renouvelé chaque jour et risque de se déplacer facilement, ne nous paraît pas pratique.

Bergmann, pendant la guerre turco-russe, s'est servi, après application sur la plaie d'un tampon imbibé d'une solution phéniquée, d'un pansement occlusif composé d'une couche de ouate salycilée à peine antiseptique et d'un bandage silicaté. « Beaucoup de plaies, dit-il, traitées par l'occlusion immédiate, étaient déjà guéries quand on enlevait le premier pansement. »

Le pansement de campagne pour être réellement utile doit avant tout être occlusif; il doit être parasiticide, simple à appliquer, et faciliter l'immobilisation.

Le pansement type de A. Guérin pourrait convenir, ainsi que l'admet M. Delorme, aux quelques cas spéciaux de fractures esquilleuses, parce qu'il est occlusif et permet les transports les plus difficiles et les plus longs; mais son emploi ne peut pas être généralisé, parce qu'il exige trop de bandes, de ouate et de temps pour son application.

Chaque pansement doit être préparé d'avance et former un paquet étiqueté, afin de permettre un transport en grandes quantités, un classement régulier et un emploi rapide.

A nos yeux l'*antisepsie* de la plaie doit être faite au moyen d'un tampon imprégné d'une poudre ou d'une solution antiseptique, et l'*occlusion* pratiquée à l'aide de lames de ouate feutrée, coupées en carrés de 50 ou 80 centimètres de côté pour les articulations de la hanche ou de l'épaule.

Ce pansement essentiellement occlusif, maintenu sur une plaie d'opération ou une blessure au moyen de tours de bande très serrés est certainement suffisant pour plusieurs jours.

Sur ce pansement déjà contentif on peut disposer suivant le cas une gouttière, un drap fanon avec attelles latérales, un bandage silicaté, plâtré même, et dès lors le transport du blessé devient facile à toute distance. Un retard de quelques jours peut même sans inconvénient survenir dans l'évacuation, car le blessé n'a besoin d'aucune intervention chirurgicale à heure fixe.

Du pansement dans les hôpitaux de l'arrière.

Les hôpitaux de l'arrière se divisent en deux catégories : les hôpitaux sédentaires du territoire national, et les hôpitaux temporaires installés sur le territoire occupé ou à proximité des opérations.

Dans les hôpitaux sédentaires, où le fonctionnement du service est celui du temps de paix, la méthode antiseptique peut y être appliquée dans toute sa rigueur.

Dans les hôpitaux temporaires, il est le plus souvent possible d'installer un service régulier au bout de quelques jours ; mais il existe un moment difficile à traverser : c'est la période d'installation.

Pendant cette période, le pansement rare de campagne, antiseptique, occlusif, est le seul utile, le seul véritablement pratique.

La ouate et l'étoupe sont les seuls matériaux dont on puisse se servir pour faire le pansement antiseptique d'ambulance destiné à subir le transport ; dans un hôpital le même but peut être atteint avec d'autres matériaux, tissus filtrants ou poudres occlusives.

Hewson et Groves ont, pendant la guerre de la Sécession, retiré de grands avantages de l'occlusion pratiquée à l'aide de la terre tamisée et desséchée.

Kummel, dans ses expériences sur la valeur des divers matériaux de pansement, a utilisé avec un égal succès, conjointement avec le sublimé, les cendres, le sable, la tourbe, le foin, les herbes des marais, la mousse, la sciure de bois, désinfectés et même non désinfectés.

En ce moment il se sert de la mousse plongée dans l'eau à 90° pendant quelques instants avant de s'en servir.

En campagne il est donc facile de suppléer dans un hôpital à la pénurie des approvisionnements en employant le sable, la terre, les cendres, la sciure de bois chauffée à 100° sur la tôle d'un four.

Pour le traitement des plaies du membre inférieur, on fait construire par les infirmiers, à l'aide de quelques planches, des boîtes de la forme de celle de Baudens, mais pouvant se fermer à la partie supérieure à l'aide de deux volets latéraux enfermant la racine du membre. On y place le membre ou le moignon, on protège la plaie à l'aide d'un tampon antiseptique et on remplit la boîte soit avec une poudre occlusive, soit avec des sachets contenant la substance occlusive.

Pour le traitement des fractures traitées par la conservation, ce système de pansement offre l'avantage de permettre l'extension et la contre-extension, et de fixer latéralement les os dans toute leur longueur par le tassement de la poudre occlusive ou l'arrangement méthodique des sachets.

Pour le traitement des plaies d'opération ou des fractures du membre supérieur il est préférable, dès que cela est possible, de faire un pansement anti-septique occlusif avec la ouate, l'étoupe ou une substance occlusive enfermée dans un sachet, de placer le membre dans une gouttière, de l'immobiliser contre le tronc et d'ordonner au malade, comme l'a pratiqué Champenois, la déambulation à l'air libre.

DES APPAREILS

Nous avons, en parlant des indications chirurgicales, montré de quelle importance est une bonne immobilisation en chirurgie d'armée.

La plupart des consolidations vicieuses, des ankyloses, des rétractions tendineuses, proviennent d'appareils mal construits ou non surveillés.

En somme, presque tout le résultat fonctionnel consécutif au traitement des fractures par la conservation repose sur la bonne disposition des appareils.

Nous ne nous occuperons pas ici des appareils divers utilisables seulement dans les hôpitaux de l'arrière. Notre but est de traiter seulement des appareils extemporanés praticables à l'ambulance ou à l'hôpital de campagne et destinés surtout à faciliter le transport du blessé.

Les appareils se divisent en deux classes, selon qu'ils sont appliqués au membre supérieur ou au membre inférieur.

Au *membre supérieur*, pour une fracture du bras, de l'avant-bras, ou pour une résection de l'épaule, du coude, du poignet, l'appareil doit maintenir les os en contact, et consolider le membre dans sa forme normale ; en prévision d'une ankylose possible du coude, il doit être coudé à angle droit, et, dans le but de permettre la déambulation du blessé, il doit faciliter la fixation du membre contre le tronc.

Plusieurs méthodes permettent de répondre à ces diverses indications.

1° Dans les fractures du coude, de l'avant-bras, du poignet, de la main, il est possible d'appliquer immédiatement sur le membre une gouttière plâtrée ouverte au niveau des plaies.

Pour faire cette gouttière, on superpose 6 à 8 bandes de gaze et on les coupe assez larges pour recouvrir les trois quarts de la circonférence du membre et assez longues pour maintenir, dans les fractures du coude, le bras et l'avant-bras, dans les fractures de l'avant-bras, la main et le coude, dans les fractures du poignet et de la main, la main et l'avant-bras.

On imbibe de plâtre cette bande de gaze ; on l'exprime légèrement en passant les deux mains appliquées l'une contre l'autre sur ses deux faces, et on l'applique sur le membre de manière à laisser libres les orifices de la plaie. A l'aide d'une bande roulée, on la fixe jusqu'à son complet durcissement. Alors on retire la bande, on lave les plaies et sur ce membre consolidé par un squelette extérieur on applique un pansement antiseptique occlusif.

2° Dans les fractures du bras et de l'avant-bras, l'immobilisation du membre est possible par-dessus le pansement antiseptique occlusif, à l'aide d'attelles latérales séparées ou réunies par un lien à leurs deux extrémités comme dans l'appareil usité chez les Arabes.

3° Dans quelques fractures simples de la main, du poignet, de l'avant-bras et du coude, on peut immobiliser les os en recouvrant le pansement occlusif d'un bandage silicaté ou plâtré. Ce mode très exact d'immobilisation exige une surveillance attentive ; l'appareil doit être ouvert dès qu'il survient une certaine élévation de température.

4° Pour le traitement de toutes les fractures du membre supérieur, notamment de celles de l'épaule et des fractures esquilleuses, les appareils les plus commodes sont d'abord les gouttières en zinc de Raoult-Deslonchamps ou de Champenois, ensuite la gouttière en toile métallique de Sarrazin. Ces appareils transportés à plat n'occupent que peu de place, et, déjà découpés, ils sont d'une application très simple. Une épaulière permet dans les deux appareils de fixer le membre au tronc.

Au *membre inférieur*, un appareil, pour être utile, doit maintenir le membre dans la rectitude et prévenir le chevauchement.

1° Dans quelques fractures du tiers inférieur de la jambe et du pied, il serait possible de pratiquer, comme au coude, l'immobilisation immédiate à l'aide d'une gouttière plâtrée laissant libres les orifices de la plaie et permettant l'application d'un pansement antiseptique occlusif.

2° Dans les fractures du cou-de-pied et du pied, l'immobilisation est facile à l'aide d'une gouttière maintenant toute la jambe et le pied, ou bien à l'aide d'un bandage silicaté ou plâtré disposé sur le pansement antiseptique et remontant du pied jusqu'au genou.

3° Dans quelques fractures simples d'un os ou même des deux os de la jambe, l'immobilisation est possible à l'aide d'un bandage silicaté ou plâtré appliqué sur le pansement ; mais pour que ce bandage soit utile, il est nécessaire qu'il comprenne tout le pied, la jambe et la moitié inférieure de la cuisse.

Pour l'immobilisation de la jambe, la gouttière de jambe nous paraît totalement insuffisante.

Cette gouttière, en effet, ne remonte que jusqu'au genou ; dans les secousses occasionnées par le transport, le pied entraîne le fragment inférieur et celui-ci roule sur l'extrémité inférieure du fragment supérieur.

Dans les cas où le bandage silicaté n'est pas applicable, le mode le plus simple d'obtenir l'immobilisation nous paraît être l'emploi du drap fanon et des attelles latérales de l'appareil de Scultet, remontant d'un côté jusqu'à la hanche et de l'autre consolidant le pied (fig. 38).

Dans les fractures de la cuisse, l'immobilisation à l'aide du bandage silicaté ou plâtré nous paraît imprudente ; l'immobilisation à l'aide des gouttières nous paraît aussi insuffisante pour la cuisse que pour la jambe, parce que pendant le transport, les mouvements du corps provoquent des frottements du fragment supérieur sur le fragment inférieur.

Le principe de l'immobilisation dans les fractures de la cuisse est de souder le membre blessé au bassin et au membre sain, de manière à faire, de tout le segment inférieur du corps, un seul bloc.

Nous avons réalisé l'idée de cette immobilisation

à l'aide de deux attelles latérales s'étendant du pied
jusqu'au dessus de la crête iliaque et d'un drap fanon,
une toile de tente par exemple.

D'abord on applique sur la cuisse ou sur l'articula-

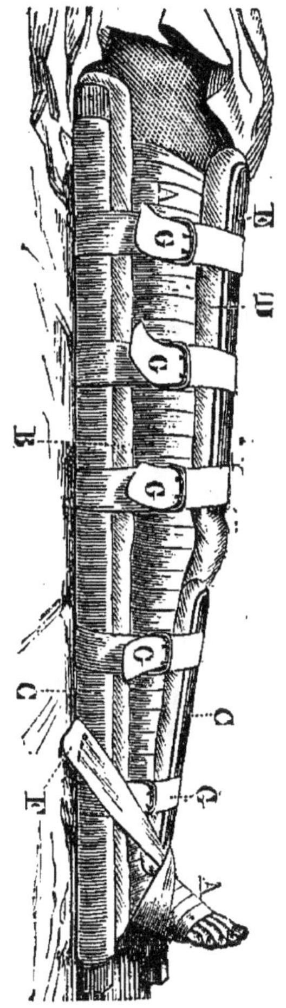

Fig. 38.

tion de la hanche le pansement antiseptique occlusif
à l'ouate ou à l'étoupe : on place sous le corps la toile,

en un point déterminé de laquelle on a pratiqué une
ouverture destinée à contenir la partie postérieure du
bassin. On la dispose de manière que son bord supérieur arrive au niveau des lombes et que le bord
inférieur dépasse le talon (fig. 39).

De chaque côté du corps on pose les attelles que
l'on roule dans la toile comme pour l'application de

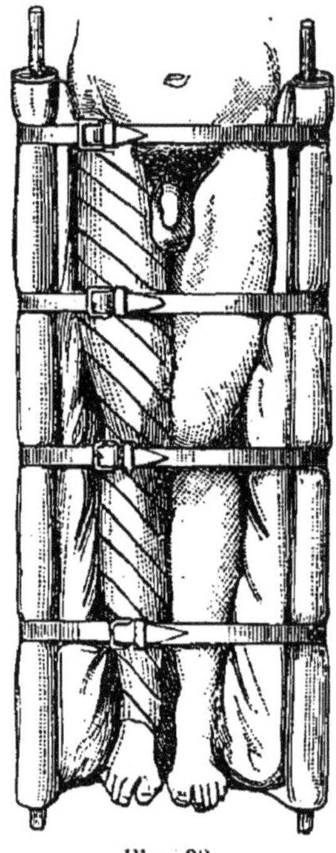

Fig. 39.

l'appareil de Scultet et on fixe l'appareil au moyen de
lacs à boucles.

Afin d'éviter toute pression de l'atelle placée contre
le membre sain, il est utile de protéger celui-ci à
l'aide de coussins ou d'un faisceau de paille ou de foin.

Dans quelques cas, il est possible de clouer une traverse aux deux extrémités inférieures des attelles et sur cette traverse, de pratiquer une certaine extension du pied.

La contre extension est faite à la partie supérieure par les lacs qui fixent l'appareil contre le bassin.

HYGIÈNE DE LA SALLE

L'hygiène de la salle doit être considérée comme une mesure d'antisepsie générale, destinée à ajouter ses effets à ceux de l'antisepsie locale, lorsque celle-ci est possible, ou bien à prévenir seule l'infection des plaies, lorsque l'antisepsie locale est demeurée incomplète.

Le médecin militaire doit prévoir les cas très fréquents ou toutes les circonstances mauvaises, insuffisance des moyens de transport, du matériel de pansement, de la nourriture et des locaux, se ligueront contre lui.

En chirurgie d'armée, l'hygiène de la salle nous apparaît donc comme le traitement antiseptique applicable partout, parce que ce traitement ne réclame pas de matériel spécial. Il fait partie de la bonne exécution du service, et l'on peut dire que le médecin chef qui laisse l'infection naître et se développer dans ses salles est coupable, s'il n'a pas prescrit les mesures d'hygiène appropriées et s'il n'a pas veillé à leur complète exécution.

Nous avons résumé sous forme d'un texte de règlement toutes les mesures qui nous paraissent les plus générales et les plus utiles.

PRESCRIPTIONS RELATIVES A L'HYGIÈNE CHIRURGICALE

DES SALLES

1° Nul n'a le droit dans un hôpital de blessés de se soustraire aux lois de l'hygiène : l'auteur de toute négligence à cet égard expose sa vie et celle de ses camarades.

2° A son entrée dans l'hôpital, chaque blessé prendra un bain savonneux ou sera lavé dans son lit complètement à l'aide d'une éponge imbibée d'eau tiède et de savon.

Le médecin aide-major de garde est responsable de l'exécution de cette prescription et, dans certains cas, de son opportunité.

3° Chaque matin avant la visite, tous les blessés atteints de blessures légères se laveront avec de l'eau et du savon ; les blessés atteints de blessures graves seront lavés avec une eau légèrement acidulée ou alcoolisée.

4° Chaque matin avant la visite, le parquet sera frotté s'il est ciré, sinon balayé, après arrosage avec une solution légèrement phéniquée.

Trois fois par semaine, les parquets non cirés seront frottés avec du sable imbibé d'une solution forte d'acide phénique.

Le médecin aide-major de chaque division est responsable de l'exécution des prescriptions contenues dans les articles 3 et 4.

5° Chaque matin et chaque soir, les baquets disposés dans des locaux voisins des salles à l'usage des malades valides seront vidés, et puis lavés avec une solution forte d'acide phénique. Dans le fond on mettra une certaine quantité d'huile lourde de houille ou une forte solution phéniquée. Pendant la nuit, l'infirmier de garde devra veiller à ce que les malades ne salissent pas le sol autour des baquets et, dans le but de prévenir toute infraction à cet égard, il inscrira le nom de tous les malades qui seront sortis de la salle. Des vases seront donnés en nombre suffisant aux blessés qui ne pourront pas se lever.

6° Aucune plaie ne sera découverte avant l'arrivée du chirurgien traitant.

Pendant la visite, le chirurgien et les aides ne se serviront pas d'éponges, mais de tampons de charpie ou de ouate, imbibés d'une solution antiseptique, qu'ils auront soin de jeter au linge sale dès qu'ils s'en seront servis pour nettoyer une plaie.

Le panier au linge sale sera remplacé par un seau contenant les solutions antiseptiques qui auront servi au lavage ou des plaies, ou des instruments, ou des mains.

Avant chaque pansement important, le chirurgien et les aides se laveront les mains avec une solution antiseptique.

Autant que possible, les pansements des grandes plaies seront renouvelés hors de la salle.

7° Immédiatement après la visite et le pansement des plaies, il sera interdit aux blessés pouvant marcher de séjourner dans les salles ; ces malades devront se tenir, entre les repas, dans les cours ou à la salle des jeux, et à l'heure des repas au réfectoire de la division.

Les malades autorisés à venir se reposer sur leurs lits dans la journée seront désignés nominativement à la visite du matin.

8° De dix heures du matin à trois heures du soir en hiver, à moins d'un froid excessif; de neuf heures du matin à six heures du soir au printemps et à l'automne; pendant toute la journée en été, les fenêtres seront ouvertes d'un même côté.

Jusqu'à midi dans les pays froids et tempérés, on ouvrira les fenêtres exposées au levant; à partir de midi on ouvrira les fenêtres situées en face du couchant. Dans les pays chauds, on ouvrira toujours les fenêtres situées à l'ombre.

Sauf quelques fenêtres placées à côté de blessés spéciaux et désignés, toutes les fenêtres seront ouvertes, et des précautions seront prises à l'aide de couvertures pour que les malades restés couchés n'aient pas froid dans leur lit.

9° Seuls les blessés couchés prendront leurs repas dans la salle commune; tous les autres mangeront au réfectoire de la division.

Le médecin aide-major de chaque division est responsable de l'exécution de cette mesure.

10° Dès qu'un blessé présentera les symptômes d'une maladie infectieuse, notamment de l'érysipèle, de la pourriture d'hôpital, de la septico-pyohémie, il sera de suite transporté, avec son lit, dans la salle d'isolement de la division. Le lit ne sera replacé dans la salle commune qu'après avoir subi une désinfection totale.

Dans la salle ou dans la tente d'isolement, des mesures spéciales seront prises au point de vue de la désinfection et du pansement des plaies, de la contamination des autres blessés par les aides. La visite se terminera toujours par les salles d'isolement.

11° Chaque fois qu'un blessé atteint de complications inflammatoires ou septiques aura subi une opération consécutive, il sera de suite transporté dans une tente ou un cabinet d'isolement.

Les médecins traitants et l'officier d'administration comptable sont responsables, chacun en ce qui les concerne, de l'exécution des articles 10 et 11.

12° Le présent règlement sera affiché dans les cabinets du médecin chef et de l'officier d'administration comptable, dans la chambre du médecin de garde, au bureau des entrées, dans le cabinet de chaque médecin traitant, à la porte de chaque salle de malades.

HYGIÈNE DE L'HOPITAL

Dans toute campagne, l'installation des blessés a lieu de trois manières : 1° *Sur place*, à l'aide des hôpitaux de campagne provisoirement immobilisés. 2° *A proximité*, à l'aide d'installations d'hôpitaux temporaires. 3° *A distance*, à l'aide des hôpitaux du territoire déjà créés.

HOSPITALISATION SUR PLACE

L'hospitalisation sur place, essentiellement provisoire, est destinée à permettre le traitement, pendant quelques jours, des blessés non évacués ou non transportables et leur évacuation successive soit sur un hôpital temporaire, soit sur un hôpital sédentaire.

Le choix de l'emplacement et des locaux est dicté souvent par des raisons plutôt stratégiques qu'hygiéniques, souvent imposé par la facilité des communications. Quelquefois cependant, par suite de circonstances particulières, cette installation provisoire peut durer pendant un certain temps. Le médecin-chef a donc à se préoccuper du choix de l'emplacement de l'hôpital, du choix et de la distribution des locaux, de l'aménagement des salles, de manière à constituer un milieu sain et confortable avec un matériel fabriqué sur place.

Du matériel. — Le matériel d'un hôpital de campagne est celui d'un hôpital de 200 lits divisible en deux sections. Il est transporté par huit fourgons suspendus.

Il se compose de :

Objets de pansement et appareils. — 161 500 de linge à pansement ; 40 kilos de ouate ; 30 kilos de filasse goudronnée ; 60 mètres de gaze à pansement ; 36 coussins à fracture ; 32 coussins à gouttière ; 12 tubes à drainage ; 2 seringues de Pravaz ; 2 appareils d'Esmark ; 54 attelles ; 16 attelles en fil de fer ;

2 mètres de zinc laminé ; 32 gouttières ; 40 kilos de plâtre à mouleur ; 6 thermomètres ; 4 carnets de diagnostic ; 1000 fiches avec cordon.

Arsenal chirurgical. — Boîtes numéros 3, 4, 5 et 19 amputations, couteaux, autopsies ; boîtes numéros 1, 2, 4, 17, art dentaire, trépan, résection des os ; tourniquet de J. L. Petit, 10 brancards.

Couchage. — 200 grands sacs à paille ; 100 couvertures de laine grise ; 200 enveloppes de paillasses ; 400 draps de lits ; 300 chemises de coton ; matériel de pharmacie et médicaments divers ; matériel de cuisine ; outils de campement ; imprimés pour correspondance.

Emplacement. — Le règlement du 25 août 1884, dit au sujet de l'emplacement des hôpitaux de campagne :

ART. 91. — En principe les hôpitaux de campagne doivent être assez éloignés du théâtre du combat pour être à l'abri des projectiles, assez rapprochés pour permettre aux voitures d'ambulance de faire plusieurs voyages dans la journée.

On les établit de préférence dans des localités (bourgs, villages, fermes importantes) bien situées au point de vue hygiénique, à des nœuds de route ou de chemin, et, si c'est possible, à proximité d'une voie ferrée ou navigable. On tient compte des ressources locales en bâtiments, en moyens de couchage, en moyens de transports et en vivres.

La nature du sol et les qualités de l'eau sont l'objet d'un examen attentif.

Locaux. — ART. 91. — « On évite, dans les localités importantes, les rues populeuses : des constructions neuves et très aérées, telles que châteaux, villas, fermes, granges, etc., sont préférables aux bâtiments qui servent habituellement à des agglomérations humaines (lycées, couvents, casernes).

» On réserve à proximité de l'hôpital des terrains defacile accès permettant de dresser des tentes en cas de besoin et de former avec ordre les convois. »

L'installation des blessés chez les particuliers nous paraît devoir être réservée à quelques cas spéciaux. Les blessés ainsi répartis par petits groupes échappent à toute surveillance militaire et, malgré les petits soins trop empressés dont ils sont l'objet, manquent absolument de traitement chirurgical.

Installation. — ART. 92. — « Le médecin-chef, après avoir fait les reconnaissances nécessaires, répartit les locaux, en se conformant aux règles de l'hygiène. Les locaux affectés aux blessés et les latrines sont à ce point de vue l'objet d'une attention toute spéciale. »

Le seul système de latrine possible dans une installation provisoire est la fosse improvisée en usage dans les camps : « Une fosse de 3 pieds de profondeur au moins et d'une longueur de 10 à 20 pieds, selon les besoins, est creusée dans la direction opposée à celle d'où vient le vent, à une certaine distance de tout lieu habité. Sur l'un des bords, le fossé est taillé à pic et le sol balayé; c'est là qu'on se place pour satisfaire ses besoins; sur le côté opposé se trouve la terre rejetée par le creusement de la fosse.

Tous les matins, cette terre sert à enfouir les matières, puis, au bout de un, ou deux, ou trois jours, elle est foulée solidement. »

Une pareille fosse ne peut servir plus de huit ou quinze jours sans infecter l'atmosphère.

Il est indispensable de préserver le sol autour des locaux contre l'imprégnation des produits de déjection (Larrey, Goffres) ; il est aussi essentiel de préparer la nuit un nombre suffisant de baquets pour les malades valides, et de vases pour les malades couchés, et d'exercer la plus active surveillance à cet égard (Heyfelder).

Art. 92. — Les services généraux (pharmacie, bureaux, magasin, etc.), sont réunis dans un même bâtiment situé, autant que possible, au centre du groupe de constructions occupées par l'hôpital.

Sur chaque bâtiment sont inscrits un numéro d'ordre, l'affectation du local et s'il y a lieu la contenance en lits.

En cas de nécessité, l'installation est complétée par des tentes expédiées par le service de l'arrière.

Art. 93. — Le médecin-chef procède ou fait procéder aux réquisitions nécessaires.

Ces réquisitions comprennent, avant tout, des moyens de couchage. Lorsque ces objets font défaut dans la localité, ou s'y trouvent en quantité insuffisante, on emploie de la paille de couchage en attendant que des lits, des sacs à paille aient pu être établis sur place.

Avec de la paille, de la laine et des enveloppes en

toile, on fait des paillasses et des matelas et on établit des lits avec des planches et des trétaux.

On peut fabriquer (Notice n. 8) un bois de lit solide de la manière suivante : on prend pour faire les pieds du lit 4 poteaux équarris, longs de 0^m,90 à 0^m95. On

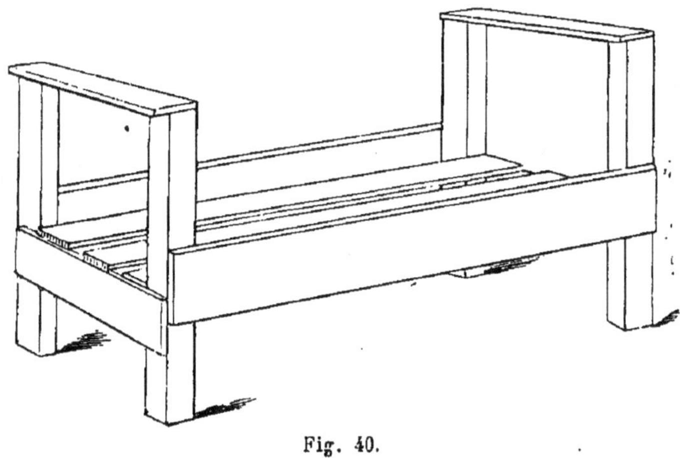

Fig. 40.

les réunit deux à deux au moyen de planches de 1 mètre de long et de 0^m,20 à 0^m,25 de large, la partie supérieure placée à 0^m,40 ou 0^m,45 de hauteur des poteaux : les extrémités du lit ainsi constituées, on forme les parois latérales avec deux planches de deux mètres de longueur et de 0^m,20 à 0^m,25 de largeur, qui sont fixées aux poteaux, de manière à être distantes de 0^m,50 à 0^m,55 du sol.

Le lit est complété avec trois planchettes de 2 mètres, qui, placées dans le sens de la longueur et à plat au-dessus des deux premières, en ferment le fond ; on réunit également, au moyen de mêmes planchettes, les parties supérieures des poteaux.

Dans les localités rapprochées du champ de bataille où l'on sera amené à employer presque exclusivement les brancards, il est indispensable de les élever au-

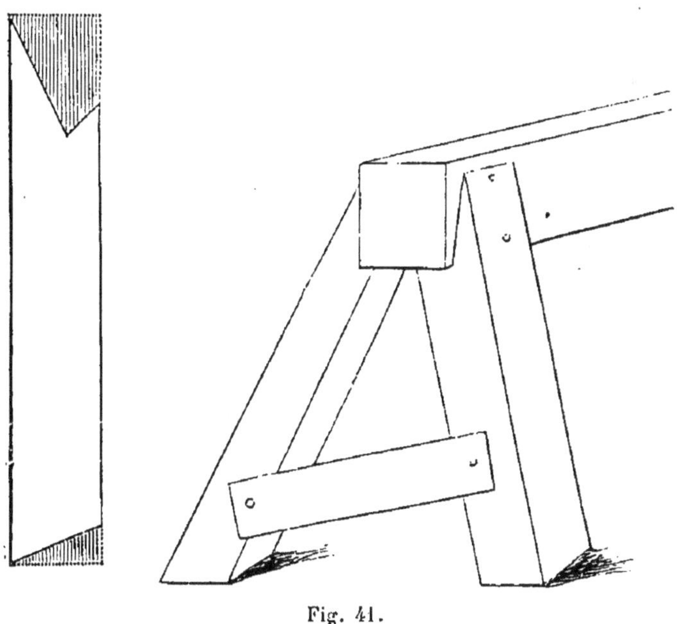

Fig. 41.

dessus du sol. On peut y parvenir soit en les plaçant sur des caisses à biscuit, des pièces de bois, etc., soit en faisant construire des tréteaux.

On a conseillé d'enfoncer dans le sol quatre pieux de $0^m,40$ à $0^m,50$ d'élévation, de les réunir deux par deux au moyen d'une latte clouée et de placer le brancard sur ce support.

Des tréteaux très solides peuvent être construits très rapidement de la manière suivante : prendre quatre petits poteaux équarris, longs de $0^m,40$ à $0^m,45$, larges de $0^m,06$ à $0^m,08$; scier chaque poteau à la partie inférieure de A à B en obliquant de 0ᵐ,032, puis à la partie supérieure de C à D et de D à f; les réunir deux à deux au moyen d'un poteau d'une longueur de 1 mètre à 1ᵐ,10 et de 0ᵐ,15 d'épaisseur et de largeur, clouer fortement par les pointes C, D, consolider les poteaux au moyen de deux planchettes placées en sens inverse l'une de l'autre.

Le chauffage peut, dans les locaux ordinaires, être établi au moyen des ressources locales.

. Pour le chauffage des tentes, le système employé pendant la guerre de la Sécession paraît réunir les conditions principales.

La tente est traversée dans le sens de son grand axe por une tranchée recouverte au moyen de plaques de tôle ou de pierres plates. A l'un des orifices extérieurs à la tente se trouve un foyer allumé, à l'autre extrémité se trouve une cheminée; le courant d'air chaud traverse le parquet de la tente.

HOSPITALISATION A PROXIMITÉ

L'hospitalisation à proximité est pratiquée à l'aide d'hôpitaux temporairement établis soit proche de la frontière dans les guerres nationales, soit à la base d'opération dans les expéditions lointaines.

Dans quelques cas, où l'on se sert de locaux déjà construits, les règles à suivre sont celles que nous avons indiquées à propos de l'installation des hôpitaux de campagne; alors l'hygiène de la salle doit corriger ce que les locaux ont de défectueux.

Surtout dans les installations à bord des navires-hôpitaux, l'hygïène la plus exacte doit lutter contre les conditions mauvaises d'aération inhérentes à la construction du bâtiment. Les Hollandais se sont servis de navires-hôpitaux dans les deux expéditions contre les Atchinois et dans les deux expériences, suivant le rapport du Dr Becking, médecin-chef, grâce aux précautions hygiéniques les plus méticuleuses, aucun cas de pyohémie n'a été constaté. De même les Anglais ont employé avec succès dans plusieurs expéditions, notamment en Égypte, les navires-hôpitaux.

Généralement les installations temporaires sont faites au moyen de baraques; elles sont créées dès le début des hostilités, sans trop de hâte, d'après des plans adoptés d'avance et dans un but défini; elles possèdent tout le matériel de couchage nécessaire et tout le matériel de traitement des hôpitaux fixes. Le service de santé local n'est appelé à donner un avis qu'au moment de la construction.

Nous n'avons donc à nous occuper que du *choix du sol* et de son *aménagement*; du *choix de la localité*; de l'*orientation des baraques*; de leur *groupement*; de leur *affectation*.

Choix du sol. — Nous répéterons, à propos de la construction d'un hôpital temporaire, ce que M. Arnould dit de l'installation d'une caserne (Viry, *Cours d'hygiène*). « On cherchera un terrain perméable à une grande profondeur, un sol sableux, le gravier, le calcaire léger : on hésitera devant le granit, le calcaire compacte, fort salubres, mais très désagréables pour les travaux de construction à accomplir, réfractaires aux plantes d'agrément et autres, et qui, par la prolongation du séjour des hommes, ne seraient pas garantis contre l'encrassement organique de la surface, tandis que la dureté du sol serait un obstacle à la pratique de l'évacuation souterraine des immondices.

» L'argile sera évitée d'autant plus rigoureusement qu'elle sera plus pure et plus compacte ; l'argile est peu perméable, mais est poreuse et retient énergiquement l'eau. A défaut de mieux, la terre arable et cultivée sera admise, parce que la culture lui a donné un certain degré de légèreté ; mais il ne faudra pas que le sous-sol soit compacte.

» Les terres rapportées offrent des conditions analogues.

» A aucun prix on ne bâtira sur des terrains vaseux, limoneux, marécageux. » (Arnould.)

Aménagement du sol. — Pour la construction d'une caserne, dit M. Viry (*Cours d'hygiène*), le sol devra être aménagé de telle façon :

1° Que son humidité ne pénètre pas dans l'habitation.

Pour atteindre ce résultat, il faut que la nappe d'eau souterraine, à son niveau le plus élevé, demeure à 1 mètre au-dessous du sol de la cave, que le terrain, même s'il est parfaitement sec, soit drainé, que la construction ait lieu sur caves, et que cette cave repose sur une terrasse asséchée et soit bâtie avec des matériaux imperméables à l'eau ;

2° Qu'une quantité suffisante d'eau de bonne qualité puisse être amenée dans de bonnes conditions jusque dans l'habitation ou du moins jusqu'à son voisinage;

3° Que les eaux ménagères, de pluie ou autres, trouvent des moyens d'écoulement dans un système suffisant de canaux et d'égouts (Viry, *Cours d'hygiène*).

Choix de la localité. — Lorsque le choix de la localité ne sera pas imposé par les circonstances, on se souviendra que les plaines d'élévation moyenne valent mieux, pour la construction d'une caserne, que les bas-fonds où se développe aisément la fièvre palustre, surtout, mais non exclusivement dans les climats chauds (Viry).

Pour la construction d'une caserne, l'hygiène ne peut avoir en vue d'abord que les affections nées des influences extérieures ; l'aération des locaux est suffisante lorsque, grâce à quelques précautions d'ordre intérieur, les maladies d'infection de l'homme par l'homme peuvent être évitées. Pour la construction d'un hôpital de blessés, ces conditions moyennes ne suffisent pas.

On doit éviter les vallées, surtout un peu étroites, parce qu'elles exposent à la fièvre palustre, aux bronchites, aux rhumatismes ; mais on doit les éviter surtout par ce que la circulation de l'air n'y est pas active. En effet, généralement au fond des vallées se trouvent des cours d'eau, qui dans toute saison rendent l'atmosphère humide. A certains moments cette humidité se transforme en un brouillard épais qui ralentit encore le mouvement de l'air, empêche l'ouverture des fenêtres et la promenade des malades dans les cours.

Une plaine d'élévation moyenne 'est bonne, parce qu'à des conditions d'aération suffisantes elle unit généralement de grandes facilités de communication et d'alimentation en eau.

Malgré une insuffisance d'eau même considérable, l'installation d'un hôpital temporaire de blessés sur un plateau élevé, balayé par tous les vents, exposé à un froid vif mais sec en hiver, à un air vif et frais en été, nous paraît, lorsque cela est possible sans augmenter outre mesure la difficulté des transports, la meilleure condition de salubrité pour les blessés, et d'antisepsie pour les plaies.

Orientation des baraques. —L'orientation des salles d'un hôpital toujours installé en dehors des villes et dans un espace découvert doit permettre constamment l'ouverture des fenêtres situées d'un même côté : elle repose sur la marche du soleil.

L'orientation au levant et au couchant convient également aux pays froids et tempérés, parce qu'elle permet l'aération et l'exposition des salles au soleil ; aux pays chauds, parce qu'elle permet l'aération et l'exposition des salles à l'ombre.

Groupement des baraques. — Nous sortirions de notre cadre si, à propos des baraques, nous voulions parler des matériaux employés à leur construction, de leur architecture, de leur chauffage, de leur ventilation, de la disposition des latrines, etc.

Ces questions appartiennent à l'hygiène générale, dont l'application repose sur des instructions adoptées après discussion par des comités spéciaux, et imposées aux constructeurs de l'État.

Le groupement des baraques en hôpital et leur affectation intéressent seuls le chirurgien d'armée.

Pendant la guerre de la Sécession, les Américains ont appliqué le système des hôpitaux immenses, et grâce à leur génie industriel, à leur initiative hardie, à leurs moyens radicaux d'assainissement, le résultat a été excellent.

En France, la direction du service de santé a adopté l'hôpital de 200 lits comme type de l'hôpital de campagne. Pour des raisons tirées du caractère administratif de l'armée française, très opposé à la hardiesse américaine, nous croyons que dans les installations temporaires le chiffre de 200 lits ne devrait jamais être dépassé.

Un hôpital de 200 lits, comprenant deux divisions, deux médecins traitants, dont un médecin-chef, quatre médecins aides-majors, un pharmacien aide-major et deux officiers d'administration dont un comptable, peut s'installer partout, à proximité d'une ville, d'une station ; plusieurs hôpitaux de cette nature peuvent être installés dans un court périmètre autour d'une ville, sous une même direction centrale, sans que l'on ait à redouter l'infection par suite de l'accumulation d'un nombre trop considérable de blessés dans une même enceinte. De plus, dans ces petites installations, le service est plus facile, et chaque médecin-chef peut facilement veiller aux règles de l'hygiène.

Dans un petit hôpital l'infection naît difficilement et difficilement s'y installe ; dans un grand hôpital, même avec de grandes précautions, l'infection peut difficilement être prévenue.

Les modes de groupement adoptés généralement sont la disposition en V, en demi-cercle, en fer à cheval, l'alignement des baraques alternativement en avant et en arrière d'une ligne déterminée.

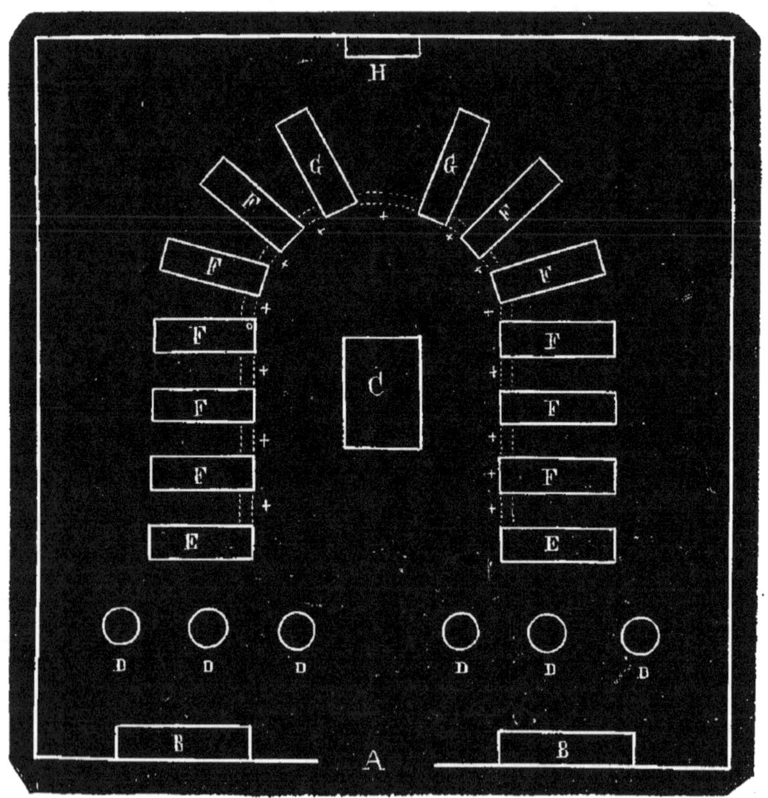

Fig. 42.

A, porte d'entrée. — B, pavillons. — C, cuisines. — Pharmacie. — D, tentes d'isolement. — E, baraque d'isolement. — F, baraques du service.— G, salle des jeux. — H, latrines. — I, passage couvert.

Pour un petit hôpital de blessés, tel que nous le concevons, la disposition en fer à cheval nous paraît la meilleure.

De chaque côté de la porte deux pavillons sont réservés, celui de droite au médecin-chef et au service de garde, celui de gauche à l'officier d'administration comptable et au bureau des entrées.

Au centre une grande cour sert de lieu de promenade aux malades et dans le milieu de cette cour un petit bâtiment contient la pharmacie et la cuisine.

De chaque côté, sur le fer à cheval, les baraques sont disposées parallèlement les unes aux autres. Elles communiquent entre elles en dedans du circuit, par un passage couvert, non fermé latéralement, et permettant ainsi la circulation de l'air autour des salles.

Entre les pavillons de l'entrée et la première baraque de chaque service, un terrain assez étendu est destiné à l'installation de tentes d'isolement.

Affectation. — Dans tous les hôpitaux civils et militaires, la salle des malades sert à la fois de réfectoire, de promenoir, de salle des jeux, de dortoir. En temps de paix ce système, quoique très mauvais, est compatible avec une bonne chirurgie, grâce à l'application de la méthode antiseptique ; mais en chirurgie d'armée, où très souvent l'antisepsie sera, malgré tous les efforts des chirurgiens, fort incomplète, l'affectation des divers locaux aux divers besoins des malades nous paraît indispensable.

Heyfelder dit que, dans un hôpital de blessés, une salle à manger et une salle de récréation constituent un complément fort utile, quand le baraquement a une certaine importance. Nous jugeons ce complément toujours indispensable, et nous estimons que dans tout hôpital de blessés, il faut :

1° Dans chaque service une chambre d'isolement pour les contagieux atteints de pyohémie, de pourriture d'hôpital, d'érysipèle ;

2° Dans chaque service, des cabinets ou des tentes d'isolement pour les blessés, qui, ayant été opérés à la suite d'accidents inflammatoires ou septiques, ont besoin de se trouver dans un milieu plus sain ;

3° Dans chaque service un réfectoire où doivent aller manger les malades pouvant se lever et marcher ;

4° Dans chaque hôpital de 200 lits, deux salles des jeux, pouvant être chauffées, où devront se tenir, entre les repas, tous les blessés qui n'auront pas été autorisés à rester dans les salles.

HOSPITALISATION A DISTANCE

L'hospitalisation à distance est pratiquée au moyen des hôpitaux sédentaires du territoire, hôpitaux militaires, thermaux, hospices civils, etc. Nous n'avons à nous occuper que de l'affectation des diverses catégories de malades aux diverses catégories d'hôpitaux.

Dans une étude sur les *Évacuations sanitaires* (*Bulletin de la réunion des officiers*, 27 janvier 1883) nous disions qu'en campagne le principe fondamental du fonctionnement du service de santé devait être l'isolement des malades, et nous divisions, d'après la nature de leur affection, ces malades en trois catégories.

1° Malades atteints de maladies non contagieuses ;

2° Malades atteints de maladies contagieuses ;

3° Blessés.

Pour les malades atteints de maladies non contagieuses,on peut établir de grands centres d'évacuation, parce que l'influence de ces maladies les unes sur les autres est nulle ou peu active. Il faut à ces malades un traitement médical, des locaux sains, de la bonne nourriture et du repos. A leur état conviennent les grands hôpitaux militaires et thermaux du territoire.

Pour les malades contagieux, la première indication est de les isoler des autres malades, de l'armée et de la population civile. Quant au rapport de ces maladies entre elles, il faut également les isoler dans l'hôpital par nature de maladies, fièvre typhoïde, variole, etc. A ces malades conviennent de grands hôpitaux baraqués, installés à une certaine distance des villes, mais placés de telle sorte que les approvisionnements et les évacuations soient faciles au moyen d'une voie ferrée.

Aux blessés il faut beaucoup de place, beaucoup d'air et des soins chirurgicaux. A cette catégorie de malades conviennent les petits hôpitaux militaires, les hospices militaires ou civils, de petits hôpitaux baraqués installés autour d'une ville.

Afin de permettre aux chirurgiens de ne conserver dans leurs salles à population limitée que des blessés ayant réellement besoin de soins attentifs, de vastes dépôts de convalescents installés au bord de la mer ou dans des stations thermales permettraient d'évacuer sur quelques points toutes les plaies en assez bonne voie de guérison pour ne plus nécessiter que des soins manuels.

SERVICE DE SANTÉ EN CAMPAGNE

Le service de santé en campagne repose sur le règlement du 25 août 1884.

Ce service a pour objet :

1° La prévision, la préparation et l'exécution des mesures d'hygiène destinées à assurer le bon état de santé des troupes ;

2° Les premiers soins à donner aux malades et blessés, le traitement sur place des malades et blessés atteints légèrement, ou qui, en raison de la gravité de leur état, ne peuvent pas être évacués, l'évacuation rapide vers l'arrière de tous les autres malades et blessés ;

3° Les mesures à prendre pour combattre les épidémies ;

4° L'initiative des mesures à prendre pour l'extension des établissements hospitaliers de la mère patrie, et la création d'établissements nouveaux.

Il se divise en :

1° Service de l'avant ou service du corps d'armée ;
2° Service de l'arrière.

1° SERVICE DE L'AVANT

Il comprend :

1° Le *service régimentaire* destiné à donner les premiers secours ;

2° Les *ambulances* destinées à recevoir les blessés relevés sur le champ de bataille, et à leur donner les soins nécessaires pour qu'ils puissent être évacués promptement ;

3° Les *hôpitaux de campagne* destinés à relever les ambulances le soir ou au plus tard le lendemain du combat, à assurer l'installation, le traitement et l'évacuation successive des blessés, à renforcer éventuellement l'action des ambulances sur le champ de bataille.

2° SERVICE DE L'ARRIÈRE

Il comprend :

1° Les *hôpitaux de campagne* temporairement immobilisés dans la zône de l'arrière ;

2° Les *hôpitaux ou hospices permanents* du territoire occupé ;

3° Les *hôpitaux auxiliaires* créés par les sociétés de secours aux blessés ;

4° Les *hôpitaux d'évacuation* placés à chaque tête d'étape de guerre ;

5° Les *infirmeries de gare* et les *infirmeries de gîtes d'étapes* établies sur le parcours des lignes d'évacuation ;

6° Les *transports d'évacuation* (trains d'évacuation ou convois d'évacuation) ;

7° Les *dépôts de convalescents.*

DIRECTION

Au grand quartier général des armées opérant sur un même théâtre d'opérations, le *médecin inspecteur général du service de santé* des armées dirige l'ensemble du service sanitaire, soumet au généralissime les questions d'hygiène et de prophylaxie assez générales pour nécessiter une intervention de sa part, et provoque les ordres généraux ou les instructions applicables à l'ensemble des armées d'opération.

Dans chacune des armées opérant sous un même généralissime, le *médecin inspecteur-directeur du service de santé* provoque les ordres nécessaires pour que le service de santé de l'armée soit toujours prêt à concourir aux opérations projetées ou ordonnées. Il répartit les moyens d'évacuation de la manière la plus utile ou prescrit la réquisition de moyens supplémentaires et fixe les conditions du relèvement des hôpitaux de campagne.

Le *médecin directeur du service de santé* dans un corps d'armée faisant partie d'une armée surveille et dirige le service dans tout le corps d'armée, d'après les mêmes règles qu'à l'intérieur et sous l'autorité du général commandant le corps d'armée.

Sa tâche principale consiste à prévoir et à constater, sans retard, les causes susceptibles de menacer le bon état sanitaire des troupes, à provoquer les mesures nécessaires pour que les ambulances soient toujours prêtes à marcher.

Le *médecin-chef d'une division* faisant partie d'un

corps d'armée a dans ses attributions le fonctionnement du service dans les corps de troupe et dans
l'ambulance divisionnaire, le service actif du champ
de bataille, la surveillance de l'enterrement des morts
et l'assainissement des terrains sur lesquels on vient
de combattre.

Le *médecin-chef du service de santé des étapes* assure
le fonctionnement régulier du service de santé de
l'arrière ; il active les évacuations depuis les têtes
d'étapes de route jousqu'aux stations de répartition ;
il organise l'hospitalisation des malades et blessés non
transportables, il provoque les mesures nécessaires
pour que les hôpitaux de campagnes, temporairement
immobilisés et devenus disponibles, rejoignent promptement leur corps d'armée.

EXÉCUTION

L'exécution du service de santé en campagne a lieu
de la manière suivante :

Au service de l'avant se rattachent :

Le *Service régimentaire,*

Les *ambulances,*

Les *hôpitaux de campagnes.*

Dans le service de l'arrière sont compris :

Les *hôpitaux de campagne immobilisés,*

Les *hôpitaux d'évacuation,*

Les *infirmeries de gare, de gîtes d'étapes,*

Les *transports d'évacuation,*

Les *dépôts de convalescents.*

Service régimentaire. — Le personnel sanitaire des

corps de troupe se compose : 1° de médecins du cadre actif; 2° de médecins de réserve; 3° de médecins auxiliaires; 4° d'infirmiers brancardiers régimentaires.

Le matériel comprend une voiture médicale régimentaire, par bataillon, munie de son chargement; ce chargement se compose de deux cantines, deux paniers de réserve, huit brancards, dix musettes, vingt bidons; l'infirmier de chaque bataillon est porteur du sac d'ambulance.

En marche, le médecin-chef de service assure le service de santé du régiment. Aussitôt après l'arrivée au cantonnement, il passe la visite des hommes malades, et désigne ceux qui doivent être dirigés vers l'ambulance.

Pendant le combat, il installe le poste de secours, assure le relèvement rapide des blessés, le traitement des petits blessés au poste de secours, le triage des grands blessés et leur transport rapide à l'ambulance.

Ambulances. — Dans chaque corps d'armée se trouvent trois ambulances du même type, une dans chaque division, et une au quartier général.

Le personnel comprend : 1° des médecins du cadre actif, 2° des médecins de réserve, 3° des officiers d'administration, 4° des infirmiers de visite et d'exploitation, 5° des brancardiers.

Le matériel se compose de deux voitures de chirurgie, de deux voitures d'approvisionnement de réserve, de deux voitures d'administration, de voitures à 2 et 4 roues, de litières et de cacolets.

En marche, l'ambulance reçoit les malades envoyés par les corps de troupe; le médecin-chef organise leur évacuation, sauf indications spéciales, sur les têtes d'étapes de route, ou la station tête d'étape de guerre du corps d'armée.

Pendant le combat, les ambulances s'installent autant que possible à proximité des réserves de la division et dans des points de faciles accès.

Les brancardiers vont chercher les blessés au poste de secours et les transportent à l'ambulance.

A l'ambulance, ceux-ci sont disposés par catégories de blessures, pansés et opérés suivant le besoin.

Immédiatement après le traitement, les blessés transportables sont dirigés vers l'arrière, au moyen des voitures de l'ambulance ou de voitures de réquisition.

Dans la journée ou le lendemain, les blessés non transportables sont remis aux hôpitaux de campagnes installés sur place ou à proximité.

Hôpitaux de campagne. — Les hôpitaux de campagne, dont le nombre est fixé par le Ministre, ont pour but de recevoir les blessés des ambulances et d'assurer leur traitement, jusqu'au moment de leur évacuation ou de leur guérison.

Leur personnel se compose de : 1° médecins du cadre actif ; 2° médecins de réserve ; 3° officiers d'administration ; 4° infirmiers de visite et d'exploitation.

Leur matériel consiste dans l'approvisionnement d'un hôpital de 200 lits décrit plus haut, transporté sur huit fourgons suspendus.

Hôpitaux de campagne immobilisés. — Les hôpitaux de campagnes immobilisés, les hôpitaux des contagieux, les dépôts de convalescents constituent, avec les hôpitaux du territoire occupé, les ressources pour l'installation sur place des blessés et malades non transportables.

Hôpitaux d'évacuation. — Un hôpital d'évacuation est établi à la tête de chaque ligne d'évacuation (voies de terre, voies ferrées, voies d'eaux). Il relève du commandant d'étapes.

Le médecin-chef de l'hôpital d'évacuation reçoit les hommes à évacuer, les classe par catégories, au point de vue de la nature du train qui leur convient, et rend compte au médecin-chef du service de santé des étapes, qui provoque les ordres nécessaires pour l'organisation des trains.

Infirmeries de gares et de gîtes d'étapes. — Les infirmeries de gares sont placées dans des gares ou des bifurcations importantes, dans le voisinage d'établissements hospitaliers que l'on crée au besoin.

Leur personnel est fourni par l'armée territoriale, ou par la société française de secours aux blessés. Dans les gîtes d'étapes ordinaires, des infirmeries sont organisées au moyen des ressources locales.

Transports d'évacuation. — Les transports d'évacuation par voie ferrée ont lieu au moyen :

1° Des trains sanitaires permanents	pour les malades ou
2° — improvisés	blessés couchés.
3° Des voitures de voyageurs dans les trains ordinaires ou en trains spéciaux..................	pour les malades ou blessés assis.

Les transports d'évacuation sur routes ont lieu au moyen :

Des voitures de transport des ambulances ;

Des voitures spéciales de la société de secours ;

Des voitures auxiliaires aménagées à cet effet.

Pour les malades transportés assis, on dispose à l'aide de perches, de planches et de cordes, des bancs soit sur les parois latérales, soit en travers. Dans le cas où les bancs sont le long des parois, il est utile d'établir des dossiers; lorsque les bancs sont en travers, il est bon de leur donner une largeur double, afin que les malades puissent se placer dos à dos.

Pour les transports des malades couchés, on peut disposer sur le fond de la voiture des paillassons, des matelas ou encore de la paille ou du foin. Ce mode de transport est très douloureux, lorsque la voiture n'est pas suspendue.

Pour remédier au manque d'élasticité des voitures non suspendues, on a recours à plusieurs systèmes qui reposent tous sur la suspension du brancard.

1° Sur trois perches fixées transversalement, à l'aide de boucles et de cordes, on attache des planches longitudinales, de manière à constituer au dessus du fond de la voiture un plancher assez élastique. Sur ce plancher on place de la paille et par-dessus la paille on dispose les brancards.

2° Lorsque l'on dispose de voitures à ridelles, on fait passer une corde d'un côté à l'autre de la voiture, et, en entrecroisant les anses, on obtient au-dessus du fond un filet sur lequel on place une ou plusieurs planches garnies de foin, de paille ou d'un matelas, ou plus simplement un ou deux brancards.

3° On suspend les brancards transversalement dans

la voiture, en attachant les poignées aux montants latéraux, à l'aide de cordes.

4º Le système suivant est applicable aux voitures à ridelles généralement usitées dans les régions du nord-est (Notice, nº 7). On choisit des planches de

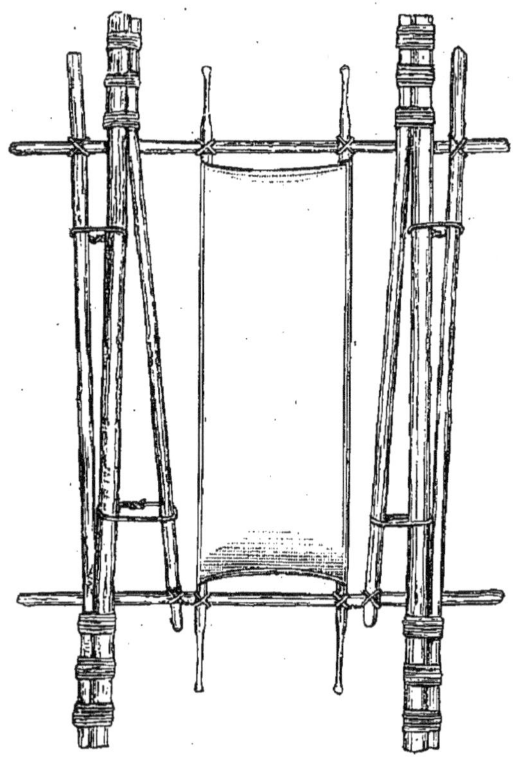

2m,50 de longueur et de 5 à 6 centimètres d'épaisseur au sommet, et l'on taille à la hache leur partie inférieure en O. On place les perches ainsi préparées de façon à loger le saillant du coin dans l'angle supérieur externe des ridelles; le plus loin possible en avant on

les fixe au moyen de cordes, de liens d'osier ou mieux de courroies de peaux fraîches. Deux autres perches sont préparées et fixées de la même façon aux ridelles, mais à la partie interne et postérieure de la voiture. Les ridelles sont maintenues au moyen d'une chaîne aussi écartée que possible, sans qu'elles touchent aux roues.

Les extrémités libres des deux paires de perches sont réunies au moyen de traverses qui passent dans l'intervalle des ridelles.

Les brancards, au nombre de deux généralement, sont fixés au cadre élastique formé par ces traverses.

Pour empêcher les oscillations trop étendues des perches élastiques, on place un anneau épais et lâche, formé par un fort lien d'osier, qui rattache les extrémités libres au montant de la ridelle.

5° Il est possible d'amortir les cahots des voitures non suspendues en interposant entre le fond de la voiture et les brancards des objets plus ou moins élastiques, tels que des bottes de paille, des sacs bourrés de foin ou de paille, des fagots.

6° Pour préserver les blessés du soleil, de la poussière, de la pluie, on lie des branchages flexibles aux ridelles ou aux côtés de la voiture et on réunit leurs extrémités libres de façon à former une sorte d'ogive ; on recouvre le tout d'une toile ou d'une couverture. Si l'on dispose de cerceaux et de bâches, l'installation est plus facile et plus efficace.

Les transports d'évacuation par eau ont lieu suivant les circonstances au moyen :

1° Des transports de l'État ou des grandes compagnies sur mer.

2° Des bateaux à vapeur ou des remorqueurs à touage pour la navigation fluviale.

3° des bateaux plats à halage sur les canaux et rivières.

L'aménagement des bateaux plats consiste dans l'établissement d'un plancher au-dessus du fond, et la construction sur ce plancher d'une baraque légère recouverte de toile ou de carton goudronné.

RÉPARTITION DES MALADES ET BLESSÉS

dirigés sur l'intérieur.

La répartition des malades et blessés dirigés sur l'intérieur a lieu aux stations de répartition d'après un plan d'ensemble établi par le Ministre.

Chaque jour le commissaire de la station de répartition reçoit de chacun des directeurs du service de santé des régions territoriales assignées, l'avis télégraphique du nombre de places disponibles dans l'ensemble des établissements de la région. D'après ces indications et de concert avec le médecin-chef de l'hôpital annexé, le commissaire· fait régler par le service des chemins de fer le mouvement et la composition des trains d'évacuation, et il désigne la gare point de départ d'étapes sur laquelle chacun des trains sera dirigé.

Ces trains sont reçus par le directeur du service de santé ou son délégué, qui fixe immédiatement la sous-répartition dans les divers hôpitaux, hospices, etc., de la région et en évitant de changer la composition des trains.

SERVICES DE SANTÉ DANS LES SIÈGES

Pendant le siège d'une place, le service de santé est organisé au moyen de formations sanitaires de campagne.

Dans une place assiégée, le service de santé est organisé au moyen d'ambulances et d'hôpitaux.

Dès le temps de paix, le médecin-chef organise son service, désigne l'emplacement de chaque formation sanitaire, ou demande la création de nouveaux hôpitaux : il prescrit les mesures hygiéniques à prendre en vue de l'accumulation d'un grand nombre d'hommes dans un lieu restreint.

Pendant la mise en état de défense de la place il surveille l'exécution des mesures prévues.

Pendant le siège, il entretient des relations avec les médecins de la localité, pour maintenir le bon état sanitaire des habitants ; il surveille l'hygiène des hôpitaux et provoque l'installation, partout où le besoin de la défense l'exige, de postes de secours permanents.

FIN

APPENDICES

APPENDICE I

EXTRAIT DE LA LOI DU 3 JUILLET 1877
SUR LES RÉQUISITIONS[1]

En cas de mobilisation totale de l'armée, l'autorité militaire peut user du droit de requérir les prestations nécessaires à l'armée, depuis le jour de la mobilisation jusqu'au jour où l'armée est remise sur le pied de paix.

En cas de mobilisation partielle ou de rassemblement quelconque de troupes, le ministre détermine l'époque où devra commencer et finir le droit de réquisition, ainsi que la portion de territoire où ce droit pourra être exercé.

Les généraux ont le droit de réquisition, qu'ils peuvent déléguer aux fonctionnaires divers et officiers ; à cet effet, ces officiers reçoivent des carnets d'ordre de requisition contenant délégation du droit de requérir.

Exceptionnellement et en temps de guerre, tout com-

---

1. *Manuel de médecine militaire.*

mandant de troupes opérant isolément peut, même sans être porteur d'un carnet de réquisition, requérir, sous sa responsabilité personnelle, les prestations nécessaires aux besoins journaliers de sa troupe; dans ce cas, les réquisitions sont faites en double expédition, dont l'une reste entre les mains du maire et l'autre est adressée au général du corps.

Prestations. — L'officier peut être appelé à requérir le logement ou le cantonnement. Dans ce cas, il doit consulter les états dressés tous les trois ans par les soins de l'autorité militaire, et dont un extrait se trouve entre les mains du maire. Il ne doit réclamer dans chaque commune le logement que pour un nombre d'hommes et de chevaux inférieur, ou au plus égal à celui qu'indiquent les tableaux.

Quand la nourriture est fournie, il ne peut être exigé une nourriture supérieure à l'ordinaire de l'individu requis. L'officier doit inscrire sur l'ordre la quantité des rations requises et la quotité de la ration réglementaire.

Quant il y a lieu de requérir des chevaux, voitures ou harnais pour des transports devant amener un déplacement de plus de cinq jours avant le retour, il est procédé, avant la prise des possessions, à une estimation contradictoire faite par l'officier et le maire.

Quand il y a lieu de requérir le traitement des malades ou blessés, les maires fournissent les locaux spéciaux ou répartissent les malades chez les habitants.

S'il s'agit de maladies contagieuses, les malades doivent être séparés de la population.

En cas d'extrême urgence, l'autorité militaire a le droit

de requérir directement les habitants, sauf pour les maladies contagieuses.

En cas d'insuffisance des médecins de l'armée, les visites des médecins civils peuvent être exigées et donner droit à une indemnité.

Exécution des réquisitions. — Chaque fois que des détachements divers sont dans la même commune, les réquisitions ne peuvent être ordonnées que par l'officier auquel le commandement appartient réglementairement.

Les réquisitions sont toujours adressées au maire ou à son suppléant légal ; en cas d'impossibilité, la réquisition peut être adressée directement aux habitants.

Le maire fait la répartition. Dans les eaux maritimes, toute réquisition de bateaux, etc., est adressée au représentant de la marine, s'il y en a un.

Une commission particulière règle les indemnités[1].

---

1. Par décret du 8 août 1885 la loi sur les Réquisitions a été rendue applicable à l'Algérie.

APPENDICE II

FONCTIONNEMENT GÉNÉRAL DE LA SOCIÉTÉ FRANÇAISE
DE SECOURS AUX BLESSÉS DES ARMÉES DE TERRE
ET DE MER (3 JUILLET 1884)

1. La Société française de secours aux blessés des armées de terre et de mer est autorisée à seconder, en temps de guerre, le service de santé militaire, et à faire parvenir aux malades et aux blessés les dons qu'elle reçoit de la générosité publique.

Pour l'accomplissement de cette mission, elle est placée sous l'autorité du commandement et des directeurs du service de santé.

Les conditions de son fonctionnement sont déterminées par le présent règlement et par le règlement sur le service de santé.

2. L'intervention de la dite Société consiste, en temps de guerre : 1° à créer dans les places de guerre et les localités qui lui sont désignées par le ministre de la guerre, ou les généraux commandant le territoire, suivant le cas, des hôpitaux destinés à recevoir des blessés et des malades

appartenant aux armées; 2° à prêter son concours au service de l'arrière en ce qui concerne les trains d'évacuation, les infirmeries de gare et les hôpitaux auxiliaires du théâtre de la guerre. Ce concours ne peut être étendu ni au service de première ligne, ni aux hôpitaux d'évacuation, dont demeure exclusivement chargé le service de santé militaire.

En temps de paix, la Société adresse, tous les six mois, au ministre de la guerre, un rapport destiné à lui faire connaître les moyens dont elle dispose en personnel et en matériel.

3. Toutes les associations qui pourraient se former dans le même but, et qui ne seraient pas reconnues comme établissements d'utilité publique, devront être rattachées à la Société de secours, et seront, dès lors, assujetties aux dispositions du présent règlement.

Ces dispositions ne s'appliquent pas aux ambulances locales, dont l'action ne s'étend pas hors de la commune où sont établies les dites ambulances qui demeurent, d'ailleurs, sous la surveillance des généraux commandant le territoire.

4. Nul ne peut être employé par la Société de secours s'il n'est Français ou naturalisé Français, et s'il n'est dégagé de toutes les obligations imposées par la loi du 27 juillet 1872 sur le recrutement de l'armée et par la loi du 3 brumaire an IV sur l'inscription maritime.

Néanmoins, les hommes appartenant à la réserve de l'armée territoriale peuvent, exceptionnellement, sur des autorisations nominatives données par le ministre de la guerre, être admis à faire partie du personnel employé par cette Société. Les demandes d'autorisation concernant les hommes de cette dernière catégorie seront adressées dès le temps de paix au ministre ; les autorisations accordées par le ministre seront valables, même en cas d'appel de la classe à laquelle ils appartiennent.

Sont recrutés : les médecins traitants, parmi les docteurs en médecine ; les médecins aides, parmi les docteurs en médecine ou les officiers de santé ; les pharmaciens, parmi les pharmaciens diplômés.

5. La Société est représentée :

A l'intérieur :

1° Auprès du ministre de la guerre et du ministre de la marine et des colonies, par le président de la Société ;

2° Dans chaque région de corps d'armée où elle a des centres d'action, par un délégué régional nommé par le conseil supérieur de la Société, agréé par le ministre de la guerre et accrédité par lui auprès du général commandant le corps d'armée.

Dans les 10e, 11e, 15e, et 18e corps d'armée, les délégués régionaux sont également accrédités auprès des vice-amiraux, commandant en chef, préfets maritimes.

Aux armées :

Dans chaque armée ou corps d'armée opérant isolément, par un délégué d'armée nommé par le conseil supérieur, agréé et commissionné par le ministre de la guerre.

Lorsque la Société est appelée à coopérer au service des évacuations, elle est représentée par des délégués spéciaux, dont les nominations sont faites, au fur et à mesure des besoins, par le délégué d'armée, sauf l'agrément de l'autorité militaire.

6. Le personnel d'exécution, médecins, pharmaciens, comptables, etc., est exclusivement choisi par la Société, sous les réserves déjà indiquées à l'article 4, et sous la condition, pour les médecins, d'avoir été agréés par le ministre de la guerre. Au début et préalablement au fonctionnement du service, les différents délégués régionaux et autres adressent aux autorités militaires un contrôle nominatif du personnel employé sous leurs ordres. Ils font connaître, au cours du service, les mutations qui se produisent.

7. Le personnel de la Société de secours, lorsqu'il est employé aux armées, est soumis aux lois et règlements militaires. Il est justiciable des tribunaux militaires, par application des articles 62 et 75 du Code de justice militaire.

8. Le président de la Société de secours est l'intermédiaire entre le ministre de la guerre et la Société.

C'est à lui que sont adressées toutes les communications officielles ayant pour objet l'organisation générale du service de la Société.

Dès le temps de paix, le ministre de la guerre lui fait connaître les parties du service à l'exécution desquelles la Société doit participer en cas de mobilisation.

Au cours des opérations, il lui fournit toutes les indications utiles à son fonctionnement.

9. Les délégués régionaux ne correspondent pas avec le ministre ; ils s'adressent, par l'intermédiaire des directeurs du service de santé, aux généraux commandant les régions de corps d'armée, et, s'il y a lieu, aux vice-amiraux, com-

mandant en chef, préfets maritimes, pour toutes les affaires où l'intervention de l'autorité militaire ou maritime peut être nécessaire.

Ils fournissent périodiquement un rapport sur le fonctionnement du service dans leur circonscription.

10. Les délégués aux armées ne prennent aucune mesure, de quelque nature qu'elle soit, sans avoir préalablement obtenu l'assentiment des chefs militaires ; ils se conforment à tout ordre concernant le service que ces chefs leur adressent, soit directement, soit par l'intermédiaire des directeurs du service de santé.

La correspondance adressée par les délégués au général commandant passe par l'intermédiaire des directeurs du service de santé.

11. Aux armées, le personnel de la Société porte un uniforme déterminé par le ministre de la guerre sur les propositions de ladite Société.

Le même personnel est autorisé à porter le brassard institué en vertu de l'article 7 de la convention de Genève, en date du 22 août 1864, dans les conditions déterminées par les règlements de ladite Société.

Les brassards sont exclusivement délivrés par le directeur du service de santé de la région et revêtus de son cachet et du numéro de série de la région, sur la production du contrôle nominatif du personnel indiqué à l'article 6.

Il est délivré en même temps une carte nominative qui porte le même numéro que le brassard et qui est signée par le délégué régional et par le directeur du service de santé. Tout porteur de brassard doit être constamment muni de cette carte.

12. A l'intérieur et aux armées, aucun établissement

hospitalier ne peut être créé par la Société de secours sans une entente préalable avec l'autorité militaire, au sujet de l'importance à donner à l'établissement, et du choix de son emplacement.

La fermeture d'un établissement reste soumise à la même formalité d'entente préalable. Aux armées, la clôture ne peut être prononcée que par le ministre ou par les généraux commandant en chef.

13. La Société de secours se procure, pour chaque établissement qu'elle crée, le matériel nécessaire à l'exécution du service.

Toutefois, si l'organisation d'un établissement reconnu indispensable ne peut être effectuée· faute de certaines ressources en matériel, l'Administration de la guerre peut mettre exceptionnellement à la disposition de la Société, à titre de prêt, tout ou partie de ce matériel.

Dans ce cas, la Société demeure responsable du matériel prêté, dont il est dressé contradictoirement un inventaire évaluatif en triple expédition.

L'une de ces expéditions reste entre les mains du délégué régional ; la seconde est déposée dans les archives de l'administration militaire locale, et la troisième est adressée au ministre de la guerre.

14. Dans les localités où la Société de secours crée des établissements hospitaliers, elle est tenue de fournir, avec ses propres ressources, les denrées et objets de consommation reconnus nécessaires au traitement des malades.

Par exception, si la Société desservait des établissements dans une place investie où les ressources lui feraient défaut, l'administration militaire pourrait lui fournir les denrées et objets de consommation reconnus nécessaires.

Ces fournitures, délivrées sur bons régulièrement établis et visés par le sous-intendant militaire, seraient effectuées contre remboursement par la Société dans la limite de ses ressources financières.

15. L'autorité militaire détermine les catégories de blessés et de malades dont le traitement peut avoir lieu dans les établissements desservis par la Société.

16. Les conditions de traitement des malades admis dans les établissements desservis par la Société de secours, en ce qui concerne le régime alimentaire, les prescriptions et le fonctionnement du service intérieur doivent, autant que possible, se rapprocher des règles fixées par le règlement sur le service de santé.

Le soin de régler cette partie du service appartient au délégué régional ou à ses représentants.

Néanmoins, tous les établissements créés par la Société de secours demeurent placés, au point de vue du contrôle et de la discipline, sous la surveillance de l'autorité militaire; au point de vue de l'hygiène et de l'exécution du service, sous celle du directeur du service de santé de la région, ou de son délégué.

Les obligations et les attributions des employés comptables des établissements desservis par la Société sont, en ce qui concerne les décès, les mêmes que celles des comptables des ambulances et des hôpitaux militaires.

17. La Société de secours reçoit de l'administration de la guerre, par journée de malade traité dans ses établissements, à titre de part contributive de l'État, une indemnité fixe de 1 franc.

Cette indemnité n'est pas due pour les journées de sortie par guérison.

La Société reste chargée de faire procéder à ses frais à l'inhumation des militaires décédés dans ses établissements, ainsi qu'à la célébration du service mortuaire.

La même indemnité journalière de 1 franc est accordée à la Société pour tout militaire évacué dans un train sanitaire permanent, organisé par elle.

18. Les délégations des sociétés de secours étrangères ne pourront être admises à fonctionner concurremment avec la Société française que sur une autorisation du ministre de la guerre, et avec la réserve de se placer sous la direction de cette Société.

19. Les règlements et instructions ministérielles sur le service de santé, pourvoiront à la complète exécution des dispositions contenues dans le présent décret:

20. Les dispositions du présent décret sont, en tenant compte de la spécialité du service maritime, applicables dans les ports militaires, dans les colonies, ainsi que dans les pays étrangers, pendant les expéditions maritimes.

21. Sont abrogées toutes les dispositions des décrets et règlements contraires au présent décret.

22. Le ministre de la guerre et le ministre de la marine et des colonies sont chargés, chacun en ce qui le concerne, de l'exécution du présent décret.

APPENDICE III

CONVENTION DU **22** AOUT 1864
POUR L'AMÉLIORATION DU SORT DES MILITAIRES BLESSÉS
DANS LES ARMÉES DE CAMPAGNE

ARTICLE PREMIER.

Les ambulances et les hôpitaux militaires seront reconnus neutres, et, comme tels, protégés et respectés par
les belligérants, aussi longtemps qu'il s'y trouvera des
malades ou des blessés.

La neutralité cesserait, si ces ambulances ou ces hôpitaux étaient gardés par une force militaire.

(*Voir l'article additionnel* 3.)

ART. 2.

Le personnel des hôpitaux et des ambulances, comprenant l'intendance, les services de santé, d'administration, de transport de blessés, ainsi que les aumôniers,
participera au bénéfice de la neutralité, lorsqu'il fonc-

tionnera et tant qu'il restera des blessés à relever ou à secourir.

ART. 3.

Les personnes désignées dans l'article précédent pourront, même après l'occupation par l'ennemi, continuer à remplir leurs fonctions dans l'hôpital ou l'ambulance qu'elles desservent, ou se retirer, pour rejoindre le corps auquel elles appartiennent.

Dans ces circonstances, lorsque ces personnes cesseront leurs fonctions, elles seront remises aux avant-postes ennemis par les soins de l'armée occupante.

(*Voir les articles additionnels* 1er *et* 2.)

ART. 4.

Le matériel des hôpitaux militaires demeurant soumis aux lois de la guerre, les personnes attachées à ces hôpitaux ne pourront, en se retirant, emporter que les objets qui sont leur propriété particulière.

Dans les mêmes circonstances, au contraire, l'ambulance conservera son matériel.

(*Voir l'article additionnel* 3.)

ART. 5.

Les habitants du pays qui porteront secours aux blessés seront respectés et demeureront libres.

Les généraux des puissances belligérantes auront pour mission de prévenir les habitants de l'appel fait à leur humanité, et de la neutralité qui en sera la conséquence.

Tout blessé recueilli et soigné dans une maison y servira de sauvegarde. L'habitant qui aura recueilli chez lui des blessés sera dispensé du logement des troupes, ainsi que d'une partie des contributions de guerre qui seraient imposées.

(*Voir l'article additionnel 4.*)

ART. 6.

Les militaires blessés ou malades seront recueillis et soignés, à quelque nation qu'ils appartiendront.

Les commandants en chef auront la faculté de remettre immédiatement aux avant-postes ennemis les militaires blessés pendant le combat, lorsque les circonstances le permettront, et du consentement des deux partis.

Seront renvoyés dans leurs pays ceux qui, après guérison, seront reconnus incapables de servir.

Les autres pourront être également renvoyés, à la condition de ne pas reprendre les armes pendant la durée de la guerre.

Les évacuations, avec le personnel qui les dirige, seront couvertes par une neutralité absolue.

(*Voir l'article additionnel 5.*)

ART. 7.

Un drapeau distinctif et uniforme sera adopté pour les hôpitaux, les ambulances et les évacuations. Il devra être, en toute circonstance, accompagné du drapeau national.

Un brassard sera également admis pour le personnel neutralisé ; mais la délivrance en sera laissée à l'autorité militaire.

Le drapeau et le brassard porteront : croix rouge sur fond blanc.

ART. 8.

Les détails d'exécution de la présente convention seront réglés par les commandants en chef des armées belligérantes, d'après les instructions de leurs gouvernements respectifs, et conformément aux principes généraux énoncés dans cette convention.

ART. 9.

Les hautes puissances contractantes sont convenues de communiquer la présente convention aux gouvernements qui n'ont pu envoyer des plénipotentiaires à la conférence internationale de Genève, en les invitant à y accéder : le protocole est à cet effet laissé ouvert.

ART. 10.

La présente convention sera ratifiée, et les ratifications en seront échangées à Berne, dans l'espace de quatre mois, ou plus tôt si faire se peut.

En foi de quoi, les plénipotentiaires respectifs l'ont signée et y ont apposé le cachet de leurs armes.

Fait à Genève, le vingt-deuxième jour du mois d'août de l'an mil huit cent soixante-quatre.

ARTICLES ADDITIONNELS DU 20 OCTOBRE 1868[1]

ARTICLE ADDITIONNEL PREMIER.

Le personnel désigné dans l'article 2 de la convention continuera, après l'occupation par l'ennemi, à donner, dans la mesure des besoins, ses soins aux malades et aux blessés de l'ambulance ou de l'hôpital qu'il dessert.

Lorsqu'il demandera à se retirer, le commandant des troupes occupantes fixera le moment de ce départ, qu'il ne pourra toutefois différer que pour une courte durée, en cas de nécessités militaires.

ARTICLE ADDITIONNEL 2.

Des dispositions devront être prises par les puissances belligérantes, pour assurer au personnel neutralisé, tombé entre les mains de l'armée ennemie, la jouissance intégrale de son traitement.

ARTICLE ADDITIONNEL 3.

Dans les conditions prévues par les articles 1 et 4 de la convention, la dénomination d'*ambulance* s'applique aux hôpitaux de campagne et autres établissements tem-

---

1. Les articles additionnels n'ont pas encore été adoptés par les gouvernements signataires de la Convention de Genève. Toutefois, en 1870, les puissances belligérantes les avaient acceptés.

poraires qui suivent les troupes sur les champs de bataille pour y recevoir des malades et des blessés.

ARTICLE ADDITIONNEL 4.

Conformément à l'esprit de l'article 5 de la convention et aux réserves mentionnées au protocole de 1864, il est expliqué que, pour la répartition des charges relatives au logement des troupes et aux conditions de guerre, il ne sera tenu compte que dans la mesure de l'équité, du zèle charitable déployé par les habitants.

ARTICLE ADDITIONNEL 5.

Par extension de l'article 6 de la convention, il est stipulé que, sous la réserve des officiers, dont la possession importerait au sort des armes, et dans les limites fixées par le deuxième paragraphe de cet article, les blessés tombés entre les mains de l'ennemi, lors même qu'ils ne seraient pas reconnus incapables de servir, devront être renvoyés dans leur pays après leur guérison, ou plus tôt si faire se peut, à la condition toutefois de ne pas reprendre les armes pendant la durée de la guerre.

TABLE

CHAPITRE PREMIER

CHAPITRE DEUXIÈME

MANUEL OPÉRATOIRE

CHAPITRE TROISIÈME

FIN DE LA TABLE

BOURLOTON. — Imprimeries réunies, B.

BOURLOTON. — Imprimeries réunies, B.